国家卫生健康委员会"十四五"规划教材配套教材

全国高等学校配套教材

供基础、临床、预防、口腔医学类专业用

医学免疫学
学习指导与习题集

第4版

主　编　余　平

编　　委　（以姓氏笔画为序）

于益芝	海军军医大学	邹义洲	中南大学
马春红	山东大学	张须龙	首都医科大学
王青青	浙江大学	陈广洁	上海交通大学
邓为民	天津医科大学	陈丽华	空军军医大学
田志刚	中国科学技术大学	陈玮琳	深圳大学
孙　逊	中国医科大学	郑　芳	华中科技大学
吴　宁	清华大学	徐　薇	苏州大学
吴　砂	南方医科大学	黄俊琪	中山大学
吴玉章	陆军军医大学	曹雪涛	北京协和医学院
邱晓彦	北京大学	储以微	复旦大学
余　平	中南大学		

编写秘书　王芙艳　中南大学

人民卫生出版社
·北　京·

图书在版编目（CIP）数据

医学免疫学学习指导与习题集 / 余平主编. -- 4 版.
北京 ： 人民卫生出版社，2025. 7. --（全国高等学校
五年制本科临床医学专业第十轮规划教材配套教材）.
ISBN 978-7-117-38271-7

I. R392

中国国家版本馆 CIP 数据核字第 2025MQ9598 号

人卫智网	www.ipmph.com	医学教育、学术、考试、健康，购书智慧智能综合服务平台
人卫官网	www.pmph.com	人卫官方资讯发布平台

医学免疫学学习指导与习题集
Yixue Mianyixue Xuexi Zhidao yu Xitiji
第 4 版

主　　编：余　平
出版发行：人民卫生出版社（中继线 010-59780011）
地　　址：北京市朝阳区潘家园南里 19 号
邮　　编：100021
E - mail：pmph @ pmph.com
购书热线：010-59787592　010-59787584　010-65264830
印　　刷：人卫印务（北京）有限公司
经　　销：新华书店
开　　本：787 × 1092　1/16　印张：15
字　　数：394 千字
版　　次：2009 年 7 月第 1 版　　2025 年 7 月第 4 版
印　　次：2025 年 8 月第 1 次印刷
标准书号：ISBN 978-7-117-38271-7
定　　价：48.00 元

打击盗版举报电话：010-59787491　E-mail：WQ @ pmph.com
质量问题联系电话：010-59787234　E-mail：zhiliang @ pmph.com
数字融合服务电话：4001118166　　E-mail：zengzhi @ pmph.com

前言

医学免疫学是生物医学领域中一门基础性、前沿性、支柱性的学科，是重要的医学基础课程之一。由曹雪涛教授主编的《医学免疫学》(第8版)教材，根据现代免疫学发展趋势和国家科教兴国战略的需求进行编写，使学生在有限的学时中重点掌握最基本的免疫学理论概念、关键性的免疫学知识点和疾病免疫学防治的实用性结合点，优化了医学免疫学的知识框架体系。《医学免疫学》(第8版)教材形成了"免疫系统—固有免疫—适应性免疫—临床免疫—免疫学应用"这一新的框架体系。为使学生更好地理解和掌握免疫学的基本概念、基本知识，培养学生的自学能力和对问题的分析、理解能力，我们受《医学免疫学》(第8版)教材编委会的委托，编写了这本《医学免疫学学习指导与习题集》(第4版)。

本书每章包括学习目标、内容精要、习题和参考答案四个部分。第一部分为学习目标，是在广泛征求医学院校同行专家和教师意见的基础上，以五年制临床医学专业本科生为主要授课对象编写的，各院校可根据不同专业和具体情况参考使用。第二部分为内容精要，为每章的主要内容概要。第三部分为习题，习题题型包括名词解释、填空题、选择题(A1型题、A2型题和B1型题)和简答题，并按教材的顺序进行编排。第四部分为参考答案。为帮助学生更好地理解教材内容，本书在数字资源中增加了对选择题(A1型题、A2型题和B1型题)较为详细的解析。这些不同类型的习题在训练学生掌握知识的广度和深度上有不同的作用，基本涵盖了教材中要求学生所应掌握的基本概念、基本知识，并要求学生能综合分析和灵活运用所学知识。

本书不仅可作为医学本科生学习的参考书，也可作为研究生、进修生和住院医师资格考试的复习资料。

本书在编写过程中，得到《医学免疫学》(第8版)教材编委会的大力支持和帮助，在此一并致谢。特别感谢南方医科大学吴砂教授团队为本书的定稿提供支持和帮助。

由于编写者水平有限，编写时间紧，书中难免存在错误和疏漏之处，恳请广大师生批评指正，提出宝贵的意见和建议。

余 平

2025年5月

目录

选择题解析

第一章 | 医学免疫学概论

学习目标

1. **掌握** 免疫的概念及免疫系统的组成。
2. **熟悉** 免疫应答的基本过程、功能和特点。
3. **了解** 免疫学发展简史、现状和未来挑战。

内容精要

一、免疫的内涵

(一) 免疫的基本概念

免疫是指机体识别"自己"(self)与"非己"(non-self)的物质,进而通过免疫应答抵御或清除"非己"物质,以维持自身稳定的一种生物学功能。

(二) 免疫应答

免疫应答(immune response)是机体识别"自己"与"非己"物质后产生一系列反应来清除"非己"物质的全部过程。

1. 固有免疫　固有免疫是机体与生俱来的防御能力,又称为先天性免疫(natural immunity)或非特异性免疫(non-specific immunity)。

2. 适应性免疫　适应性免疫是机体受病原体或机体组织中的某些成分刺激后获得的特异性防御能力,又称为获得性免疫(acquired immunity)或特异性免疫(specific immunity)。

二、免疫系统的组成

(一) 免疫器官和组织

1. 中枢免疫器官　中枢免疫器官(central immune organ)是免疫细胞发生、分化、发育和成熟的场所。人和经典哺乳类动物的中枢免疫器官包括骨髓和胸腺。骨髓是多种免疫细胞产生和分化发育的场所,也是再次体液免疫应答的场所。胸腺是 T 细胞分化发育的场所。

2. 外周免疫器官和组织　外周免疫器官(peripheral immune organ)主要包括淋巴结、脾和黏膜相关淋巴组织。淋巴结(lymph node)是成熟 T 细胞和 B 细胞定居和发生适应性免疫应答的主要场所。脾(spleen)是成熟淋巴细胞定居的场所,也是淋巴细胞接受抗原刺激并发生免疫应答的重要部位。黏膜相关淋巴组织(mucosal-associated lymphoid tissue,MALT)是发生黏膜免疫应答的主要部位,是人体重要的免疫屏障。

(二) 免疫细胞

1. 固有免疫细胞　参与固有免疫的细胞包括髓系来源的固有免疫细胞和淋巴系来源的固有

免疫细胞。前者包括树突状细胞（DC）、巨噬细胞、粒细胞、肥大细胞等，能够感知危险信号及发挥免疫效应。后者包括固有淋巴样细胞（innate lymphoid cell, ILC）以及表达抗原识别受体的固有样淋巴细胞（innate-like lymphocyte, ILL）等。

2. 适应性免疫细胞　包括 T 细胞（T 淋巴细胞）和 B 细胞（B 淋巴细胞）两大类。T 细胞和 B 细胞能够介导适应性免疫应答从而有效清除抗原，其中一小部分淋巴细胞可形成记忆性免疫细胞。

（三）免疫分子

免疫分子负责免疫细胞之间的通信和交流。

1. 膜型分子　在造血干细胞向谱系分化的不同阶段以及向各类白细胞成熟活化的不同过程中，细胞表面表达的标记分子被称为人白细胞分化抗原（human leukocyte differentiation antigen, HLDA）。膜型分子包括免疫细胞表达的膜型受体和配体、细胞黏附分子（cell adhesion molecule, CAM）和主要组织相容性复合体（major histocompatibility complex, MHC）分子。

2. 分泌型分子　分泌型的免疫分子由免疫细胞或非免疫细胞分泌至体液中，发挥近端或远端的调控作用。包括抗体（antibody）、补体（complement）、细胞因子（cytokine）等。

三、免疫系统的功能

（一）免疫应答的基本过程

外来病原体入侵或体内出现突变或衰老细胞时，机体首先产生非特异性的固有免疫应答，随后产生更具有针对性的、功能更加强大的适应性免疫应答，以清除入侵的病原体或体内的突变或衰老细胞，并可产生免疫记忆。

（二）免疫系统的基本功能

免疫系统的基本功能是识别和清除外来入侵抗原及体内突变或衰老细胞并维持机体内环境稳定。

1. 免疫防御（immune defense）　免疫系统抵御外界病原体的入侵及清除已入侵病原体及其他有害物质。

2. 免疫监视（immune surveillance）　免疫系统发现和清除体内由基因突变而产生的肿瘤细胞。

3. 免疫自稳（immune homeostasis）　免疫系统识别体内损伤、衰老、死亡的细胞和免疫复合物，感知危险信号，通过免疫调节和维持免疫耐受，达到内环境稳定。

（三）免疫应答的特点

免疫应答的特点包括系统性、动态性和记忆性。

四、免疫与疾病的诊断和防治

由免疫系统或免疫功能异常直接导致的疾病被称为免疫性疾病（immunological disease）。免疫学理论和技术与医学实践相结合，为疾病的诊断与防治提供了重要的理论指导和技术方法。

五、免疫学发展简史、现状与未来

免疫学发展史可大致划分为三个时期，即经验免疫学时期、实验免疫学时期和现代免疫学时期。免疫学研究在理论基础、技术开发、转化应用、医学干预等不同维度的协同创新，将给医学及生命科学的进步注入更大动力。

习题

一、名词解释

1. 免疫应答
2. 固有免疫
3. 免疫防御
4. 免疫记忆

二、填空题

1. 免疫是指机体识别_____与_____的物质,进而通过免疫应答抵御或清除_____物质,以维持_____的一种生物学功能。

2. 髓系来源的固有免疫细胞包括_____、_____、_____和_____等。

3. 免疫系统的基本功能包括_____、_____和_____。

4. 人和经典哺乳类动物的中枢免疫器官包括_____和_____。其中,_____是 T 细胞分化发育的场所。

5. 细胞因子包括多个家族成员,包括_____、_____、_____、_____、_____和_____等。

三、选择题

【A1 型题】

1. 属于中枢免疫器官的是
   A. 淋巴结和脾脏
   B. 胸腺和骨髓
   C. 淋巴结和胸腺
   D. 骨髓和黏膜相关淋巴组织
   E. 淋巴结和骨髓

2. 机体免疫系统识别和清除突变细胞的功能称为
   A. 免疫防御
   B. 免疫缺陷
   C. 免疫监视
   D. 免疫自稳
   E. 免疫耐受

3. 关于免疫应答的说法**错误**的是
   A. 是指免疫系统识别和清除抗原物质的整个过程
   B. 包括固有免疫和适应性免疫
   C. 免疫应答总是对机体有利
   D. 固有免疫是适应性免疫的先决条件
   E. 固有免疫和适应性免疫是有序发生的

4. **不属于**固有免疫细胞的是
   A. 自然杀伤细胞(NK 细胞)
   B. B 细胞

C. 单核细胞

D. 树突状细胞

E. 巨噬细胞

5. 关于细胞因子的叙述,**错误**的是

　　A. 是由细胞合成并分泌的生物学活性物质

　　B. 可以调节非免疫细胞的生理功能

　　C. 在免疫应答中发挥重要作用

　　D. 细胞因子的分泌对机体都是有利的

　　E. 白细胞介素和肿瘤坏死因子都属于细胞因子

6. 具有特异性免疫功能的免疫分子是

　　A. 抗体

　　B. 抗菌肽

　　C. 模式识别受体

　　D. 溶菌酶

　　E. 白三烯

7. 通常以分泌形式存在的分子是

　　A. B 细胞受体(BCR)

　　B. MHC 分子

　　C. 补体

　　D. T 细胞受体(TCR)

　　E. 黏附分子

8. 膜型免疫分子包括

　　A. 淋巴细胞抗原识别受体、MHC 分子、补体

　　B. CD 分子、MHC 分子、细胞因子

　　C. 淋巴细胞抗原识别受体、黏附分子、MHC 分子

　　D. 淋巴细胞抗原识别受体、MHC 分子、抗体

　　E. MHC 分子、CD 分子、补体

9. 关于白细胞分化抗原的说法,正确的是

　　A. 黏附分子不属于白细胞分化抗原

　　B. 是免疫细胞的绝对特异性标志

　　C. 仅与免疫细胞分化有关

　　D. 仅表达在白细胞上

　　E. 参与细胞间的相互作用

10. 能够识别病原体相关分子模式的受体是

　　A. 模式识别受体(PRR)

　　B. TCR

　　C. BCR

　　D. 细胞因子受体

　　E. NK 细胞受体

11. 淋巴细胞接受抗原刺激、发生克隆扩增活化的主要场所是
    A. 胸腺
    B. 淋巴结和脾脏
    C. 骨髓
    D. 血液
    E. 肠黏膜

12. 淋巴结不具备的功能是
    A. 参与 T 细胞发育过程
    B. 提供成熟淋巴细胞定居的场所
    C. 清除病原菌
    D. 提供免疫应答的场所
    E. 参与淋巴细胞再循环

13. 适应性免疫的特点是
    A. 可产生免疫记忆
    B. 无针对病原体的特异性
    C. 经遗传获得
    D. 包括物理屏障和化学屏障作用
    E. 感染早期迅速发挥作用

14. 固有免疫细胞不具备的特点是
    A. 具有与生俱来的防御能力
    B. 依赖模式识别受体识别异物
    C. 可具有直接杀伤能力
    D. 可具有抗原提呈能力
    E. 识别抗原具有严格的特异性

15. 以下描述错误的是
    A. 机体再次接触相同抗原能够发生更强更快的免疫应答
    B. 免疫细胞和分子在体内存在动态分布
    C. 免疫细胞在抗原清除后会持续活化
    D. 免疫系统对病原体来源的和自身产生的危险信号均能产生免疫应答
    E. 机体所有的免疫器官和组织是一个有机的整体

16. 可以特异性活化初始 T 细胞的抗原提呈细胞是
    A. 树突状细胞
    B. 巨噬细胞
    C. B 细胞
    D. 内皮细胞
    E. 肥大细胞

17. 不属于单克隆抗体应用范围的是
    A. 抗 PD-1 抗体治疗肿瘤
    B. 乙型肝炎表面抗原检测
    C. 免疫荧光检测

    D. 免疫印迹实验

    E. 重组干扰素治疗肝炎

18. **不**属于黏膜相关淋巴组织的是

    A. 阑尾

    B. 扁桃体

    C. 派尔集合淋巴结

    D. 咽扁桃体

    E. 胸腺

19. 具有趋化作用的细胞因子是

    A. 干扰素（IFN）

    B. 白细胞介素-4（IL-4）

    C. CCL19

    D. 红细胞生成素（EPO）

    E. 血管内皮生长因子（VEGF）

20. 肠黏膜固有层浆细胞主要分泌的抗体是

    A. IgM

    B. IgA

    C. IgG

    D. IgE

    E. IgD

21. 关于免疫应答的叙述，**不正确**的是

    A. 不同淋巴组织的功能是分割、独立的

    B. 免疫记忆是适应性免疫应答的重要特征

    C. 能调节多种生理、病理功能

    D. 固有免疫是机体应对危险的第一道防线

    E. 免疫耐受有利于避免自身免疫病

22. T细胞产生的IL-2可刺激其自身的生长，细胞因子这种作用方式为

    A. 自分泌

    B. 内分泌

    C. 旁分泌

    D. 胞内分泌

    E. 远端分泌

23. 树突状细胞产生的IL-12可刺激邻近的T细胞分化，这种作用方式为

    A. 自分泌

    B. 胞内分泌

    C. 旁分泌

    D. 内分泌

    E. 协同分泌

24. 在外周血中占比最高的免疫细胞是

    A. 单核/巨噬细胞

B. 树突状细胞

C. NK 细胞

D. 红细胞

E. 中性粒细胞

25. 最早用人痘苗接种的方法预防天花的国家是

    A. 日本

    B. 法国

    C. 英国

    D. 美国

    E. 中国

26. 英国科学家 Jenner 发明了

    A. 白喉抗毒素

    B. 狂犬病疫苗

    C. 牛痘苗

    D. 人痘苗

    E. 卡介苗

27. 因发现树突状细胞而被授予 2011 年诺贝尔生理学或医学奖的科学家是

    A. Ralph M. Steinman

    B. Bruce A. Beutler

    C. Jules A. Hoffmann

    D. James P. Allison

    E. Tasuku Honjo

28. 2023 年诺贝尔生理学或医学奖授予的成果是

    A. 提出 MHC 限制性的理论

    B. 发现树突状细胞

    C. 发现 Toll 样受体

    D. 提出抑制负向免疫调节的癌症疗法

    E. 发现 mRNA 的核苷碱基修饰可抑制炎症反应,推动了 mRNA 疫苗研发

29. 免疫系统的生理功能不包括

    A. 免疫耐受

    B. 免疫监视

    C. 免疫自稳

    D. 免疫防御

    E. 免疫缺陷

30. 以下描述不正确的是

    A. 免疫学研究推动了生命科学创新发展

    B. 免疫学技术已成为当今生命科学主要的研究手段之一

    C. 单克隆抗体广泛用于疾病诊断和治疗

    D. 疫苗接种是预防乃至消灭传染病的重要手段

    E. 免疫性疾病是由免疫功能过低导致的疾病

【A2 型题】

31. 患者,女性,32 岁。高热、面部红斑 1 年,日晒后加重。伴发热、关节疼痛、肌肉酸痛 1 个月,抗生素治疗无效。实验室检查:抗 Sm 抗体阳性、抗双链 DNA 抗体阳性。拟诊断为系统性红斑狼疮。发生该病最可能的原因是

    A. 免疫监视功能降低

    B. 免疫防御功能不足

    C. 免疫耐受功能降低

    D. 免疫增生性疾病

    E. 获得性免疫缺陷

32. 患者,女性,54 岁。近 3 年间断出现打喷嚏、流清涕、鼻塞、鼻痒、眼痒伴分泌物增多,有时伴咳嗽、喘息。症状主要见于春季。按需使用鼻喷激素、口服抗组胺药物治疗有效。吸入性变应原皮内试验显示花粉(+++)。最可能的免疫相关疾病是

    A. 肿瘤

    B. 超敏反应

    C. 严重感染

    D. 免疫缺陷病

    E. 自身免疫病

33. 患者,男性,35 岁。持续发热、乏力、盗汗、腹泻,确诊艾滋病 5 年。近 1 年反复发生口干、口腔糜烂、口腔黏膜灼烧感及疼痛,显微镜下见念珠菌假菌丝,诊断为口腔念珠菌感染。发生该病最可能的原因是

    A. HIV 感染导致免疫防御功能过高

    B. HIV 感染导致免疫监视功能过低

    C. HIV 感染导致免疫自稳功能过低

    D. HIV 感染导致免疫防御功能过低

    E. HIV 感染导致免疫自稳功能过高

34. 患者,男性,42 岁。持续发热、乏力、盗汗、腹泻,确诊艾滋病 3 年。近半年,头、颈、躯干、足底部出现红色斑疹,逐渐变成紫色或棕色斑块。组织病理均可见梭形细胞形成的裂隙状血管,其内可见红细胞;免疫组化检测人类疱疹病毒 8 型阳性,诊断为卡波西肉瘤。发生该病最可能的原因是

    A. HIV 感染导致该患者免疫监视功能下降

    B. HIV 感染导致该患者免疫监视功能增强

    C. HIV 感染导致该患者免疫自稳功能紊乱

    D. HIV 感染导致该患者免疫防御功能下降

    E. HIV 感染导致该患者免疫防御功能增强

35. 患者,男性,38 岁。1 周前开始出现剧烈头痛、咽喉疼痛、腹痛、腹泻、呼吸困难、躯干和四肢麻疹样皮疹。病毒学检测显示埃博拉病毒抗原阳性、血清特异性 IgM 阳性,1 个月前有非洲出差史,确诊为埃博拉病毒感染。感染埃博拉病毒后的紧急性、特异性的治疗措施是

    A. 抗病毒化学治疗

    B. 接种预防性疫苗

    C. 注射干扰素

  D. 注射感染后个体的血清

  E. 防止出血、肾衰竭等的对症治疗

36. 患者,女性,65岁。被恶犬咬伤后到医院就诊,检查发现头、面、颈部多处咬伤,创面较深,医生给予注射狂犬病疫苗的同时,还给患者注射了抗狂犬病血清。该血清中的有效成分是

  A. 狂犬病毒抗原

  B. 抗狂犬病毒抗体

  C. 补体

  D. 干扰素

  E. 狂犬病毒特异性 T 细胞

37. 患儿,男性,4岁。间歇性发热 8 天,最高体温 38.5℃,伴有明显寒战,间断咳嗽。实验室检查示淋巴细胞比例升高,鼻咽拭子检测甲型流感病毒抗体阳性,诊断为甲型流行性感冒(即流感)。冬季流感高发,医生建议提前注射流感疫苗,尤其是儿童和老年人等免疫力较低者。注射流感疫苗属于

  A. 自然主动免疫

  B. 自然被动免疫

  C. 人工主动免疫

  D. 人工被动免疫

  E. 细胞过继被动免疫

38. 患儿,3岁。低热 2 天,皮肤出现皮疹、瘙痒 2 天。头面部、躯干及四肢可见红色斑丘疹、疱疹,疱壁薄、液清,皮疹呈向心性分布,诊断为水痘。水痘是由水痘-带状疱疹病毒感染导致的自限性疾病,病后可终身免疫,不再患水痘。介导这种现象的主要细胞是

  A. 巨噬细胞

  B. NK 细胞

  C. 树突状细胞

  D. 中性粒细胞

  E. 淋巴细胞

39. 患儿,9岁。咳嗽、咳痰伴体温升高 3 天,体温最高达 39.5℃。血常规:WBC $9.5×10^9$/L,中性粒细胞比例 86%,淋巴细胞比例 11%。口服阿莫西林有效,诊断为上呼吸道感染。患者体内显著增加的细胞因子是

  A. IFN-α

  B. IFN-β

  C. EPO

  D. 肿瘤坏死因子-α(TNF-α)

  E. 血小板生成素(TPO)

40. 患者,男性,25岁。近 2 个月出现反复发作的腰痛、腰部僵硬感,伴有晨僵。CT 显示骶髂关节间隙不清,拟诊断为强直性脊柱炎。则以下检查阳性可协助诊断的是

  A. CD18

  B. CD20

  C. HLA-DRB1

  D. HLA-B27

  E. HLA-A27

【B1型题】

(41~45题共用备选答案)

  A. 树突状细胞

  B. NK细胞

  C. 单核/巨噬细胞

  D. B细胞

  E. T细胞

41. 能够特异性识别抗原提呈细胞（APC）表面抗原肽-MHC分子复合物的细胞是

42. 具有抗原提呈作用和抗体分泌功能的细胞是

43. 不具有抗原提呈作用,但具有非特异性杀伤作用的细胞是

44. 具有抗原提呈能力,可激活初始T细胞的细胞是

45. 由组织定居型和单核来源两类细胞组成,具有显著的吞噬杀菌能力的细胞是

(46~50题共用备选答案)

  A. CD3

  B. 白细胞介素-6

  C. 干扰素

  D. LFA-1

  E. 抗体

46. 主要由浆细胞产生的是

47. T细胞的标志性CD分子是

48. 炎症时表达显著升高的是

49. 具有抗病毒作用的是

50. 参与淋巴细胞归巢的黏附分子是

四、简答题

1. 简述免疫系统的组成。

2. 简述免疫系统的功能。

3. 试比较固有免疫与适应性免疫的特点。

4. 简述免疫应答的主要特点。

5. 简述细胞因子的共同特点和主要分类。

参考答案

一、名词解释

1. **免疫应答**:免疫应答是机体识别"自己"与"非己"物质后产生一系列反应来清除"非己"物质的全部过程。

2. **固有免疫**:固有免疫是机体与生俱来的防御能力,是机体抵御病原体入侵和对其他危险信号产生反应的第一道防线。

3. **免疫防御**:是指免疫系统抵御外界病原体的入侵及清除已入侵病原体及其他有害物质。

4. **免疫记忆**:是指适应性免疫系统一旦接受了某种抗原刺激并产生应答之后,如果再一次接触同样的抗原刺激,就可以快速启动再次免疫,发挥更强的免疫功能。

二、填空题

1. 自己 非己 非己 自身稳定

2. 树突状细胞 巨噬细胞 粒细胞 肥大细胞

3. 免疫防御 免疫监视 免疫自稳

4. 骨髓 胸腺 胸腺

5. 白细胞介素 集落刺激因子 干扰素 肿瘤坏死因子 生长因子 趋化因子

三、选择题

【A1 型题】

1. B	2. C	3. C	4. B	5. D	6. A	7. C	8. C	9. E	10. A
11. B	12. A	13. A	14. E	15. C	16. A	17. E	18. E	19. C	20. B
21. A	22. A	23. C	24. E	25. E	26. C	27. A	28. E	29. E	30. E

【A2 型题】

31. C	32. B	33. D	34. A	35. D	36. B	37. C	38. E	39. D	40. D

【B1 型题】

41. E	42. D	43. B	44. A	45. C	46. E	47. A	48. B	49. C	50. D

四、简答题

1. 简述免疫系统的组成。

答:免疫系统的组成见下表。

免疫系统的组成

免疫器官和组织		免疫细胞		免疫分子	
中枢 免疫器官	外周免疫器官 和组织	固有 免疫细胞	适应性 免疫细胞	膜型分子	分泌型分子
胸腺 骨髓	淋巴结 脾 黏膜相关淋巴组织	树突状细胞 单核/巨噬细胞 中性粒细胞 嗜酸性粒细胞 嗜碱性粒细胞 固有淋巴样细胞 固有样淋巴细胞	T 淋巴细胞 B 淋巴细胞	白细胞分化抗原 膜型受体或配体 黏附分子 MHC 分子	细胞因子 抗体 补体

2. 简述免疫系统的功能。

答:免疫系统的基本功能可以归纳为识别和清除外来入侵抗原及体内突变或衰老细胞并维持机体内环境稳定。具体包括:①免疫防御(immune defense):免疫系统抵御外界病原体的入侵及清除已入侵病原体及其他有害物质;②免疫监视(immune surveillance):发现和清除体内由基因突变而产生的肿瘤细胞;③免疫自稳(immune homeostasis):免疫系统识别体内损伤、衰老、死亡的细胞和免疫复合物,感知危险信号,通过免疫调节和维持免疫耐受,达到内环境稳定。

3. 试比较固有免疫与适应性免疫的特点。

答:固有免疫与适应性免疫的特点比较见下表。

固有免疫与适应性免疫的特点

特点	固有免疫	适应性免疫
获得形式	先天获得	后天获得
诱发因素	病原体的共有成分	病原体的特定抗原成分
作用时相	数小时至数天发挥效应	数天后发挥效应
识别受体	模式识别受体	T 细胞受体、B 细胞受体
免疫记忆	无	有
参与成分	组织屏障、多种固有免疫细胞和分子	T 细胞、B 细胞、抗体

4. 简述免疫应答的主要特点。

答:(1)系统性:免疫应答依赖于多种免疫细胞和免疫分子的协同合作,共同实现对外抵御感染、对内避免细胞恶变和维持自稳的免疫功能。免疫细胞和免疫分子在全身的动态分布,以及免疫系统与全身多个系统之间的交叉调控,使得机体免疫应答处于系统性调控之中,提升了免疫应答的准确性和效率。

(2)动态性:免疫应答主要包括免疫识别、免疫活化、免疫效应和免疫转归四个阶段。在免疫识别阶段,免疫系统需要识别抗原成分和种类,启动针对性的免疫应答。随着危险信号的清除,免疫应答会逐渐消退,最终通过免疫系统的动态调节机制恢复到相对的稳定状态。这种动态过程对于保证机体在清除危险信号的同时避免过度的免疫应答带来的病理损伤具有重要意义。

(3)记忆性:免疫系统的记忆性是指适应性免疫系统一旦接受了某种抗原刺激并产生应答之后,如果再一次接触同样的抗原刺激,就可以快速启动再次免疫,发挥更强的免疫功能。适应性免疫细胞——T 细胞和 B 细胞能在被抗原刺激活化后分化成为记忆 T 细胞或记忆 B 细胞,在体内长期存活,承担免疫记忆功能。

5. 简述细胞因子的共同特点和主要分类。

答:细胞因子(cytokine)是在免疫细胞之间或免疫细胞与非免疫细胞之间传递信息的小分子可溶性蛋白质。细胞因子主要通过自分泌(autocrine)和旁分泌(paracrine)方式与相应的细胞因子受体结合,高效地启动细胞内的信号转导。少量细胞因子还可像激素一样通过内分泌(endocrine)的方式发挥作用。

细胞因子包含多个家族成员(细胞因子的分类见下表),以短时高效的特点发挥广泛的生物学效应。具有不同生物学效应的细胞因子相互刺激、彼此约束,形成有序的细胞因子网络,发挥抗感染、抗肿瘤、维持自身稳态等效应。当免疫细胞过度激活导致短时间内大量细胞因子产生时,会引发严重的全身性炎症反应。

细胞因子分类

类型	功能
白细胞介素	调节免疫细胞发育分化、功能活化、炎症应答、抗体产生
集落刺激因子	诱导造血干细胞或祖细胞分化、增殖成为相应的细胞类群
干扰素	抗病毒、抗细胞增殖、抗肿瘤和免疫调节
肿瘤坏死因子	调节免疫应答、杀伤靶细胞和诱导细胞凋亡
生长因子	促进不同类型的免疫细胞和非免疫细胞生长、分化,调控细胞功能和活性
趋化因子	除介导免疫细胞定向迁移外,还参与淋巴器官形成、免疫细胞发育、炎症反应

(曹雪涛 刘娟)

第一篇 基础免疫篇

第二章 | 固有免疫系统的组成

学习目标

1. **掌握** 固有免疫系统的组成;固有免疫细胞的分类;补体的三条激活途径及补体的生物学意义。
2. **熟悉** 巨噬细胞、树突状细胞、NK 细胞的主要特征和功能。
3. **了解** NK 细胞识别杀伤病毒感染细胞或肿瘤细胞的作用机制;粒细胞、固有样淋巴细胞的类型、特征和功能;模式识别受体、调理性受体和细胞因子的分类及功能。

内容精要

一、组织屏障

1. 皮肤和黏膜屏障 包括物理屏障、化学屏障、微生物屏障。
2. 体内屏障 包括血脑屏障、血胎屏障、血-胸腺屏障。

二、固有免疫细胞

(一)髓系免疫细胞

髓系免疫细胞包括单核细胞、巨噬细胞、树突状细胞、粒细胞(分为中性粒细胞、嗜酸性粒细胞、嗜碱性粒细胞)和肥大细胞。

1. 巨噬细胞 包括组织定居型和单核来源的两类巨噬细胞。具有吞噬杀菌、参与炎症反应、加工提呈抗原和免疫调节等多种功能。
2. 树突状细胞 树突状细胞(dendritic cell,DC)包括经典 DC(cDC)、浆细胞样 DC(pDC)和单核细胞来源的 DC(moDC)。成熟的经典 DC 可有效提呈抗原,激活初始 T 细胞启动适应性免疫应答。浆细胞样 DC 激活后迅速产生大量 I 型干扰素(IFN-α/β),发挥抗病毒作用。moDC 具有抗原加工提呈功能,能启动 T 细胞应答。

(二)固有淋巴样细胞

固有淋巴样细胞(ILC)不表达特异性的抗原受体,可被感染部位细胞产生的细胞因子激活或被病毒感染细胞/肿瘤细胞表面相关配体激活;并通过分泌不同类型的细胞因子参与免疫应答,或通过释放细胞毒性介质发挥杀伤功能。这类细胞包括 ILC1、ILC2、ILC3、LTi 和 NK 细胞。

13

NK 细胞表面具有两类功能截然不同的调节性受体,即杀伤活化受体和杀伤抑制受体,共同决定 NK 细胞的活化状态。NK 细胞表面具有 IgG Fc 受体(FcγRⅢA/CD16),也可通过抗体依赖细胞介导的细胞毒作用(ADCC)效应发挥杀伤功能。

(三)固有样淋巴细胞

固有样淋巴细胞(ILL)主要包括自然杀伤 T 细胞(NKT 细胞)、黏膜相关恒定 T 细胞(MAIT 细胞)、γδT 细胞、B1 细胞,其抗原识别受体(TCR 或 BCR)的多样性有限,可迅速响应抗原刺激,应答不依赖克隆扩增,具有固有免疫细胞的特性。

三、固有免疫分子

(一)补体系统

1. 补体系统的组成 补体的固有成分包括经典途径的 C1q、C1r、C1s、C2、C4,旁路途径的 B 因子、D 因子、备解素(P 因子),凝集素途径的甘露糖结合凝集素(MBL)、纤维胶原素(FCN)、MBL 相关丝氨酸蛋白酶(MASP),三条途径的共同末端通路 C3、C5~C9。此外,补体系统还包括补体调节蛋白和补体受体。

2. 补体系统的激活

(1)经典途径(classical pathway):激活物主要是免疫复合物(immune complex,IC),其次为与微生物表面结合的 C 反应蛋白(CRP)、血清淀粉样蛋白 P 组分(SAP)等。参与成分包括 C1、C4、C2 和 C3,形成 C3 转化酶(C4b2a)和 C5 转化酶(C4b2a3b)。

(2)旁路途径(alternative pathway):激活物质主要是细菌、内毒素、酵母多糖和其他多糖。不经 C1、C4、C2,由 C3、B 因子、D 因子参与激活过程,形成旁路途径 C3 转化酶(C3bBb)以及 C5 转化酶(C3bBb3b)。旁路途径存在效应的放大机制,参与早期非特异抗感染。

(3)凝集素途径(lectin pathway):血浆中 MBL、FCN 等直接识别病原体表面糖结构,通过活化 MASP 裂解 C4、C2、C3,形成 C3 转化酶与 C5 转化酶。凝集素途径既能形成旁路途径 C3 转化酶(C3bBb)也能产生经典途径 C3 转化酶(C4b2a),因此对经典途径和旁路途径的活化具有交叉促进作用。

补体的三条激活途径具有共同末端效应,形成攻膜复合物(MAC)。在抗感染初期主要是旁路途径和凝集素途径发挥作用,经典途径在后期产生效应。

3. 补体的生物学作用 补体激活的生物功能包括细胞毒作用、调理作用、炎症介质作用和清除免疫复合物。

(二)受体分子

受体分子是在固有免疫应答过程中介导固有免疫识别、细胞间信息交流和功能调控的重要分子,包括模式识别受体、调理性受体以及趋化和活化相关的细胞因子受体。

(三)细胞因子

细胞因子是参与免疫应答的重要效应和调节分子,包括白细胞介素、集落刺激因子、干扰素、肿瘤坏死因子、生长因子和趋化因子。

(四)其他固有免疫分子

其他固有免疫分子包括抗菌肽(防御素、组织杀菌素、组胺素)、蛋白酶(溶菌酶、分泌型磷脂酶 A2)和急性期蛋白[SAP、血清淀粉样蛋白 A(SAA)、纤维蛋白原、MBL 和 CRP 等)]。

习题

一、名词解释

1. 单核来源的巨噬细胞
2. 补体系统

二、填空题

1. 皮肤和黏膜屏障主要包括_____、_____、_____。
2. 固有免疫细胞包括来源于共同髓系祖细胞的_____、来源于共同淋巴祖细胞的_____以及表达适应性免疫细胞抗原受体（TCR 或 BCR）的_____。
3. 巨噬细胞氧依赖性杀菌系统包括_____和_____杀菌系统。
4. 树突状细胞包括来源于骨髓共同髓样前体的_____、来源于骨髓共同淋巴样前体的_____和_____。
5. 粒细胞根据颗粒的染色特性可被分为_____、_____、_____。
6. 补体的三条激活途径为_____、_____和_____，它们的 C3 转化酶为_____、_____和_____。
7. 补体激活经典途径的激活物主要为_____和_____与抗原结合形成的复合物。
8. 调理性受体主要包括_____和_____。

三、选择题

【A1 型题】

1. 兼具吞噬杀菌和抗原加工提呈作用的免疫细胞是
   A. 嗜碱性粒细胞
   B. 树突状细胞
   C. 中性粒细胞
   D. 巨噬细胞
   E. 嗜酸性粒细胞

2. 对巨噬细胞具有激活作用的细胞因子是
   A. IL-4
   B. IL-2
   C. IFN-γ
   D. IL-8
   E. IL-10

3. 能够直接有效提呈抗原激活效应 T 细胞的免疫细胞是
   A. 嗜碱性粒细胞
   B. 巨噬细胞
   C. NK 细胞
   D. 中性粒细胞
   E. 嗜酸性粒细胞

4. 由单核细胞分化产生的细胞是
   A. 肥大细胞

B. 组织定居型巨噬细胞

C. 浆细胞样 DC

D. 中性粒细胞

E. 单核来源的巨噬细胞

5. 能够最有效地诱导初始 T 细胞活化的免疫细胞是

A. 嗜酸性粒细胞

B. 肥大细胞

C. 浆细胞样 DC

D. 单核细胞

E. 经典 DC

6. 中性粒细胞具有而巨噬细胞所**不具备**的杀菌系统是

A. 氧依赖性杀菌系统

B. 氧非依赖性杀菌系统

C. 反应性氧中间物系统

D. 反应性氮中间物系统

E. 髓过氧化物酶杀菌系统

7. 通过释放细胞毒性介质毒杀寄生虫的免疫细胞是

A. 中性粒细胞

B. 单核细胞

C. 肥大细胞

D. 嗜酸性粒细胞

E. 嗜碱性粒细胞

8. 可通过释放核染色质和瓜氨酸化组蛋白形成胞外诱捕网杀伤病原体的细胞是

A. 中性粒细胞

B. 经典 DC

C. 组织定居型巨噬细胞

D. 单核来源的巨噬细胞

E. 嗜酸性粒细胞

9. 存在于黏膜结缔组织中且表面表达 $Fc\varepsilon RI$ 的免疫细胞是

A. 肥大细胞

B. 嗜酸性粒细胞

C. T 细胞

D. 中性粒细胞

E. 单核细胞

10. 外周血白细胞中数量最多的是

A. NKT 细胞

B. $\gamma\delta T$ 细胞

C. 中性粒细胞

D. 嗜酸性粒细胞

E. 嗜碱性粒细胞

11. 活化后 ILC2 释放的细胞因子是
    A. IL-25、IL-33
    B. IL-1β、IL-23
    C. IL-22、IL-17
    D. IL-4、IL-13
    E. IL-12、IL-18

12. 诱导次级淋巴组织形成的主要细胞是
    A. ILC1
    B. ILC2
    C. ILC3
    D. LTi
    E. NK 细胞

13. 人 NK 细胞表面具有鉴别意义的标志是
    A. $CD3^-CD19^-CD56^+$
    B. $CD3^+CD19^-CD4^+CD25^+$
    C. $CD3^+CD19^-CD8^+CD25^+$
    D. $CD3^-CD19^-mIgM^+CD5^+$
    E. $CD3^-CD19^-CD14^+$

14. NK 细胞表面能与乳腺癌细胞表面 MICA/B 分子结合的受体是
    A. KIR2DS
    B. NKG2D
    C. NKp30
    D. CD94/NKG2A
    E. KIR3DL

15. NKT 细胞表面 TCR 识别结合的配体是
    A. 肿瘤细胞表面 MHC I 类链相关分子（MICA/B）
    B. 流感病毒感染细胞表面的流感病毒血凝素
    C. 肿瘤细胞表面 CD1 分子提呈的磷脂/糖脂类抗原
    D. 抗原提呈细胞表面抗原肽-MHC II 类分子复合物
    E. 抗原提呈细胞表面抗原肽-MHC I 类分子复合物

16. γδT 细胞表面 TCR **不能** 识别结合的配体是
    A. 某些肿瘤细胞表面的 MICA/B 分子
    B. 某些病毒感染细胞表面的病毒蛋白
    C. 肿瘤细胞表面 CD1 分子提呈的磷脂/糖脂类抗原
    D. 感染细胞表达的热休克蛋白
    E. 抗原提呈细胞表面的抗原肽-MHC 分子复合物

17. B1 细胞接受多糖抗原刺激后可产生
    A. 以 IgM 为主的高亲和力抗体
    B. 以 IgM 为主的低亲和力抗体
    C. 以 IgG 为主的低亲和力抗体

D. 以 IgG 为主的高亲和力抗体

E. IgM 和 IgG 两种抗体

18. 经典途径中,补体成分激活顺序是

A. C1→C2→C3→C4→C5~C9

B. C3→C4→C2→C1→C5~C9

C. C2→C4→C3→C1→C5~C9

D. C1→C4→C2→C3→C5~C9

E. C4→C2→C1→C3→C5~C9

19. 既具有免疫黏附作用又具有调理作用的补体裂解片段是

A. C2b

B. C3b

C. C4b

D. C5b

E. C5b~9

20. 三条补体激活途径的共同点是

A. 参与的补体成分相同

B. 所需离子相同

C. C3 转化酶的成分相同

D. 激活物相同

E. 攻膜复合物的形成及其溶解细胞的作用相同

21. 具有调理作用的补体片段是

A. C2a、C3a、C5a

B. C3a、C4a、C5a

C. C3b、C4a

D. C3b、iC3b、C5a

E. C3b、iC3b、C4b

22. 通过经典途径激活补体的 Ig 抗体是

A. IgA、IgG

B. IgE、IgM

C. SIgA、IgD

D. IgA、IgM

E. IgM、IgG

23. 可以激活补体旁路途径的成分是

A. 细菌

B. 抗原-抗体复合物

C. IgM

D. MBL

E. 单体 IgG

24. 产生补体的主要细胞是

A. 肝细胞和巨噬细胞

　　B. 淋巴细胞和巨噬细胞

　　C. 肝细胞和淋巴细胞

　　D. 胸腺细胞和淋巴细胞

　　E. 胸腺细胞和肝细胞

25. 关于细胞因子的描述**不正确**的是

　　A. 趋化因子调控免疫细胞定向迁移

　　B. 生长因子可促进相应细胞生长和分化

　　C. 干扰素具有干扰病毒复制的功能

　　D. 白细胞介素诱导造血干细胞或祖细胞分化

　　E. 肿瘤坏死因子能导致肿瘤组织坏死

【A2 型题】

26. 患儿,女性,2 岁 8 个月。因出生后反复多部位感染,中性粒细胞减少 5 个月余入院。既往因发热、咳嗽就诊,查血常规示白细胞 7.54×10^9/L,中性粒细胞 0.1×10^9/L,血红蛋白 95g/L,血小板 663×10^9/L;总 T 细胞、$CD8^+$T 细胞及自然杀伤细胞均稍低于正常,$CD4^+$T 细胞及总 B 细胞 40%,均高于正常值;基因筛查示 ELANE 基因杂合突变(核酸突变 C.302T>G,氨基酸突变 pV101G),被诊断为重型先天性中性粒细胞减少症。该患者的治疗方案中应该注射的细胞因子是

　　A. IFN-γ

　　B. IL-2

　　C. IL-4

　　D. G-CSF

　　E. M-CSF

27. 患者,女性,35 岁。反复发作四肢局限性皮下水肿,不伴疼痛或瘙痒。偶有呼吸困难和声音嘶哑,一般在 48 小时后可自然缓解。其父亲也出现过类似病史。辅助检查:血清 C4 和 C2 含量低于正常值,C1 抑制物(C1 inhibitor,C1INH)为阴性。考虑诊断为遗传性血管性水肿。此病患者水肿症状最可能的免疫学机制是

　　A. IC 沉积所致血管炎

　　B. 食物所致过敏反应

　　C. C2 和 C4 活化失控

　　D. C2 和 C4 原发缺陷

　　E. 免疫球蛋白缺陷

28. 患儿,男性,7 岁。以"反复肉眼血尿 4 年余,再发 1 天"为主诉入院。实验室检查:①血常规:白细胞计数正常,血小板 538×10^9/L,血红蛋白 85g/L;②血生化:白蛋白正常,C 反应蛋白(CRP)7.25mg/L(0~5mg/L),肌酐 84μmol/L,尿素 8.51mmol/L(2.2~8.2mmol/L),尿酸 450μmol/L(200~440μmol/L),胱抑素 C 1.65mg/L(0.40~1.55mg/L),β2 微球蛋白 4.62mg/L(0~3mg/L),血清铁 5.79μmol/L(5.83~34.5μmol/L),铁蛋白 12.8ng/ml(30~400ng/ml);③体液免疫:补体 C3 0.06g/L(0.88~1.55g/L),补体 C4 正常,IgG 正常;④免疫荧光:12 个肾小球系膜区伴毛细血管壁颗粒状沉积,IgG(+)、IgM(+~++)、IgA(±)、C3(+++)、C4(+)、C1q(+)、FRA(+)、IgG1(+~++)、IgG2(−)、IgG3(+)、IgG4(−)、PLA2R(−);⑤肾脏彩色多普勒超声检查:双肾体积增大。该患者被诊断为 C3 肾病。该病主要是由于补体旁路途径过度激活,导致补体沉积进而造成肾脏损伤。补体旁路途径过度激活造成组织损伤的机制**不包括**

A. 活化中性粒细胞释放溶酶体酶

B. MAC 损伤内皮细胞

C. 血小板活化释放血管活性胺

D. C3b 促进吞噬细胞损伤足细胞

E. 免疫复合物沉积导致炎症反应

29. 患儿,男性,4 岁。无明显诱因出现左上臂肿胀伴疼痛,皮肤表面颜色略发红,皮温升高,质稍韧。彩色多普勒超声检查提示:不除外淋巴瘤伴感染,C 反应蛋白 76.39mg/L。淋巴结活检诊断为一种少见的原发性吞噬细胞免疫缺陷病,慢性肉芽肿病。该患者下列细胞中功能缺陷的是

A. NK 细胞

B. B 细胞

C. T 细胞

D. 中性粒细胞

E. ILC

30. 患者,男性,34 岁。持续高热、恶心伴腹泻 4 天入院治疗。体格检查:皮肤及巩膜黄染,胸部可见淡红色斑丘疹,脾脏肋下可触及。实验室检查:血 WBC $3.2×10^9$/L;丙氨酸转氨酶(ALT)140U/L,总胆红素(TBil)145μmol/L。肥达反应 O 1:320,H 1:160。该患者被诊断为伤寒。伤寒的特征性病理变化是

A. 中性粒细胞浸润

B. 嗜酸性脓肿

C. 全身单核巨噬细胞系统增生

D. 肠黏膜淤血水肿

E. 干酪样坏死性肉芽肿形成

31. 患者,女性,36 岁。自幼生长在南方。近 2 年来,经常腹泻,有便血史。体格检查结果:体温 36.8℃,脉搏 82 次/分,呼吸 19 次/分,血压 134/76mmHg;较消瘦,重度贫血貌;腹部膨隆,左下腹轻压痛,腹部移动性浊音;脾脏明显增大,下缘在季肋下 5cm。腹部 CT 提示部分降结肠及乙状结肠壁稍厚。大便检查出血吸虫虫卵,血吸虫循环抗体检测阳性。腹探查病理组织活检确诊为血吸虫病(结肠增殖型)。以下细胞在抗寄生虫感染中**不发挥**作用的是

A. 嗜酸性粒细胞

B. T 细胞

C. 巨噬细胞

D. B 细胞

E. 小胶质细胞

32. 患者,男性,19 岁。舌部裂纹伴发硬 5 年,出现疼痛感 1 年。临床口腔检查发现患者舌部有深浅不一的沟纹,舌部明显增生肿大,呈结节样,质地硬。患者有白色、湿润皮疹,双侧小腿和双足也有增厚、泛黄的趾甲和鳞状红斑。取患者唾液和皮肤刮屑标本送至检验科行真菌培养,结果显示白念珠菌(+),菌落数>200 个/ml,提示诊断念珠菌病。关于该患者患病的描述**不正确**的是

A. 该患者的皮肤和黏膜屏障被破坏

B. 该患者可能免疫力低下

C. 该患者可能长时间大剂量滥用抗生素

D. 应给予该患者抗真菌治疗

E. 该患者发病不可能与 T 细胞有关

33. 患者,女性,16 岁。7 天前无明显诱因出现发热,最高 39.5℃。实验室检查:白细胞 1.43×10^9/L,血小板 50×10^9/L,血红蛋白 75g/L;血清乳酸脱氢酶(LDH)1 715IU/L,甘油三酯 4.5mmol/L,纤维蛋白原 1.1g/L。患者肝脾大,腋下淋巴结不对称肿大,骨髓穿刺检查示噬血现象,诊断为噬血细胞综合征(HLH)。HLH 是一种由各种诱因导致 NK 细胞等功能异常,并刺激巨噬细胞过度活化产生细胞因子风暴从而引发多器官功能衰竭的临床综合征。能激活促炎的 M1 型巨噬细胞的细胞因子主要是

A. IFN-γ

B. IL-2

C. IL-10

D. IL-4

E. IL-13

34. 患儿,男性,3 岁。体温 39.5℃,咳嗽、鼻塞、食欲减退并伴随腹泻,流感病毒检测阳性。可能最早在该患者体内发生应答的免疫细胞是

A. 巨噬细胞

B. CD4$^+$T 细胞

C. CD8$^+$T 细胞

D. 调节性 T 细胞(Treg)

E. B 细胞

35. 患者,男性,47 岁。3 个月前因肠癌手术,术后免疫力低下感染了流感病毒。能够抑制流感病毒增殖的细胞因子是

A. IFN-α

B. TNF-α

C. IL-1β

D. IL-6

E. IL-8

【B1 型题】

(36~40 题共用备选答案)

A. IL-12、IL-18

B. IL-1β、IL-23

C. IL-4、IL-13

D. IL-25、IL-33、TSLP

E. IFN-γ、GM-CSF

36. 可诱导单核细胞分化为 M1 型巨噬细胞的细胞因子是

37. 可诱导单核细胞分化为 M2 型巨噬细胞的细胞因子是

38. 可诱导 ILC1 活化的细胞因子是

39. 可诱导 ILC2 活化的细胞因子是

40. 可诱导 ILC3 活化的细胞因子是

(41~43 题共用备选答案)

A. IgM 与靶抗原结合形成的免疫复合物

  B. 细菌脂多糖和酵母多糖

  C. SIgA 和单体的 IgG4

  D. 病原体甘露糖与 MBL 结合形成的复合物

  E. MBL 相关丝氨酸蛋白酶

41. 激活补体经典途径的物质是

42. 激活补体旁路途径的物质是

43. 激活补体凝集素途径的物质是

四、简答题

1. 试述 NK 细胞对肿瘤靶细胞的识别杀伤机制。

2. 试述固有样淋巴细胞的主要特性和生物学作用。

3. 试述补体激活的三条途径和主要特点。

参考答案

一、名词解释

1. 单核来源的巨噬细胞:在成熟个体中,循环的单核细胞可迁移到组织中并分化为巨噬细胞,即单核来源的巨噬细胞。

2. 补体系统:广泛存在于血液、组织液和细胞膜表面,是具有精密调控机制的蛋白质反应系统。其活化过程表现为一系列蛋白酶的级联酶解反应,所形成的活化产物具有调理吞噬、溶解细胞、介导炎症、调节免疫应答和清除免疫复合物等生物学功能。

二、填空题

1. 物理屏障　化学屏障　微生物屏障

2. 髓系免疫细胞　固有淋巴样细胞　固有样淋巴细胞

3. 反应性氧中间物(ROI)　反应性氮中间物(RNI)

4. 经典 DC　浆细胞样 DC　单核细胞来源的 DC

5. 中性粒细胞　嗜酸性粒细胞　嗜碱性粒细胞

6. 经典途径　旁路途径　凝集素途径　C4b2a　C3bBb　C4b2a/C3bBb

7. IgG　IgM

8. IgG Fc 受体(FcγR)　补体片段 C3b/C4b 受体(CR1)

三、选择题

【A1 型题】

1. D	2. C	3. B	4. E	5. E	6. E	7. D	8. A	9. A	10. C
11. D	12. D	13. A	14. B	15. C	16. E	17. B	18. D	19. B	20. E
21. E	22. E	23. A	24. A	25. D					

【A2 型题】

26. D	27. C	28. E	29. D	30. F	31. E	32. E	33. A	34. A	35. A

【B1 型题】

36. E	37. C	38. A	39. D	40. B	41. A	42. B	43. D

四、简答题

1. 试述 NK 细胞对肿瘤靶细胞的识别杀伤机制。

答:在自身组织细胞表面MHCⅠ类分子正常表达的情况下,NK细胞可因表面杀伤抑制受体的作用占主导地位而不能杀伤自身组织细胞。细胞癌变时可因其表面MHCⅠ类分子缺失或表达低下("迷失自己"),而使NK细胞表面杀伤抑制受体功能丧失;同时可因上述靶细胞异常表达或上调表达某些非MHCⅠ类配体分子("诱导自己"),而为NK细胞表面NKG2D等杀伤活化受体提供新的或数量充足的靶标。NK细胞通过上述"迷失自己"和"诱导自己"识别模式而被激活,并通过脱颗粒释放穿孔素、颗粒酶、TNF-α和表达Fas配体(FasL)等作用方式杀伤肿瘤靶细胞。

2. 试述固有样淋巴细胞的主要特性和生物学作用。

答:固有样淋巴细胞(innate-like lymphocyte,ILL)主要包括NKT细胞、MAIT细胞、γδT细胞、B1细胞。这些细胞具有固有免疫细胞的特性,其抗原识别受体的多样性有限,可迅速响应抗原刺激,其应答不依赖克隆扩增。

NKT细胞识别CD1d分子提呈的糖脂(glycolipid)以及磷脂(phospholipid)抗原,包括Ⅰ型NKT细胞(iNKT细胞)和Ⅱ型NKT细胞。活化后iNKT细胞可通过穿孔素/颗粒酶或Fas/FasL途径杀伤某些病原体感染细胞或肿瘤靶细胞;也可通过分泌IL-4、IFN-γ、TNF-α或者IL-17调控免疫应答。

MAIT细胞识别MR1分子提呈的核黄素代谢物,激活后可以产生大量的细胞因子,包括IL-17、TNF-α和IFN-γ,也可以产生颗粒酶和穿孔素从而发挥杀伤功能。

γδT细胞直接识别结合感染细胞或肿瘤细胞表面的分子而不依赖MHC分子提呈的抗原肽。活化的γδT细胞可通过释放穿孔素、颗粒酶或表达FasL等方式杀伤病毒感染细胞或肿瘤靶细胞,还可通过分泌IL-17、IFN-γ和TNF-α等细胞因子介导炎症反应或参与免疫调节。

B1细胞识别细菌表面共有的多糖类胸腺非依赖性抗原(TI抗原)和某些变性的自身抗原,能迅速活化产生体液免疫应答,特点是以低亲和力的IgM为主,一般不发生抗体类别转换,无免疫记忆。

3. 试述补体激活的三条途径和主要特点。

答:补体激活途径主要包括经典途径、旁路途径和凝集素途径。

经典途径主要由IgG或IgM结合颗粒型抗原或游离抗原所形成的免疫复合物(IC)启动,C3转化酶和C5转化酶分别是C4b2a和C4b2a3b,在感染后期(或恢复期)才能发挥作用,并参与抵御相同病原体再次感染机体。

旁路途径由自发产生的C3b黏附在细菌、真菌或病毒感染细胞表面所启动,在B因子、D因子和备解素(P因子)参与下形成C3转化酶(C3bBb)和C5转化酶(C3bBb3b)。存在正反馈放大环路,无须抗体存在即可激活补体,故在抗体产生之前的感染早期或初次感染中发挥作用。

凝集素途径由MBL和FCN等识别多种病原微生物表面的N-乙酰半乳糖胺或甘露糖所启动,通过活化MBL相关丝氨酸蛋白酶(MBL-associated serine protease,MASP)、C4、C2、C3,形成C3转化酶与C5转化酶,对经典途径和旁路途径具有交叉促进作用,不需抗体参与即可激活补体,所以也在感染早期或初次感染中发挥作用。

(田志刚)

第三章 | 固有免疫应答

学习目标

1. **掌握** 固有免疫应答、病原体相关分子模式、损伤相关分子模式和模式识别受体的概念;常见模式识别受体的种类及其识别结合的配体和介导的免疫功能;固有淋巴样细胞、固有样淋巴细胞的识别活化机制及其功能;固有免疫应答的主要特点。

2. **熟悉** 固有免疫应答的作用时相及其主要生物学作用;固有免疫应答与适应性免疫应答的关系。

3. **了解** 感染性非己模式识别理论和危险模式理论的概念及含义;固有免疫应答发展历史上的重要科学发现。

内容精要

一、固有免疫应答的概念

固有免疫应答是指机体的组织屏障作用和固有免疫细胞/分子通过多种受体途径识别结合病原体相关分子模式(PAMP)或损伤相关分子模式(DAMP),从而发挥非特异性免疫防御、免疫监视和免疫自稳等功能。

二、髓系固有免疫细胞的模式识别受体激活及其功能

(一) 髓系固有免疫细胞的模式识别对象

1. 病原体相关分子模式 PAMP 是指某些病原体或其产物所共有的高度保守且对于病原体生存和致病性不可或缺的特定分子结构。

2. 损伤相关分子模式 DAMP 是体内刺激受损细胞表达/分泌或由凋亡、坏死组织细胞表达/释放的某些特定分子模式。

(二) 模式识别受体及其对 PAMP 或 DAMP 的识别

1. 模式识别受体的概念 是指存在于固有免疫细胞/组织细胞的细胞膜、胞内器室膜、胞质或血液/细胞外液中的一类能够直接识别 PAMP 或 DAMP 的受体,介导产生抗感染和促进炎症反应等功能。

2. 模式识别受体的分类

(1) 根据 PRR 的分布,可将其分为胞膜型 PRR、内体膜型 PRR、胞质型 PRR 和分泌型 PRR。

(2) 根据 PRR 介导的作用,可将其分为内吞型 PRR、信号转导型 PRR。

3. 不同模式识别受体及其识别结合的配体和主要生物学作用

(1) 胞膜型 PRR:胞膜型 PRR 包括甘露糖受体(MR)、清道夫受体(SR)、胞膜型 Toll 样受体

（TLR）。MR 直接识别甘露糖和岩藻糖,通过内吞作用杀伤病原体。SR 直接识别 G⁺菌脂磷壁酸
（LTA）、G⁻菌脂多糖（LPS）或磷脂酰丝氨酸等,通过内吞作用杀伤病原体。胞膜型 TLR 直接识别肽
聚糖、LTA、脂肽、LPS、鞭毛蛋白,介导抗感染作用和炎症反应。

（2）内体膜型 PRR:内体膜型 PRR 包括 TLR3、TLR7、TLR8 和 TLR9 同源二聚体,分别识别病
毒双链 RNA（dsRNA）、病毒单链 RNA（ssRNA）、CpG DNA 等核酸类 PAMP。介导抗病毒作用和炎
症反应。

（3）胞质型 PRR:胞质型 PRR 包括 NOD 样受体（NLR）、RIG 样受体（RLR）和胞质 DNA 受体
（CDS）等。其中 NOD1 识别结合内消旋二氨基庚二酸（DAP）,NOD2 识别胞壁酰二肽（MDP）,介导
抗感染免疫和炎症反应。NLRP3 形成炎症小体介导炎症反应。RIG-I 识别结合病毒 dsRNA,环单
磷酸鸟苷-单磷酸腺苷合酶（cGAS）识别双链 DNA（dsDNA）,发挥抗病毒作用。

（4）分泌型 PRR:分泌型 PRR 主要包括脂多糖结合蛋白（LBP）、CRP 和 MBL 等。

三、固有淋巴样细胞的活化相关受体激活及其功能

ILC 主要包括 ILC1、ILC2、ILC3、LTi 和 NK 细胞。通过表面细胞因子受体或杀伤活化/抑制受
体激活,介导不同的免疫功能。

四、固有样淋巴细胞的有限多样性抗原识别受体激活及其功能

ILL 主要包括 NKT 细胞、MAIT 细胞、γδT 细胞和 B1 细胞。它们通过有限多样性 TCR/BCR 识
别多糖/糖脂/磷脂类抗原。

五、固有免疫应答作用时相及其生物学功能

（一）即刻固有免疫应答阶段
发生于感染后 4 小时内,主要由组织屏障及感染部位存在的固有免疫细胞或分子参与并发挥
作用。

（二）早期诱导固有免疫应答阶段
发生于感染后 4~96 小时,主要包括招募、活化固有免疫细胞。

（三）适应性免疫应答阶段
发生于感染 96 小时后,摄取"非己"抗原性异物的 DC 激活初始 T 细胞,启动适应性免疫应答。

六、固有免疫应答的特点

（一）利用非特异性模式识别启动激活
固有免疫细胞 PRR、有限多样性 TCR/BCR 或杀伤活化/抑制受体非特异识别 PAMP 或 DAMP。

（二）应答早期通过趋化募集发挥效应
固有免疫细胞在免疫应答早期通过趋化募集的方式迅速发挥免疫效应。

（三）固有免疫细胞和分子参与
髓系固有免疫细胞、ILC、ILL、补体系统、抗菌蛋白、细胞因子等参与固有免疫应答。

（四）一般不能产生免疫记忆
大多数固有免疫细胞寿命较短,通常不能产生免疫记忆。

七、固有免疫应答与适应性免疫应答的关系

(一)固有免疫应答启动适应性免疫应答

经典 DC 激活初始 T 细胞,是机体适应性免疫应答的始动者;巨噬细胞可继续活化抗原活化过的(记忆)T 细胞,增强适应性免疫应答。

(二)固有免疫应答影响适应性免疫应答的类型和强度

固有免疫细胞可通过分泌不同类型的细胞因子影响初始 T 细胞的分化方向,决定适应性免疫应答的类型。

(三)固有免疫应答协助效应 T 细胞进入感染或肿瘤发生部位

固有免疫细胞/分子诱导表达黏附分子和趋化因子,促进效应 T 细胞迁移至感染/肿瘤部位。

(四)固有免疫应答协同效应 T 细胞和抗体发挥免疫效应

适应性免疫应答效应产物通过与固有免疫细胞或分子相互作用,协同增强免疫功能。

(五)固有免疫应答和适应性免疫应答产生相似的免疫效应

早期活化的 ILC 和 ILL 与后期活化的效应 Th 细胞/细胞毒性 T 细胞(CTL)具有类似的免疫功能。

(六)固有免疫应答和适应性免疫应答分别在不同阶段发挥免疫效应

固有免疫应答和适应性免疫应答分别主要在应答早期和晚期发挥功能,密切配合,"接力"完成免疫应答过程。

习题

一、名词解释

1. 固有免疫应答
2. 模式识别受体
3. 病原体相关分子模式
4. 损伤相关分子模式

二、填空题

1. 固有免疫细胞表达的模式识别受体可识别结合＿＿＿＿＿＿＿＿＿＿＿＿＿＿＿＿＿和＿＿＿＿＿＿＿＿＿＿＿＿＿＿两大类配体,介导产生固有免疫应答。

2. 胞膜型 PRR 除包括部分 Toll 样受体外,还有＿＿＿＿和＿＿＿＿。

3. 内体膜型 Toll 样受体除包括 TLR3 同源二聚体外,还有＿＿＿＿、＿＿＿＿、＿＿＿＿同源二聚体。

4. 模式识别受体由＿＿＿＿＿编码,主要表达在＿＿＿＿、＿＿＿＿和＿＿＿＿等固有免疫细胞,活化介导产生＿＿＿＿和＿＿＿＿等功能。

5. 根据模式识别受体的分布,可将其分为＿＿＿＿＿＿＿＿＿＿、＿＿＿＿＿＿＿＿＿＿、＿＿＿＿＿＿＿＿＿和＿＿＿＿＿＿＿＿。

6. 根据模式识别受体介导产生的作用,可将其分为＿＿＿＿＿＿＿＿＿＿＿＿和＿＿＿＿＿＿＿＿＿＿＿。

7. 固有淋巴样细胞不表达＿＿＿＿＿和＿＿＿＿＿抗原识别受体,故其活化不依赖于对抗原的识别。

8. 胞质型 PRR 可识别胞质内的 PAMP 或 DAMP,主要包括_____、_____和_____。

9. 分泌型 PRR 主要包括_____、_____和_____。

10. 固有免疫应答作用时相包括_____阶段、_____阶段和_____阶段。

三、选择题

【A1 型题】

1. 属于损伤相关分子模式的是
   A. 鞭毛蛋白
   B. 脂多糖
   C. 肽聚糖
   D. 胞外 ATP
   E. CpG DNA

2. 模式识别受体中属于内体膜型 PRR 的是
   A. RIG 样受体
   B. 清道夫受体
   C. NOD 样受体
   D. TLR7
   E. TLR5

3. TLR4 识别的病原体相关分子模式是
   A. 细菌甘露糖残基
   B. 细菌脂多糖
   C. 细菌胞壁酰二肽
   D. 病毒双链 RNA
   E. 病毒单链 RNA

4. TLR7 识别的病原体相关分子模式是
   A. 病毒双链 RNA
   B. 病毒单链 RNA
   C. 细菌鞭毛蛋白
   D. 细菌非甲基化 CpG DNA
   E. 细菌脂多糖

5. TLR9 识别的病原体相关分子模式是
   A. 病毒 CpG DNA
   B. 病毒单链 RNA
   C. 病毒双链 RNA
   D. 细菌脂蛋白
   E. 细菌肽聚糖

6. 甘露糖受体识别的细菌来源的病原体相关分子模式是
   A. 脂多糖
   B. 脂磷壁酸
   C. 脂蛋白

　　D. 肽聚糖

　　E. 岩藻糖残基

7. 清道夫受体识别的病原体相关分子模式是

　　A. 病毒 DNA

　　B. 磷脂酰丝氨酸

　　C. 病毒 dsRNA

　　D. 脂磷壁酸

　　E. 细菌岩藻糖残基

8. TLR3 识别的病原体相关分子模式是

　　A. 细菌甘露糖残基

　　B. 细菌脂多糖

　　C. 细菌胞壁酰二肽

　　D. 病毒双链 RNA

　　E. 病毒单链 RNA

9. 巨噬细胞表面主要识别凋亡细胞磷脂酰丝氨酸的受体是

　　A. 甘露糖受体

　　B. 清道夫受体

　　C. TLR2

　　D. TLR4

　　E. TLR5

10. TLR5 识别的病原体相关分子模式是

　　A. 细菌甘露糖残基

　　B. 细菌鞭毛蛋白

　　C. 细菌胞壁酰二肽

　　D. 病毒双链 RNA

　　E. 病毒单链 RNA

11. NOD1 识别的病原体相关分子模式是

　　A. 细菌甘露糖残基

　　B. 细菌鞭毛蛋白

　　C. 细菌胞壁酰二肽

　　D. 二氨基庚二酸

　　E. 病毒单链 RNA

12. NOD2 识别的病原体相关分子模式是

　　A. 细菌岩藻糖残基

　　B. 细菌鞭毛蛋白

　　C. 细菌胞壁酰二肽

　　D. 二氨基庚二酸

　　E. 病毒单链 RNA

13. NLRP3 炎症小体活化后可酶切分泌的活性细胞因子是

　　A. TNF-α

B. IL-1β

C. IFN-γ

D. IL-8

E. IL-6

14. RIG-I 识别的病原体相关分子模式是

A. 细菌甘露糖残基

B. 细菌鞭毛蛋白

C. 细菌胞壁酰二肽

D. 胞质双链 DNA

E. 病毒双链 RNA

15. CDS 识别的配体分子是

A. 细菌甘露糖残基

B. 细菌脂蛋白

C. 细菌胞壁酰二肽（MDP）

D. 胞质双链 DNA

E. 病毒双链 RNA

16. NKT 细胞可通过表面 TCR 直接识别结合

A. 细菌脂多糖

B. 细菌 DNA

C. 靶细胞表面 MHC 分子提呈的蛋白类抗原

D. 靶细胞表面 CD1 分子提呈的糖脂类抗原

E. MICA/B

17. **不表达**特异性或泛特异性抗原受体的免疫细胞是

A. αβT 细胞

B. γδT 细胞

C. NKT 细胞

D. NK 细胞

E. B1 细胞

18. 固有免疫应答是

A. 病原体感染 2 周后诱导的免疫应答

B. 先天具有的、感染早期发生的非特异性免疫应答

C. 进化上不保守的免疫应答

D. αβT 细胞参与的免疫应答

E. 依赖 B2 细胞激活的免疫应答

19. 能够诱导 ILC2 活化的细胞因子是

A. IL-1β、IL-23

B. IL-12、IL-18

C. IL-25、IL-33

D. IL-4、IL-13

E. IL-22、IL-17

20. 能够诱导 ILC1 活化的细胞因子是
    A. IL-1β、IL-23
    B. IL-12、IL-18
    C. IL-25、IL-33
    D. IL-4、IL-13
    E. IL-22、IL-17

21. 关于固有免疫应答与适应性免疫应答的关系说法错误的是
    A. 参与固有免疫应答的细胞启动适应性免疫应答活化
    B. 固有免疫应答影响适应性免疫应答的类型
    C. 适应性免疫应答细胞或分子不参与固有免疫应答过程
    D. 固有免疫应答可与适应性免疫应答产生相似的免疫效应
    E. 固有免疫应答主要在免疫应答早期发挥作用

22. 在感染后 4 小时内发挥强大吞噬杀菌作用的主要免疫细胞是
    A. 自然杀伤细胞
    B. 中性粒细胞
    C. 巨噬细胞
    D. 单核细胞
    E. 树突状细胞

23. 早期诱导的固有免疫应答发生于感染后
    A. 0~4 小时
    B. 0~8 小时
    C. 8~96 小时
    D. 4~96 小时
    E. 96 小时之后

24. 在即刻固有免疫应答阶段发挥吞噬作用的免疫细胞是
    A. 单核细胞
    B. 细胞毒性 T 细胞
    C. NKT 细胞
    D. 巨噬细胞
    E. 自然杀伤细胞

25. 固有免疫细胞所不具备的应答特征是
    A. 通过趋化募集迅速发挥免疫效应
    B. 通过克隆选择、增殖、分化发挥免疫效应
    C. 通常没有免疫记忆功能,不能引发再次免疫应答
    D. 可直接识别病原体来源的 PAMP
    E. 免疫应答维持时间较短

26. 初次免疫应答时在即刻固有免疫应答阶段发挥作用的免疫分子是
    A. 补体经典途径相关分子
    B. 补体凝集素途径相关分子
    C. 补体旁路途径相关分子

　　D. 甘露糖结合凝集素

　　E. C 反应蛋白

27. 在即刻固有免疫应答阶段产生的主要生物学作用是

　　A. 感染周围组织中巨噬细胞的募集和活化

　　B. B1 细胞活化产生 IgM 类抗菌抗体

　　C. 补体旁路途径激活介导产生的调理和溶菌作用

　　D. NK 细胞活化对病毒感染靶细胞产生杀伤作用

　　E. γδT 细胞活化对某些肿瘤或胞内寄生菌产生杀伤作用

28. 在固有免疫应答和适应性免疫应答中均发挥重要作用的免疫细胞是

　　A. NKT 细胞

　　B. γδT 细胞

　　C. 中性粒细胞

　　D. 经典树突状细胞

　　E. B1 细胞

29. 参与抗胞外寄生虫感染或过敏性炎症反应的免疫细胞是

　　A. 中性粒细胞

　　B. 巨噬细胞

　　C. ILC1

　　D. ILC3

　　E. ILC2

30. 关于固有免疫应答说法错误的是

　　A. 是机体抵御病原微生物感染的第一道防线

　　B. 由个体遗传获得,是与生俱来的免疫功能

　　C. 编码识别受体的基因在个体发育过程中经基因重排产生多样性受体

　　D. 可通过模式识别受体识别病原体相关分子模式

　　E. 可通过模式识别受体识别损伤相关分子模式

【A2 型题】

31. 患儿,女性,5 岁。1 天前出现发热、咳嗽,体温达 39℃,家人 3 天前因支原体肺炎住院治疗。该患儿初步诊断为急性呼吸道感染。拟检测患者血清中的抗支原体特异性抗体,最有助于判断急性感染的抗体类型是

　　A. IgG

　　B. IgE

　　C. IgA

　　D. IgM

　　E. IgD

32. 患儿,男性,7 个月。反复肛周脓肿 2 个月,腹股沟脓肿并破溃 1 个月,间断发热 10 余天。查体:体温 38℃,呼吸稍促,双肺可闻及少许痰鸣音,肛周皮肤见多个瘢痕,左侧腹股沟区见约 2cm 瘢痕,右侧腹股沟见约 1.5cm×1.5cm×1.0cm 的创面。辅助检查:超敏 C 反应蛋白 76.39mg/L(升高)。曾经连续大剂量使用抗生素治疗,脓肿逐渐好转,症状得以缓解。初步诊断为慢性肉芽肿病。该病的发生原因是

A. 先天性胸腺发育不全

B. 吞噬细胞功能缺陷

C. B细胞发育和/或功能异常

D. 补体某些组分缺陷

E. T、B细胞混合缺陷

33. 患者，女性，55岁。因"发热3天，神志不清1小时"入急诊。患者3天前受凉后开始发热，体温最高40℃，伴畏寒、头晕、乏力、晕厥、意识丧失。查体：体温39.2℃，脉搏92次/分，呼吸23次/分，血压97/56mmHg。实验室检查：血常规示WBC 11.38×10^9/L（升高），CRP 72.10mg/L（升高），血氧饱和度（SaO_2）69%。初步诊断为革兰氏阴性菌感染导致的脓毒症休克。该病发生的主要原因是

A. 细菌导致补体过度活化

B. 严重的炎症反应

C. Th细胞过度活化

D. 细胞毒性T细胞过度活化

E. 抗革兰氏阴性菌抗体的大量产生

34. 患者，男性，63岁。1周前无明显诱因出现左足和膝部红肿疼痛，活动受限。查体：右足明显红肿，触痛明显，膝关节活动受限。实验室检查：尿酸380μmol/L（升高）。病理检查：镜下可见大量尿酸盐结晶。诊断为：痛风性关节炎。尿酸结晶可激活NLRP3炎症小体，促进炎症反应，是痛风的诱发因素。NLRP3炎症小体活化可促进分泌的促炎细胞因子是

A. IL-1β、IL-6

B. IL-1β、IL-10

C. IL-1β、IL-18

D. IL-1β、TNF-α

E. IL-6、TNF-α

35. 患者，男性，52岁。咳嗽、咳痰、胸闷5个月，腹痛1个月。CT结果显示两肺都存在大的磨玻璃影，散在分布斑片模糊影及斑点结节影。病原学检测发现肺部存在结核分枝杆菌（一种胞内细菌）感染。诊断为结核分枝杆菌感染诱导的慢性肉芽肿性疾病。下列细胞中功能低下或缺陷可导致无法完全清除结核分枝杆菌的是

A. NK细胞

B. B细胞

C. T细胞

D. 巨噬细胞

E. 肥大细胞

36. 患者，男性，15岁。呼吸急促、持续咳嗽、胸痛。CT结果显示两肺都存在大的磨玻璃影。支气管镜肺泡灌洗液送检，病原学检测发现肺部存在结核分枝杆菌（一种胞内细菌）感染。诊断为结核分枝杆菌感染诱导的慢性肉芽肿性疾病。结核结节中最具有诊断意义的细胞成分是

A. 多核巨细胞和NK细胞

B. 多核巨细胞和上皮样细胞

C. NK细胞和上皮样细胞

D. 多核巨细胞和成纤维细胞

E. T细胞和成纤维细胞

37. 患者,女性,29 岁。妊娠 12 周,因全身突发红疹、发热、流产到医院就诊。实验室检查结果显示血液中含风疹病毒。孕妇感染风疹病毒可能导致胎儿流产的原因是

    A. 胎儿血脑屏障尚未发育完善

    B. 胎儿皮肤黏膜屏障尚未发育完善

    C. 胎儿物理屏障尚未发育完善

    D. 胎儿化学屏障尚未发育完善

    E. 母亲血胎屏障尚未发育完善

38. 患儿,男性,1 岁。遇寒冷后出现非瘙痒性荨麻疹、关节炎、发热、白细胞增多。最终导致反复发作的多系统炎症,累及皮肤、肌肉、骨骼、关节、眼、耳以及中枢神经系统。未检测到感染。重组人 IL-1 受体拮抗剂治疗有效。初步诊断为家族性寒冷性自身炎症综合征(familial cold autoinflammatory syndrome,FCAS)。为明确诊断,最应进行基因突变检测的模式识别受体是

    A. NOD1

    B. NOD2

    C. NLRP3

    D. TLR4

    E. RIG-I

39. 患儿,5 岁。急性发热 1 天,体温达 39℃,有咳嗽、流涕等流行性感冒样症状。初步诊断为呼吸道感染。一般情况下,在抗流感病毒感染早期,可杀伤病毒感染靶细胞的主要固有免疫细胞是

    A. B2 细胞

    B. 细胞毒性 T 细胞

    C. 树突状细胞

    D. NK 细胞

    E. 单核细胞

40. 患者,女性,15 岁。双手、双足、面部、腹部反复出现不明原因的水肿。其父亲曾经突然出现喉头水肿而窒息身亡。血清学检查结果:C4 浓度 0.06g/L(下降)。初步考虑该患者患有罕见病遗传性血管性水肿。此病的发病机制是

    A. C1 编码基因缺陷

    B. C2 编码基因缺陷

    C. C3 编码基因缺陷

    D. C1INH 编码基因缺陷

    E. C4 编码基因缺陷

【B1 型题】

(41~45 题共用备选答案)

    A. NK 细胞

    B. γδT 细胞

    C. B2 细胞

    D. 巨噬细胞

    E. 中性粒细胞

41. 感染后 0~4 小时内,发挥强大吞噬杀菌作用的细胞是

42. 在早期诱导的固有免疫应答阶段发挥抗感染吞噬作用的最主要细胞是

43. 在早期诱导的固有免疫应答阶段发挥直接杀伤被感染靶细胞作用的主要细胞是

44. 启动适应性免疫应答后产生抗体的主要细胞是

45. 通过有限多样性抗原识别受体识别结合 CD1 分子提呈的糖脂/磷脂类抗原的细胞是

（46~50 题共用备选答案）

    A. 甘露糖受体

    B. 清道夫受体

    C. TLR4

    D. TLR7

    E. TLR9

46. 可识别结合病毒非甲基化 CpG DNA 的是

47. 可识别结合细菌岩藻糖残基的是

48. 可识别结合病毒单链 RNA 的是

49. 可识别结合细菌脂多糖的是

50. 可识别结合凋亡细胞磷脂酰丝氨酸的是

（51~55 题共用备选答案）

    A. TLR4

    B. TLR3

    C. NOD 样受体

    D. 甘露糖结合凝集素

    E. 清道夫受体

51. 能与细菌脂多糖结合的胞膜型 PRR 是

52. 能与细菌脂磷壁酸结合的胞膜型 PRR 是

53. 能与病毒双链 RNA 结合的内体膜型 PRR 是

54. 能与细菌胞壁酰二肽结合的胞质型 PRR 是

55. 能与细菌岩藻糖残基结合的分泌型 PRR 是

四、简答题

1. 简述模式识别受体的种类及其识别的病原体相关分子模式。

2. 简述固有免疫应答的作用时相及其主要生物学作用。

3. 列表比较固有免疫应答和适应性免疫应答的主要特征。

4. 试述固有免疫应答与适应性免疫应答的关系。

参考答案

一、名词解释

1. 固有免疫应答：又称非特异性免疫应答（non-specific immune response），是指机体的组织屏障作用和固有免疫细胞/分子通过多种受体途径非特异性模式识别结合病原体或体内损伤/凋亡/坏死组织细胞相关特定分子等"非己"异物，或结合某些特定细胞因子后迅速活化，并有效杀伤清除细胞内外病原体或体内损伤/凋亡/坏死组织细胞及畸变肿瘤细胞，发挥非特异性免疫防御、免疫监视和免疫自稳等免疫作用。

2. 模式识别受体：是指主要存在于髓系固有免疫细胞的细胞膜、胞内器室膜和细胞质，或存在于血液/细胞外液中的一类能够直接识别病原体某些特定分子模式,及体内应激损伤、凋亡、坏死组织细胞表达/分泌/释放的某些特定分子模式的受体。

3. 病原体相关分子模式:又称外源性危险分子,是指某些病原体或其产物所共有的高度保守且对于病原体生存和致病性不可或缺的特定分子结构。病原体相关分子模式主要包括病原体独有或富含的核酸、蛋白质、脂类和多糖分子,如G⁻菌脂多糖和鞭毛蛋白,G⁺菌脂磷壁酸和肽聚糖,病原体表面甘露糖、岩藻糖或酵母多糖,病毒 dsRNA 和 ssRNA,细菌和病毒非甲基化 CpG DNA 基序等。病原体相关分子模式是模式识别受体识别结合的配体。

4. 损伤相关分子模式:又称内源性危险分子,是在感染、损伤、缺氧、缺血或应激等因素刺激下,由体内刺激受损细胞表达/分泌或由凋亡、坏死组织细胞表达/释放的某些特定分子模式。常见的损伤相关分子模式主要包括α/β-防御素、热休克蛋白(heat shock protein,HSP)、胞外高迁移率族蛋白 B1(high mobility group box protein 1,HMGB1)、胞外 ATP、尿酸钠结晶、β-淀粉样蛋白和胞质 DNA 等。损伤相关分子模式可被模式识别受体识别,从而激活固有免疫应答。

二、填空题

1. 病原体相关分子模式(或 PAMP) 损伤相关分子模式(或 DAMP)
2. 甘露糖受体(或 MR) 清道夫受体(或 SR)
3. Toll 样受体 7(或 TLR7) Toll 样受体 8(或 TLR8) Toll 样受体 9(或 TLR9)
4. 胚系基因 巨噬细胞 中性粒细胞 经典树突状细胞 抗感染 促进炎症反应
5. 胞膜型 PRR 内体膜型 PRR 胞质型 PRR 分泌型 PRR
6. 内吞型 PRR 信号转导型 PRR
7. 特异性 泛特异性(有限多样性)
8. NOD 样受体(NLR) RIG 样受体(RLR) 胞质 DNA 受体(CDS)
9. 脂多糖结合蛋白(LBP) C 反应蛋白(CRP) 甘露糖结合凝集素(MBL)
10. 即刻固有免疫应答 早期诱导固有免疫应答 适应性免疫应答

三、选择题

【A1 型题】

1. D	2. D	3. B	4. B	5. A	6. E	7. D	8. D	9. B	10. B
11. D	12. C	13. B	14. E	15. D	16. D	17. D	18. B	19. C	20. B
21. C	22. B	23. D	24. C	25. B	26. C	27. C	28. D	29. E	30. C

【A2 型题】

31. D	32. B	33. E	34. C	35. D	36. B	37. E	38. C	39. D	40. D

【B1 型题】

41. E	42. D	43. A	44. C	45. B	46. E	47. A	48. D	49. C	50. B
51. A	52. E	53. B	54. C	55. D					

四、简答题

1. 简述模式识别受体的种类及其识别的病原体相关分子模式。

答:模式识别受体的种类及其识别的病原体相关分子模式见下表。

模式识别受体的种类及其识别的病原体相关分子模式

PRR 类型	PRR	PRR 识别结合的 PAMP
胞膜型	甘露糖受体（MR）	细菌或真菌甘露糖/岩藻糖残基
	清道夫受体（SR）	G⁺菌脂磷壁酸、G⁻菌脂多糖等
	TLR1/TLR2 异二聚体或 TLR2/TLR6 异二聚体	G⁺菌肽聚糖/脂磷壁酸、细菌或支原体脂蛋白/脂肽、酵母菌的酵母多糖
	TLR2 同源二聚体	G⁺菌肽聚糖/脂磷壁酸
	TLR4 同源二聚体	G⁻菌脂多糖
	TLR5 同源二聚体	细菌鞭毛蛋白
内体膜型	TLR3 同源二聚体	病毒双链 RNA（dsRNA）
	TLR7 或 TLR8 同源二聚体	病毒单链 RNA（ssRNA）
	TLR9 同源二聚体	病毒或细菌非甲基化 GpG DNA
胞质型	NOD1	G⁻菌内消旋二氨基庚二酸（DAP）
	NOD2	细菌胞壁酰二肽（MDP）
	RIG-I	病毒双链 RNA（dsRNA）
	cGAS	细菌或病毒 DNA
分泌型	甘露糖结合凝集素（MBL）	病原体表面的甘露糖/岩藻糖/N-乙酰葡萄糖胺
	C 反应蛋白（CRP）	细菌胞壁磷脂酰胆碱
	脂多糖结合蛋白（LBP）	G⁻菌脂多糖

2. 简述固有免疫应答的作用时相及其主要生物学作用。

答：固有免疫应答根据其发生时间、主要参与的细胞/分子及其功能，可以分为即刻固有免疫应答阶段、早期诱导固有免疫应答阶段和适应性免疫应答阶段。

即刻固有免疫应答阶段发生于感染后 4 小时内，主要由组织屏障及感染部位存在的固有免疫细胞或分子参与并发挥作用，如皮肤黏膜及其附属成分的物理、化学和微生物屏障作用，补体旁路途径激活局部中性粒细胞及产生的抗菌肽。

早期诱导固有免疫应答阶段发生于感染后 4~96 小时，主要发挥招募、活化固有免疫细胞及分子的作用，如趋化中性粒细胞，招募周围组织的巨噬细胞和肥大细胞，招募活化的 ILC1 和 NK 细胞、NKT 细胞、γδT 细胞、B1 细胞、急性期蛋白，激活补体凝集素途径等。

适应性免疫应答阶段发生于感染 96 小时后，抗原提呈细胞有效激活抗原特异性初始 T 细胞，启动适应性免疫应答。产生效应 T 细胞及抗体，并与固有免疫应答协同发挥免疫功能。固有免疫应答在免疫应答早期迅速发挥抗感染、抗肿瘤功能和诱发早期炎症反应，并在启动适应性免疫应答、调控适应性免疫应答类型、辅助适应性免疫应答效应细胞/分子发挥免疫功能、清除损伤细胞和启动组织修复等方面发挥关键作用。

3. 列表比较固有免疫应答和适应性免疫应答的主要特征。

答：固有免疫应答和适应性免疫应答的主要特征比较见下表。

固有免疫应答和适应性免疫应答的主要特征

主要特征	固有免疫应答	适应性免疫应答
识别分子	病原体或应激受损/死亡宿主细胞所表达的 PAMP 或 DAMP	病原体或非病原体来源的抗原分子
识别受体	模式识别受体/有限多样性抗原识别受体(胚系基因直接编码);较少多样性;非克隆性,同一谱系的所有细胞表达相同的受体	特异性抗原识别受体(胚系基因重排后产生);具有高度多样性;克隆性,不同特异性淋巴细胞克隆表达不同的受体
识别特点	直接识别 PAMP/DAMP 及靶细胞表面某些特定分子或 CD1 提呈的糖脂/磷脂类抗原,具有泛特异性	识别抗原提呈细胞表面 MHC 分子提呈的抗原肽或滤泡 DC(FDC)表面捕获的抗原分子,具有高度特异性
参与细胞	皮肤黏膜上皮细胞、巨噬细胞、中性粒细胞、肥大细胞、树突状细胞、ILC(含 NK 细胞)、NKT 细胞、γδT 细胞、B1 细胞等	αβT 细胞(包括 Th1 细胞、Th2 细胞、Th17 细胞、Tfh 细胞、Treg、CTL 等)、B2 细胞
效应分子	补体、细胞因子、抗菌蛋白、穿孔素、颗粒酶、FasL、B1 细胞产生的 IgM 等	特异性抗体、细胞因子、穿孔素、颗粒酶、FasL 等
作用时相	即刻至 96 小时	96 小时后(初次免疫应答)
作用特点	即刻反应,募集活化后迅速产生免疫效应	经克隆选择、增殖分化为效应细胞后发挥免疫作用
记忆性	通常不能产生免疫记忆,再次免疫诱导几乎相同的固有免疫应答	具有免疫记忆功能,再次免疫诱导更强的适应性免疫应答
维持时间	较短	较长

4. 试述固有免疫应答与适应性免疫应答的关系。

答:(1)固有免疫应答启动适应性免疫应答。经典 DC 是体内诱导初始 T 细胞活化能力最强的专职性抗原提呈细胞,也是机体适应性免疫应答的始动者,为适应性免疫应答的启动提供早期"非己"危险信号。

(2)固有免疫应答影响适应性免疫应答的类型和强度。固有免疫细胞在不同微环境中活化后可通过分泌不同类型的细胞因子影响初始 T 细胞分化和决定适应性免疫应答的类型。如经典 DC 和巨噬细胞分泌的 IL-12 诱导初始 T 细胞分化为 Th1 细胞或活化 CD8⁺CTL,启动和参与适应性细胞免疫应答;ILC2 和肥大细胞分泌的 IL-4 诱导初始 T 细胞分化为 Th2 细胞,参与适应性体液免疫应答;活化的 NK 细胞/NKT 细胞/γδT 细胞分泌的 IFN-γ 促进抗原提呈细胞表达 MHC 分子和 B7 等共刺激分子,增强机体适应性免疫应答能力。

(3)固有免疫应答协助效应 T 细胞进入感染或肿瘤发生部位。感染/肿瘤发生部位固有免疫细胞和补体活化产生的趋化因子、促炎细胞因子或其他炎性介质可诱导局部血管内皮细胞活化表达多种黏附分子和趋化因子,并通过与效应 T 细胞表面相应黏附分子和趋化因子受体结合促进效应 T 细胞与局部血管内皮细胞黏附,继而穿过血管内皮细胞间隙进入感染/肿瘤发生部位。

(4)固有免疫应答协同效应 T 细胞和抗体发挥免疫效应。巨噬细胞通过表面 CD40 和 IFN-γR 与效应 T 细胞表面 CD40L 及其分泌的 IFN-γ 结合而被激活,显著增强其杀菌能力。抗体在吞噬细胞、NK 细胞、补体等固有免疫细胞和分子的协助下,才能发挥调理吞噬、抗体依赖细胞介导的细胞毒和补体依赖的细胞毒(CDC)等作用,有效杀伤、清除病原体。

(5)固有免疫应答和适应性免疫应答产生相似的免疫效应。感染早期活化的固有免疫细胞(如 ILC 和 NK 细胞)与感染后期活化的适应性免疫应答细胞(如效应 Th 细胞和 CTL)可产生类似或相同的抗感染免疫作用。如活化 ILC1 分泌的 IFN-γ 与 Th1 细胞相同,介导抗胞外菌感染的免疫作用;ILC2 分泌的 IL-5、IL-13 与 Th2 细胞相同,介导抗寄生虫感染和过敏性疾病;ILC3 分泌的 IL-17、IL-22 与 Th17 细胞相同,主要参与抗胞外真菌和细菌感染以及维持上皮屏障的完整性;NK 细胞和 CTL 的活化机制不同,但均可通过脱颗粒释放穿孔素、颗粒酶,分泌 LT-α 和表达 FasL 等方式杀伤病毒感染细胞或肿瘤靶细胞。

(6)固有免疫应答和适应性免疫应答在不同阶段发挥免疫效应。固有免疫应答和适应性免疫应答"接力"完成机体免疫应答过程,其中参与固有免疫应答的细胞/分子的分布及作用特征决定其在早期宿主防御过程中发挥关键作用。固有免疫应答在感染即刻和早期发挥免疫防御功能;而 Th 细胞需在外周免疫器官激活并分化为效应细胞后才能迁移到局部组织发挥功能,但 Th 可产生更多细胞因子,可在感染中晚期发挥免疫功能。

(张须龙)

第四章 | 抗 原

学习目标

1. **掌握** 抗原与抗原表位的定义;抗原的两大基本特性。
2. **熟悉** T 细胞表位与 B 细胞表位的区别;胸腺依赖性抗原和胸腺非依赖性抗原的区别。
3. **了解** 影响抗原免疫原性的因素。

内容精要

一、抗原的概念与基本特性

（一）抗原的概念

抗原指所有能激活和诱导特异性免疫应答的物质,是被 T、B 细胞表面特异性抗原受体(TCR 或 BCR)识别及结合,激活 T、B 细胞产生效应产物(特异性淋巴细胞或抗体),并与效应产物特异结合发挥免疫效应的物质。

（二）抗原的基本特性

1. **免疫原性** 抗原被 T、B 表面特异性 TCR/BCR 识别及结合、诱导机体适应性免疫应答的能力。

2. **免疫反应性** 抗原与其所诱导的免疫应答效应物质(活化 T/B 细胞或抗体)特异性结合的能力。

（1）完全抗原:指同时具免疫原性和免疫反应性的蛋白大分子。

（2）半抗原:简单小分子物质有免疫反应性而无免疫原性。

二、抗原的特异性

1. **决定抗原特异性的分子结构基础——抗原表位** 表位是抗原中决定免疫应答特异性的特殊氨基酸结构,是抗原与 TCR/BCR 或抗体特异性结合的最小结构与功能单位,含 5~17 个氨基酸。

2. **抗原表位分类**

（1）线性表位和构象表位:线性表位由连续线性排列氨基酸构成;构象表位由不连续排列(也可连续)但空间上彼此接近形成特定构象的氨基酸组成。

（2）T 细胞表位和 B 细胞表位:TCR 仅识别由 APC 加工处理为线性表位肽(T 细胞表位)并提呈于 APC 表面的 MHC-肽复合物;BCR 或抗体识别抗原表面的天然构象表位(B 细胞表位)。

（3）优势表位和弱势表位:不同蛋白或同一蛋白内主导性诱导免疫应答的特定抗原及其表位称优势抗原(表位);诱导较弱抗体应答的为弱势抗原(表位)。

三、半抗原-载体效应

半抗原偶联蛋白质载体才可诱导抗体:半抗原初级激活 B 细胞;蛋白质载体含 T 细胞表位,被 APC 提呈并激活滤泡辅助 T 细胞(Tfh);Tfh 辅助激活 B 细胞分泌抗体。

四、共同抗原表位与交叉反应

不同抗原中含有的相同或相似抗原表位为共同抗原表位,特异性抗体可结合多个抗原中的共同抗原表位(交叉反应)。

五、影响抗原免疫原性的因素

(一) 抗原分子的理化与结构性质

1. 异物性　抗原与机体的亲缘关系越远,结构性质差异越大,免疫原性越强。
2. 化学修饰属性　大分子蛋白质的免疫原性较强;细菌多糖免疫原性较弱。
3. 物理性状与分子结构　分子量越大,结构越复杂,含抗原表位越多,免疫原性越强。颗粒性抗原免疫原性强,可溶性抗原免疫原性弱。
4. 分子构象　抗原表位的化学基团性质、数目、位置和空间构象影响免疫原性。
5. 易接近性　位于抗原表面的优势表位氨基酸,空间上更容易被 BCR(抗体)接近、结合。

(二) 宿主的特性

机体对抗原的应答能力受 MHC 基因调控。年幼、年老个体免疫力较弱;新生儿对多糖抗原不应答;雌性动物自身免疫概率增高。

(三) 抗原进入机体的方式

抗原免疫途径、次数、剂量、频率及佐剂均影响免疫应答的强度和类型。过低、过高剂量诱导免疫耐受。皮内、皮下注射抗原易诱导免疫应答,静脉和口服易诱导耐受。

六、抗原的种类

(一) 根据诱生抗体时是否需要 Th 细胞

1. 胸腺依赖性抗原(TD 抗原)　蛋白抗原刺激 B 细胞产生抗体时必须依赖 Th 细胞。
2. 胸腺非依赖性抗原(TI 抗原)　多糖抗原刺激机体产生抗体时无须 Th 细胞辅助。

(二) 根据抗原与机体的亲缘关系

1. 异嗜性抗原　存在于人、动物及微生物等不同种属之间的共同抗原。
2. 异种抗原　来自不同物种的抗原。
3. 同种异型抗原　同一种属不同个体间所存在的不同抗原。
4. 自身抗原　自身细胞成分改变和修饰或隔离部位自身物质释放产生自身抗原。
5. 新生抗原(表位)　由突变基因编码的肿瘤细胞特异表达的新生抗原(表位)。

(三) 根据抗原提呈细胞内抗原的来源

1. 内源性抗原　APC 内的病毒蛋白和肿瘤抗原,在胞质内被处理为抗原肽,与 MHC I 类分子结合,提呈于 APC 表面供 CD8$^+$T 细胞识别。
2. 外源性抗原　外来细菌蛋白等进入 APC 的内体-溶酶体,被降解为抗原肽并与 MHC II 类分子结合,提呈于 APC 表面供 CD4$^+$T 细胞识别。

(四) 根据抗原的化学性质

1. 蛋白抗原　绝大多数抗原为蛋白抗原。

2. 核酸抗原　自身免疫病患者外周血凋亡细胞释放 dsDNA,为核酸抗原。

3. 多糖抗原　肺炎链球菌外层的荚膜多糖,含多个重复糖环结构。

4. 糖肽抗原　即肿瘤相关糖抗原(TACAs)。正常细胞表面黏蛋白 1(MUC1)胞外段富含以 Tn(N-乙酰半乳糖胺,GalNac)为核心的 O 糖链、以 TF 等为二级糖链的长支糖链;肿瘤 MUC1 蛋白的糖链减少并被截短,末端多修饰唾液酰 STn,与肿瘤转移相关。

5. 糖脂抗原　含单糖和 N-乙酰神经氨酸的抗原,如双唾液酸神经节苷脂(GD2)。

习题

一、名词解释

1. 抗原

2. 表位

3. 胸腺依赖性抗原

4. 异嗜性抗原

二、填空题

1. 抗原具有_____和_____两大基本特性。

2. 完全抗原同时具有_____和_____;而半抗原仅有_____而无_____。

3. 抗原特异性的分子基础在于抗原分子中含有的_____,其又称_____,是抗原分子中决定_____的特殊化学基团,是抗原与_____或_____特异性结合的最小结构与功能单位。

4. TD 抗原激活 B 细胞分泌抗体需要_____细胞的辅助。天然蛋白抗原同时存在_____表位和_____表位,后者激活的 Tfh 细胞辅助激活 B 细胞,因此具有强免疫原性。简单化学小分子及多糖属于_____,须与_____偶联才可诱导抗体产生。

5. 乙型溶血性链球菌的表面成分与人肾小球基底膜及心肌存在_____,故抗链球菌抗体可与_____、_____发生_____,导致肾小球肾炎或心肌炎。

三、选择题

【A1 型题】

1. 抗原的基本特性是
   A. 异物性和免疫反应性
   B. 免疫原性和免疫反应性
   C. 免疫原性和异物性
   D. 免疫反应性和特异性
   E. 免疫原性和特异性

2. 绝大多数抗原表位的化学属性是
   A. 多肽
   B. DNA
   C. RNA
   D. 复杂大分子
   E. 多糖

3. 决定抗原特异性的分子基础是

 A. 抗原的物理性状

 B. 抗原的分子量

 C. 抗原所含的特殊氨基酸结构

 D. 抗原的物种属性

 E. 抗原的可溶性

4. 关于 T 细胞表位的特性,**错误**的是

 A. 位于抗原分子任意部位

 B. 可直接被 TCR 识别

 C. 含 8~17 个氨基酸

 D. 为线性表位

 E. 是小分子多肽

5. 半抗原属于

 A. 不完全抗原

 B. 自身抗原

 C. 超抗原

 D. 胸腺非依赖性抗原

 E. 耐受原

6. 关于 B 细胞表位的特性,**错误**的是

 A. 受体是 BCR

 B. 可以是构象表位

 C. 可以是线性表位

 D. 存在于抗原表面

 E. 需要 MHC 分子

7. 同种异型器官移植排斥反应针对的主要抗原是

 A. 自身抗原

 B. 同种异型抗原

 C. 异种抗原

 D. 异嗜性抗原

 E. 隐蔽抗原

8. 半抗原的特性是

 A. 有免疫原性和免疫反应性

 B. 有免疫原性,无免疫反应性

 C. 有免疫反应性,无免疫原性

 D. 与载体结合后才能与相应抗体结合

 E. 多克隆激活剂

9. 同种异型抗原的特性包括

 A. 是同种不同个体的遗传标志

 B. 是介导超敏反应的抗原

 C. 是同种所有个体的遗传标志

D. 在同种不同个体间不诱导免疫应答

E. 是异嗜性抗原

10. 雌性动物相对于雄性动物容易诱导的免疫应答类型是

A. CD4$^+$Th1 应答

B. 固有免疫应答

C. 免疫耐受应答

D. 抗体应答

E. 细胞因子应答

11. 属于胸腺非依赖性抗原的是

A. 绵羊红细胞

B. 卡介苗

C. 脂多糖

D. 类毒素

E. 鸡卵清白蛋白

12. 构象表位属于

A. T 细胞表位

B. 新生表位

C. 线性表位

D. 顺序表位

E. B 细胞表位

13. 结构复杂的大分子蛋白质是

A. 半抗原

B. 完全抗原

C. 新生抗原

D. 交叉抗原

E. 异种抗原

14. 青霉烯酸是

A. 完全抗原

B. 新生抗原

C. 自身抗原

D. 半抗原

E. 超抗原

15. 关于 T 细胞表位,正确的描述是

A. 位于抗原分子表面

B. 可直接激活 T 细胞

C. 属于线性表位或构象表位

D. 需要与 MHC 分子结合

E. 属于完全抗原

16. 免疫原性弱的分子包括

A. 鸡卵清白蛋白

B. 胰岛素

C. 明胶分子

D. 病毒蛋白

E. 脂多糖

17. 具有较强免疫原性的抗原是

A. 颗粒抗原

B. 可溶性抗原

C. 小分子抗原

D. 青霉烯酸

E. 直链氨基酸抗原

18. 含共同抗原表位的不同抗原是

A. 共同抗原

B. 交叉抗原

C. 同种异型抗原

D. 异嗜性抗原

E. 独特型抗原

19. 胸腺依赖性抗原的特点是

A. 诱导抗体依赖 Tfh 细胞的辅助

B. 是胸腺组织特异性抗原

C. 激活胸腺内的 T 细胞

D. 是胚胎期存在的抗原

E. 是自身抗原

20. 新生抗原是

A. 半抗原

B. 胸腺非依赖性抗原

C. 来源于病原体的抗原

D. 肿瘤细胞特异表达的抗原

E. 诱导自身免疫的抗原

21. 关于胸腺依赖性抗原,描述正确的是

A. 位于胸腺内部的抗原

B. 在胸腺中诱导免疫应答的抗原

C. 刺激 B 细胞产生抗体需要 T 细胞辅助的抗原

D. 刺激 T 细胞应答需要 B 细胞辅助的抗原

E. 不需要 T、B 细胞辅助的抗原

22. 同时为胸腺非依赖性抗原和有丝分裂原的抗原是

A. 青霉烯酸

B. 马血清抗毒素

C. 鞭毛蛋白

D. 细菌 CpG

E. 脂多糖

23. 异嗜性抗原是
    A. 细菌与病毒共有的抗原
    B. 细菌特有的抗原
    C. 人、动物与微生物共有的抗原
    D. 同一种属不同个体间共有的抗原
    E. 不同细菌之间共有的抗原

24. 交叉抗原的特性是
    A. 激活多克隆 T 细胞
    B. 诱导的抗体可与其他抗原中的共同表位结合
    C. 是存在于不同人之间的抗原
    D. 单独没有免疫原性
    E. 是一种丝裂原

25. 关于内源性抗原,描述正确的是
    A. 在胞质中被加工为抗原肽
    B. 在内体-溶酶体中被降解
    C. 与 MHC II 类分子结合
    D. 激活 CD4$^+$T 细胞
    E. 无须抗原提呈

26. 关于外源性抗原,描述正确的是
    A. 包括病毒合成蛋白
    B. 包括肿瘤细胞蛋白
    C. 与 MHC I 类分子结合
    D. 激活 CD8$^+$T 细胞
    E. 需要抗原提呈

27. 变应原属于
    A. 介导移植排斥的抗原
    B. 肿瘤抗原
    C. 自身抗原
    D. 新生抗原
    E. 变应原

28. 有助于增强抗原的免疫原性的方法或手段是
    A. 静脉注射
    B. 注射大剂量抗原
    C. 抗原混合弗氏佐剂
    D. 口服抗原
    E. 注射可溶性抗原

29. 关于半抗原-载体效应,描述正确的是
    A. 载体负责激活 B 细胞
    B. 半抗原负责激活 T 细胞
    C. 载体中的 T 细胞表位激活辅助性 T 细胞

D.　载体增加了分子量

E.　载体保护半抗原不被降解

30.　ABO 血型抗原属于

A.　糖肽抗原

B.　多糖抗原

C.　有丝分裂原

D.　核酸抗原

E.　蛋白抗原

【A2 型题】

31.　患儿,男性,8 岁。3 天前足部被生锈铁钉刺破,自行涂抹聚维酮碘清创。全身乏力、头痛头晕、咀嚼无力 1 天紧急入院。皮下注射抗破伤风毒素血清制剂,痊愈。10 天后,该患儿出现发热、皮疹、淋巴结肿大和蛋白尿。2 周后症状逐渐消失。引起该症状的抗破伤风毒素血清制剂中的抗原是

A.　超抗原

B.　半抗原

C.　耐受原

D.　异种抗原

E.　自身抗原

32.　患者,女性,40 岁。感染乙型溶血性链球菌 4 周后,出现心慌气短、眩晕、乏力、呼吸困难、下肢水肿症状。经入院心电图等临床检查,发现心脏增大、心脏瓣膜病变,确诊为风湿性心脏病。该病发生的主要原因为

A.　乙型溶血性链球菌感染心肌细胞

B.　乙型溶血性链球菌破坏红细胞导致氧含量不足

C.　抗乙型溶血性链球菌抗原的抗体交叉攻击人心肌细胞

D.　乙型溶血性链球菌异常激活补体

E.　乙型溶血性链球菌刺激细胞因子过度释放

33.　患儿,男性,5 岁。扁桃体发炎肿痛 2 天,自行服用青霉素,1 小时后突然出现颜面及口唇部皮肤麻木不适、躯干及四肢皮肤剧烈瘙痒,轻微咳嗽及胸闷不适。紧急入院查体,体温 38.2℃,咽部红,扁桃体肿大,肺部闻及明显干湿啰音,躯干及四肢皮肤轻度充血、潮红,口唇无明显发绀。血常规:嗜酸性粒细胞比例 9.9%(↑)。血清 IgE:480IU/ml(↑↑)。予以静脉滴注地塞米松磷酸钠注射液和苯海拉明注射液,3 天痊愈。患者出现该症状的原因是

A.　青霉素降解产物为变应原

B.　青霉素破坏该患儿的红细胞

C.　青霉素与患儿所进食的食物发生反应

D.　服用青霉素过量

E.　该患儿为免疫缺陷患者

34.　患儿,男性,12 岁。因颈部、四肢剧烈瘙痒就医。自述婴儿期面部湿疹,鸡蛋、牛奶、鱼虾过敏史,感冒后喘咳史;母亲过敏性鼻炎史。查体:眼周干燥脱屑、耳后、四肢伸侧、肘窝、腘窝、踝前斑丘疹、脱屑、伴抓痕,苔藓样变,瘙痒剧烈。血常规:嗜酸性粒细胞比例 10.9%(↑)。血清 IgE:550IU/ml(↑↑)。在其皮肤湿疹和损伤部位进行微生物分离培养,发现金黄色葡萄球菌定植。诊断为特应性皮炎,给予外用糖皮质激素、润肤霜、莫匹罗星软膏涂抹,1 个月后缓解改善。金黄色葡萄

球菌参与诱生特应性皮炎的主要机制**不包括**

  A. 诱导机体 Th2 型免疫应答

  B. 与皮肤具有交叉抗原

  C. 破坏正常皮肤屏障

  D. 破坏皮肤正常菌群微环境

  E. 其成分含变应原

35. 患者,男性,30 岁。长期肠道不适、腹泻、血便和黏液样便。因便血、消瘦、贫血、营养障碍、衰弱等症状半个月余就医。自述每日腹泻 5 次以上,伴有阵发性结肠痉挛性疼痛,日久不愈。消化科诊断为溃疡性结肠炎,对结肠分泌物进行微生物培养鉴定,发现患者结肠内 O14 血清型大肠埃希菌增多,针对该大肠埃希菌某热稳定抗原的 IgG 水平显著增高。则该患者患溃疡性结肠炎的机制之一是

  A. 该患者免疫功能低下

  B. 该患者结肠黏膜与 O14 大肠埃希菌具有共同交叉抗原

  C. 该大肠埃希菌感染结肠上皮细胞

  D. 该患者饮食辛辣

  E. 该大肠埃希菌含自身抗原

36. 患者,女性,25 岁。皮疹、发热、畏寒肢冷、乏力 2 年余,再发 1 个月就医。查体:体温 39℃,脉搏 82 次/分,呼吸 20 次/分,血压 122/79mmHg;颜面部水肿、散在红色皮疹,双手、耳缘皮疹,口腔散在溃疡,双肺呼吸音粗,未闻及明显干湿啰音,双下肢水肿。血清生化检测:IgG 20.95g/L（↑）,C3 0.48g/L（↓）。尿常规:镜检红细胞 2 个/μl（↑）,尿潜血（++,↑）,蛋白质（++,↑）。抗核抗体全套检测:抗 Sm 抗体（+）,抗 U1RNP 自身抗体（+）,抗 SSA-Ro60（+）,抗 SSA-Ro52（+）,抗核抗体定量 323.75IU/ml。予以静脉滴注激素（甲泼尼龙 40mg/d×12 天）治疗有效,皮疹改善。有助于确诊该疾病的一种自身抗原是

  A. 新生抗原

  B. LPS

  C. 甲胎蛋白（AFP）

  D. dsDNA

  E. 糖类抗原 CA19-9（CA19-9）

37. 患者,女性,35 岁。无乙型肝炎病毒感染史和病毒携带史,自费接种乙肝疫苗,分别于 0、1、6 个月于左前臂三角肌接种 3 针。第 8 个月实验室检查:抗 HBsAg IgG（++）,效价 1∶100 000。该疫苗预防乙型肝炎的主要原理是

  A. 抗 HBsAg 抗体阻断病毒感染肝细胞

  B. 抗 HBsAg 抗体直接杀灭病毒

  C. 抗 HBsAg 抗体保护 T 细胞

  D. 诱导乙型肝炎病毒发生突变

  E. 在乙型肝炎耐受患者体内诱导 T 细胞应答

38. 患者,女性,70 岁。20 年前无明显诱因发热至 39℃,出现周身皮疹,随后出现口干、眼干,伴全身多关节疼痛,偶有手指关节肿胀。口干、眼干进行性加重,伴有牙齿片状脱落及龋齿。病情加重 3 个月就诊。查体:眼干涩,角膜炎,舌体干裂,齿列不齐,多个龋齿,双手多个近端指间关节压痛,左小腿可见静脉曲张。血清生化检测:IgG 39.9g/L,补体 C3 正常;抗核抗体 1∶1 000,抗 SSA（+）,抗 SSB（+）,肌酐 92.8μmol/L;尿蛋白（-）。诊断为干燥综合征继发肾脏轻度损害,予以激素、羟氯

喹（T/B 细胞抑制剂）、来氟米特（浆细胞抑制剂）治疗，3 周好转。出院泼尼松长期维持。有助于干燥综合征（SS）临床诊治的最佳策略是

    A. 鉴定和明确更关键和特异的 SS 自身抗原，制订干预措施

    B. 长期服用激素类药物

    C. 长期滴眼药水、补充水分

    D. 制备抗 SSA 单克隆抗体人工主动输注

    E. 注射抗 TNF-α 单克隆抗体

  39. 患者，男性，59 岁。因"左眼视物模糊 20 余天"入院。既往史：20 余年前右眼被铁丝扎伤，未予规范治疗，具体不详。查眼：右眼视力无光感，左眼视力 0.25。右眼角膜结膜化，眼球血管膜与角膜粘连，全角膜混浊；左眼球结膜轻度充血，角膜内面弥漫性分布尘状角膜后沉着物，瞳孔领外翻，晶状体和玻璃体混浊，视盘充血水肿，后极部视网膜水肿。光学相干断层扫描（OCT）检查：左眼神经上皮层浆液性脱离。眼底荧光素血管造影（FFA）检查示：左眼后极部多发性点状强荧光伴晚期渗漏。诊断为"左眼交感性眼炎、右眼球萎缩"，入院给予糖皮质激素治疗，持续用药至 2 个月，视力 0.4，角膜后沉着物消失，视网膜无水肿。2 个月后复查 OCT 见视网膜神经上皮层复位良好。该患者左眼罹患眼炎的原因是

    A. 细菌感染导致结膜炎

    B. 外伤导致角膜损伤

    C. 老龄白内障

    D. 视网膜隐蔽抗原的释放诱导 T 细胞应答

    E. 右眼无视力导致左眼用眼过度

  40. 患者，男性，66 岁。隐匿起病，缓慢进展。其子女诉记忆力下降、性格改变 8 年。8 年前无明显诱因近事遗忘、丢三落四伴迷路，性格改变；5 年前症状逐渐加重，视幻觉，曾口服普拉克索、帕罗西汀等药物，无明显改善；近 1 年出现行走不稳、向前倾斜、小碎步，伴肢体僵硬、活动减少，病程中存在睡眠呓语、大喊大叫、拳打脚踢，尿急，偶有尿失禁，大便干结。查体：认知功能明显减退，四肢肌力正常，肌张力略高，慌张步态。门诊查：简易精神状态检查（MMSE）6 分，蒙特利尔认知评估量表（MoCA）2 分。AV-45 PET 检查：双侧额叶、顶叶、颞叶、后扣带回皮质淀粉样蛋白（Aβ）异常沉积，脑萎缩。诊断：阿尔茨海默病。给予 Aβ 肽抗体药物阿杜那单抗（aducanumab）、利斯的明（乙酰胆碱酯酶抑制剂）治疗，3 个月后有改善。阿杜那单抗治疗阿尔茨海默病的原理是

    A. 减少 Aβ 及其在脑部的沉积

    B. 中和导致阿尔茨海默病的病毒

    C. 修复损伤脑组织

    D. 减少脑组织炎症细胞因子的分泌

    E. 促进神经元再生

  41. 我国对 7 周岁及以下的婴幼儿和儿童进行规划免疫疫苗的免费接种，其中新生儿出生 24 小时需要接种两种疫苗，即乙肝疫苗和卡介苗。这两种疫苗的接种部位和途径是

    A. 手背静脉输注

    B. 口服

    C. 上臂三角肌外侧皮下注射

    D. 脚心皮内注射

    E. 喷雾吸入

42. 患儿,男性,7 岁。主诉发热 2 天、皮疹 1 天。患儿 2 天前无明显诱因发热,体温 39~40℃,流涕,咽痛,口服退热药效果不佳,因躯干、四肢出现红色奇痒点状皮疹而就诊。患儿同班同学数人因发热请病假。个人史:足月剖宫产,规律接受预防接种。查体:体温 39.8℃,脉搏 135 次/分;神志清、精神差、面色潮红,口周苍白,草莓舌,咽部充血,双侧扁桃体Ⅱ度肿大;躯干、四肢散在密集细小鲜红色针尖状疹,颈部、肘窝、腹股沟皮疹更为密集,压之褪色。辅助检查:外周血 WBC 18.9×10⁹/L,尿常规(−),CRP(↑)。明确该患儿所患疾病所需的实验室检查或其他临床辅助检测手段**不包括**

    A. 咽拭子培养得到溶血性链球菌

    B. 咽拭子涂片以免疫荧光法进行快速抗原诊断

    C. 血常规检测证实中性粒细胞水平显著增高

    D. 快速链球菌 DNA 检测

    E. 患儿口腔颊黏膜出现灰白色小点,周围有红晕

43. 为更好地预防肺炎球菌感染导致的儿童大叶性肺炎、中耳炎、菌血症和脑膜炎,我国已在多个城市开展 13 价肺炎球菌多糖结合疫苗自费接种(我国儿童规划免疫列表之外)。有关 13 价肺炎球菌多糖结合疫苗的性质和疫苗作用原理,描述正确的是

    A. 以多糖作为载体

    B. 2 岁以下婴幼儿不可以接种

    C. 不含细菌类毒素

    D. 需要免疫 13 次

    E. 含多个血清型肺炎球菌荚膜多糖

44. 患者,男性,63 岁。因腹痛、黄疸、消瘦 1 个月,体重下降 10kg 入院。30 年吸烟史。查体:体温 38.2℃,脉搏 105 次/分;右上腹压痛,肝区可触及包块。CT 检查:发现胰头占位,大小 5cm×4cm,与周围组织粘连;胰管造影显示肿物侵犯胰管和血管,未见远处转移。实验室检查:CA19-9 480U/ml(正常范围:0~37U/ml)。诊断为局部晚期胰腺癌,予以新辅助化疗(白蛋白、紫杉醇联合吉西他滨)后手术切除肿瘤,口服替吉奥治疗 4 个周期。术后 3 个月 CA19-9 降至 39U/ml,出院随访观察。胰腺癌诊断、治疗和预后评估中,关于 CA19-9 的性质和诊疗意义,叙述正确的是

    A. 是一种异嗜性抗原

    B. 是消化系统高表达的神经节苷脂糖脂抗原

    C. 可特异性诊断胰腺癌

    D. 只能辅助诊断,不能作为预后指标

    E. 与 AFP 一样主要用于诊断原发性肝癌

45. 患者,女性,28 岁。关节肿痛 3 个月,加重 1 周。3 个月前无明显诱因出现双侧手和腕关节肿胀,伴疼痛和晨僵。近 1 周关节肿胀加重。脱发,体重下降 3kg,尿中有泡沫,无尿频、尿急,无口干、眼干。查体:体温 36.5℃,脉搏 80 次/分,呼吸 18 次/分,血压 125/80mmHg;双侧面部红斑,粗糙隆起;双眼睑水肿,巩膜无黄染;双肺未闻及干湿啰音,心律齐,未闻及杂音;肝脾肋下未触及;双手及双腕关节弥漫性肿胀,双下肢轻度凹陷性水肿。实验室检查:血常规示 Hb 120g/L,WBC 3.0×10⁹/L,PLT 200×10⁹/L;抗核抗体 1:640(正常值<1:40),类风湿因子 60IU/ml(正常值 0~30IU/ml),补体 C3 0.20/L(正常值 0.8~1.5g/L);尿蛋白(+++),尿蛋白定量 2.06g/24h。诊断为系统性红斑狼疮。关于该疾病,说法**错误**的是

    A. 首选糖皮质激素治疗

    B. 可进一步检查抗 dsDNA 抗体以确诊

C. 需要进行肾功能检查

D. 是甲醛等毒物诱导红细胞变性所致

E. 育龄女性高发

【B1 型题】

（46~48 题共用备选答案）

A. 皮下多点注射

B. 肌内注射

C. 足垫注射

D. 口服

E. 滴鼻

46. 可诱导最强免疫应答的免疫途径是

47. 容易诱导免疫耐受的免疫途径是

48. 容易诱导呼吸道 IgA 应答的免疫途径是

（49~52 题共用备选答案）

A. 交叉抗原

B. 异种抗原

C. 耐受原

D. 变应原

E. 半抗原

49. 与乙型溶血性链球菌感染人体诱导风湿性心脏病相关的抗原是

50. 与反复注射马血清导致血清病相关的抗原是

51. **不能**单独诱导免疫应答的抗原是

52. 诱导鸡蛋过敏的抗原是

四、简答题

1. 试述 T 细胞表位和 B 细胞表位的特性。

2. 比较 TD 抗原和 TI 抗原的特点。

参考答案

一、名词解释

1. 抗原：是指所有能激活和诱导特异性免疫应答的物质，是被 T、B 细胞表面特异性抗原受体（TCR 或 BCR）识别及结合，激活 T、B 细胞产生效应产物（特异性淋巴细胞或抗体），并与之特异结合发挥免疫效应的物质。

2. 表位：又称抗原决定簇，是抗原分子中决定免疫应答特异性的特殊化学基团，是抗原与 TCR/BCR 或抗体特异性结合的最小结构与功能单位，蛋白抗原表位通常由 5~17 个氨基酸残基组成。

3. 胸腺依赖性抗原：蛋白质抗原刺激 B 细胞产生抗体时，必须依赖 Th 细胞的辅助，故称胸腺依赖性抗原，又称 T 细胞依赖性抗原。

4. 异嗜性抗原：也称 Forssman 抗原，指存在于人、动物及微生物等不同种属之间的共同抗原。溶血性链球菌的表面成分与人肾小球基底膜及心肌存在共同抗原，故抗链球菌抗体可与心、肾组织发生交叉反应，导致肾小球肾炎或心肌炎。

二、填空题

1. 免疫原性　免疫反应性
2. 免疫原性　免疫反应性　免疫反应性　免疫原性
3. 抗原表位　抗原决定簇　免疫应答特异性　TCR/BCR　抗体
4. CD4$^+$Tfh　T 细胞　B 细胞　半抗原　蛋白质载体
5. 共同抗原　心组织　肾组织　交叉反应

三、选择题

【A1 型题】

1. B	2. A	3. C	4. B	5. A	6. E	7. B	8. C	9. A	10. D
11. C	12. E	13. B	14. D	15. D	16. C	17. A	18. B	19. A	20. D
21. C	22. E	23. C	24. B	25. A	26. E	27. E	28. C	29. C	30. A

【A2 型题】

31. D	32. C	33. A	34. B	35. B	36. D	37. A	38. A	39. D	40. A
41. C	42. E	43. E	44. B	45. D					

【B1 型题】

46. A	47. D	48. E	49. A	50. B	51. E	52. D

四、简答题

1. 试述 T 细胞表位和 B 细胞表位的特性。

答：T 细胞表位和 B 细胞表位的特性见下表。

T 细胞表位和 B 细胞表位的特性

特性	T 细胞表位	B 细胞表位
识别受体	TCR	BCR
MHC 分子提呈	必需	不需要
表位性质	蛋白多肽	多肽、多糖、有机化合物
表位大小	8~17 个氨基酸残基	5~15 个氨基酸残基或多糖、核苷酸
表位类型	线性表位	构象表位或线性表位
表位位置	抗原分子任意部位	抗原分子表面

2. 比较 TD 抗原和 TI 抗原的特点。

答：TD 抗原和 TI 抗原的特点比较见下表。

TD 抗原和 TI 抗原的特点比较

特点	TD 抗原	TI 抗原
结构特点	复杂,含多种表位	含单一表位
表位组成	B 细胞和 T 细胞表位	重复 B 细胞表位
T 细胞辅助	必需	不需要
MHC 限制性	有	无
激活的 B 细胞	B2 细胞	B1 细胞
免疫应答类型	体液免疫和细胞免疫	体液免疫
抗体类型	IgM、IgG、IgA 等	IgM
免疫记忆	有	无

(徐 薇)

第五章 | 抗原的加工处理和提呈

学习目标

1. **掌握** 抗原提呈细胞的概念和分类；主要组织相容性抗原和主要组织相容性复合体的概念和分类。

2. **熟悉** 经典 DC 的成熟过程；人类白细胞抗原（HLA）分子的分布和功能；内源性抗原和外源性抗原的抗原提呈途径。

3. **了解** HLA 基因复合体的基因特点和遗传特点；HLA 与临床医学。

内容精要

一、抗原提呈细胞的概念和分类

1. **概念** 抗原提呈细胞（APC）是指能够将抗原加工为抗原肽，并将抗原肽与 MHC 分子组装为抗原肽-MHC 分子复合物，再将该复合物表达于细胞表面进而被 T 细胞识别的一类细胞。

2. **分类** APC 分为专职性 APC 和非专职性 APC。另有一类被胞内病原体感染而产生病原体抗原或发生突变产生突变蛋白抗原的细胞（又称靶细胞）。

二、专职性抗原提呈细胞

（一）树突状细胞

树突状细胞（DC）能够识别、摄取和加工抗原并将抗原肽提呈给初始 T 细胞进而诱导 T 细胞活化增殖，是免疫系统中功能最强的抗原提呈细胞。从骨髓造血干细胞分化而来的 DC 前体细胞经血液/淋巴液进入各种实体器官和上皮组织，成为未成熟 DC；未成熟 DC 摄取抗原后迁移到外周免疫器官成为成熟 DC。DC 的主要功能是识别和摄取抗原，参与固有免疫应答；加工和提呈抗原，启动适应性免疫应答；发挥免疫调节作用和诱导及维持免疫耐受。

（二）巨噬细胞

一般情况下，巨噬细胞不能直接将抗原提呈给初始 T 细胞，而是在感染或损伤局部将抗原提呈给活化 T 细胞或效应 T 细胞。此外，在巨噬细胞活化 T 细胞的同时，活化的 T 细胞分泌的 IFN-γ 等细胞因子能正反馈促进巨噬细胞的功能，因此，巨噬细胞提呈抗原的意义是增强其本身的功能，有利于其在细胞免疫中发挥更强大的作用。

（三）B 细胞

B 细胞可通过膜型 Ig（mIg）浓集并内化抗原或经胞饮作用将可溶性蛋白抗原吞入细胞内，在细胞内加工抗原后以抗原肽-MHC Ⅱ类分子的形式将抗原信息提呈给 CD4+Th 细胞，激活 T 细胞并促进 T 细胞增殖和分泌细胞因子，因此 B 细胞是专职性 APC。B 细胞的抗原提呈过程多发生在淋巴结,对于产生抗 T 细胞依赖抗原的抗体具有十分重要的意义。

三、人类白细胞抗原基因复合体

(一)人类白细胞抗原基因复合体的结构

人类白细胞抗原(HLA)基因复合体包括 HLA Ⅰ类、Ⅱ类和Ⅲ类基因区。HLA Ⅰ类基因区由经典Ⅰ类基因座(HLA Ⅰa)即 A、B、C 和非经典Ⅰ类基因座(HLA Ⅰb)即 E、F、G 等组成。Ⅱ类基因区由经典的 DP、DQ、DR 和参与抗原加工提呈的 DM、TAP、PSMB 等基因座组成。Ⅲ类基因区包括补体基因和参与炎症反应的基因等基因座。

(二)人类白细胞抗原基因复合体的基因特点和遗传特点

HLA 基因复合体具有多基因性和多态性的特点;其遗传特点包括非随机性分布、连锁不平衡和单倍型遗传等。

四、人类白细胞抗原分子

(一)人类白细胞抗原分子的分布、结构及其与抗原肽的结合特点

HLA Ⅰ类分子是由一条 45kD 重链(α 链)和一条 12kD 轻链(β2 微球蛋白,β2m)结合而成的异源二聚体,分布于所有有核细胞表面。

HLA Ⅱ类分子是由约 29kD 的 α 链和 30kD 的 β 链通过非共价键相互作用而形成的异源二聚体,仅表达于淋巴组织中一些特定细胞的表面,如专职性抗原提呈细胞(包括 B 细胞、巨噬细胞、树突状细胞)、胸腺上皮细胞和活化的 T 细胞等。

HLA 分子通过口袋结合抗原肽中的锚定残基。

(二)人类白细胞抗原分子的功能

HLA 分子的功能包括:①提呈抗原启动适应性免疫应答;②参与 T 细胞在胸腺中的选择和分化;③参与构成种群免疫应答的异质性;④作为调节分子参与固有免疫应答。

(三)人类白细胞抗原与临床医学

1. HLA 与移植免疫排斥　器官移植的成败主要取决于供、受者间的组织相容性,其中 HLA 等位基因的匹配程度尤为重要。

2. HLA 分子的异常表达和临床疾病的关联　肿瘤细胞 HLA Ⅰ类分子的表达往往减弱甚至缺如,以致不能有效地被特异性 CD8[+]CTL 识别,造成肿瘤免疫逃逸。不表达 HLA Ⅱ类分子的某些细胞,若诱导性表达Ⅱ类分子,可促进 Th 细胞的活化,引起自身免疫病。

3. HLA 基因遗传特性与人类学研究　不同的人种或民族有不同的 HLA 特征,HLA 分析可为人类学研究提供重要依据,在人类学研究中具有重要意义。

五、抗原的加工和提呈机制

(一)内源性抗原通过 MHC Ⅰ类分子途径加工和提呈

内源性抗原先被泛素化,继而在免疫蛋白酶体中被降解,抗原肽被抗原加工相关转运物(TAP)分子转移至内质网腔内与新组装的 MHC Ⅰ类分子结合,抗原肽-MHC Ⅰ类分子复合物再经高尔基复合体转运至细胞膜表面,提呈给 CD8[+]T 细胞。

(二)外源性抗原通过 MHC Ⅱ类分子途径加工和提呈

APC 识别、摄取的外源性抗原经内体或吞噬溶酶体与胞质中含 MHC Ⅱ类分子的囊泡融合,形成 MHC Ⅱ类小室(MⅡC)。在 MⅡC 中,HLA-DM 分子介导抗原肽结合槽与Ⅱ类分子相关的恒定链

多肽（CLIP）解离并结合具有更高亲和力的抗原肽,形成稳定的抗原肽-MHCⅡ类分子复合物。然后复合物被转运至细胞膜表面,提呈给CD4⁺T细胞。

除上述途径外,抗原的加工和提呈机制还包括 MHC 分子对抗原的交叉提呈途径、脂类抗原的CD1 分子提呈途径等。

习题

一、名词解释

1. 抗原提呈细胞

2. 主要组织相容性复合体

3. 人类白细胞抗原

4. 内源性抗原

二、填空题

1. 专职性抗原提呈细胞包括_____、_____和_____。

2. 人类 MHC 称为_____,其编码产物称为_____。

3. 人类 MHC 的遗传特点是:_____、_____、_____。

4. 与强直性脊柱炎高度关联的 HLA 抗原型别是_____。

5. 靶细胞能将_____抗原提呈给 CD_____T 细胞。

三、选择题

【A1 型题】

1. 具有抗原提呈功能的是

   A. 辅助性 T 细胞

   B. 杀伤性 T 细胞

   C. 调节性 T 细胞

   D. B 细胞

   E. NK 细胞

2. 初次免疫时,能够提呈抗原、激活初始 T 细胞的 APC 是

   A. 树突状细胞

   B. 巨噬细胞

   C. B 细胞

   D. 内皮细胞

   E. 成纤维细胞

3. 能分化为巨噬细胞的是

   A. 单核细胞

   B. B 细胞

   C. T 细胞

   D. 嗜酸性粒细胞

   E. 红细胞

4. APC 提呈外源性抗原的关键分子是

   A. MHCⅠ类分子

B. MHC Ⅱ类分子

C. 补体分子

D. 黏附分子

E. 共刺激分子

5. 未成熟 DC 的特点是

　　A. 高表达共刺激分子

　　B. 不表达甘露糖受体

　　C. 有很强的免疫激活能力

　　D. 摄取抗原能力较强

　　E. 不表达 Fc 受体（FcR）

6. 能引起强而迅速的、针对同种异型移植排斥反应的抗原是

　　A. 组织相容性抗原

　　B. 移植抗原

　　C. 白细胞分化抗原

　　D. 主要组织相容性抗原

　　E. 主要组织相容性复合体

7. 关于 HLA Ⅰ类分子,叙述正确的是

　　A. 其肽链均为 MHC 编码

　　B. 可与辅助受体 CD4 结合

　　C. 由两条相同的重链和两条相同的轻链组成

　　D. 参与内源性抗原的提呈

　　E. 仅表达在抗原提呈细胞表面

8. 关于 HLA Ⅱ类分子,叙述正确的是

　　A. 是 HLA-DR、DQ、DP 亚区相应功能基因编码的分子

　　B. 是由 α 链和 β2m 组成的异二聚体糖蛋白

　　C. 主要表达在 B 细胞和静息 T 细胞表面

　　D. 主要参与内源性抗原的处理和提呈

　　E. 接纳的抗原肽通常由 8~10 个氨基酸残基组成

9. HLA Ⅱ类分子与抗原肽结合的部位是

　　A. α1 和 β1 结构域

　　B. α1 和 α2 结构域

　　C. β1 和 β2 结构域

　　D. α1 和 β2m 结构域

　　E. α2 和 β2m 结构域

10. HLA Ⅰ类分子与抗原肽结合的部位是

　　A. α1 和 β1 结构域

　　B. α1 和 α2 结构域

　　C. β2m 与 α3 结构域

　　D. α2 和 β2 结构域

　　E. α2 和 α3 结构域

11. **不表达** MHC Ⅱ类分子的细胞是
   A. 巨噬细胞
   B. NK 细胞
   C. 活化的 Th 细胞
   D. 树突状细胞
   E. B 细胞

12. 细胞之间的相互作用**不受** MHC 限制的是
   A. CTL 对肿瘤细胞的杀伤作用
   B. NK 细胞对肿瘤细胞的杀伤作用
   C. APC 对 Th 细胞的激活作用
   D. CTL 对病毒感染细胞的杀伤作用
   E. Th 细胞对 B 细胞的辅助作用

13. 决定 HLA Ⅰ类分子多态性的主要区域是
   A. β2m 区
   B. 跨膜区
   C. 胞质区
   D. 肽结合区
   E. 恒定区

14. 对人类而言,HLA 属于
   A. 异种抗原
   B. 改变的自身抗原
   C. 同种异型抗原
   D. 隐蔽抗原
   E. 异嗜性抗原

15. 内源性抗原肽转运进入内质网时,需要的分子是
   A. 低分子量多肽(LMP)
   B. TAP
   C. CLIP
   D. $(\alpha\beta Ii)_3$ 九聚体
   E. 恒定链(Ii)

16. 抗原提呈的 MHC Ⅰ类分子途径中,抗原和 MHC 分子结合的部位是
   A. 溶酶体
   B. MⅡC
   C. 高尔基复合体
   D. 内质网
   E. 线粒体

17. 抗原提呈的 MHC Ⅱ类分子途径中,抗原和 MHC 分子结合的部位是
   A. MⅡC
   B. 核质
   C. 高尔基复合体

D. 内质网

E. 线粒体

18. **不能**提呈抗原的细胞是

A. 肿瘤细胞

B. 巨噬细胞

C. 红细胞

D. 上皮细胞

E. 内皮细胞

19. **不参与** APC 激活 T 细胞的分子是

A. MHC 分子

B. 共刺激分子

C. 黏附分子

D. 细胞因子

E. 抗体

20. 提呈糖脂类抗原的分子是

A. CD1

B. CD8

C. CD4

D. MHC I 类分子

E. MHC II 类分子

21. APC 能够加工抗原并以抗原肽-MHC 分子复合物的形式将抗原肽提呈给

A. T 细胞

B. B 细胞

C. NK 细胞

D. 巨噬细胞

E. 肥大细胞

22. 抗原提呈细胞能够摄取、加工外源性抗原并以抗原肽-MHCII类分子复合物的形式将抗原肽提呈给

A. CD3$^+$T 细胞

B. CD4$^+$T 细胞

C. CD8$^+$T 细胞

D. CD25$^+$T 细胞

E. CD45$^+$T 细胞

23. 抗原提呈细胞能够加工内源性抗原并以抗原肽-MHC I 类分子复合物的形式将抗原肽提呈给

A. CD3$^+$T 细胞

B. CD4$^+$T 细胞

C. CD8$^+$T 细胞

D. CD25$^+$T 细胞

E. CD45$^+$T 细胞

24. 专职性 APC 包括

    A. 树突状细胞、T 细胞和 B 细胞

    B. T 细胞、巨噬细胞和 B 细胞

    C. 树突状细胞、巨噬细胞和 T 细胞

    D. 树突状细胞、巨噬细胞和 B 细胞

    E. 树突状细胞、NK 细胞和 B 细胞

25. 活化后可快速产生大量 I 型干扰素的 DC 是

    A. 未成熟 DC

    B. 迁移期 DC

    C. 成熟 DC

    D. 经典 DC

    E. 浆细胞样 DC

26. 外源性抗原包括

    A. 病毒蛋白、肿瘤抗原和某些细胞内的自身抗原

    B. 被吞噬的细胞、被吞噬的细菌或内化蛋白质

    C. 病毒蛋白、肿瘤抗原或内化蛋白质

    D. 被吞噬的细胞、被吞噬的细菌和某些细胞内的自身抗原

    E. 病毒蛋白、肿瘤抗原或被吞噬的细菌

27. 内源性抗原包括

    A. 病毒蛋白、肿瘤抗原和某些细胞内的自身抗原

    B. 被吞噬的细胞、被吞噬的细菌或内化蛋白质

    C. 病毒蛋白、肿瘤抗原或内化蛋白质

    D. 被吞噬的细胞、被吞噬的细菌和某些细胞内的自身抗原

    E. 病毒蛋白、肿瘤抗原或被吞噬的细菌

28. 泛素化的内源性抗原被降解的部位是

    A. 溶酶体

    B. 线粒体

    C. 蛋白酶体

    D. 内质网

    E. 高尔基复合体

29. MHC 限制性表现在

    A. 巨噬细胞对病原体的吞噬作用

    B. ADCC 作用

    C. CTL 对靶细胞的识别和杀伤作用

    D. B 细胞对 TI 抗原的识别过程

    E. 补体依赖的细胞毒作用

30. 与强直性脊柱炎密切相关的 HLA 分子是

    A. HLA-A5

    B. HLA-B8

    C. HLA-B7

D. HLA-B27

E. HLA-DR3

【A2 型题】

31. 患者,男性,21 岁。腰痛 3 年,膝关节痛 2 个月余。查体:右膝关节肿胀,有压痛,左侧骶髂关节分离试验("4"字试验)阳性。实验室检查:HLA-B27(+),类风湿因子、抗"O"抗体阴性。骶髂关节 X 线检查:左侧骶髂关节侵蚀改变,伴间隙狭窄。最可能的诊断是

A. 类风湿关节炎

B. 强直性脊柱炎

C. 寻常型天疱疮

D. 急性葡萄膜炎

E. 系统性红斑狼疮

32. 患者,男性,48 岁。乏力、食欲减退 2 个月,全身皮肤瘙痒伴恶心呕吐 2 周。既往史:10 余年前曾发现蛋白尿,4 年前发现血压升高。查体:血压 160/115mmHg。实验室检查:尿蛋白(++),血肌酐 710μmol/L。诊断为慢性肾小球肾炎(尿毒症期)。拟接受肾移植手术,根据移植物来源,移植器官的最适供者是

A. 异种肾

B. 同种肾

C. 同卵双生同胞供体肾

D. 子女供体肾

E. 父母供体肾

33. 患者,女性,26 岁。双手关节肿胀、疼痛 2 个月,面部蝶形红斑、发热 1 周。实验室检查:抗核抗体(+);血常规示 Hb 76g/L,WBC 4.4×10⁹/L,PLT 72×10⁹/L,Ret 0.14。与其疾病相关联的 HLA 分子是

A. HLA-B27

B. HLA-DR2

C. HLA-DR3

D. HLA-DR4

E. HLA-DR5

34. 患者,男性,71 岁。咳嗽、痰中带血半年余,吸烟 40 余年。胸部 X 线片示右上肺近肺门处肿块影,支气管镜活检病理检示"肺鳞癌"。HLA 分子异常表达与临床疾病有密切关系,如果检测该肺癌患者肿瘤细胞表面 HLA 分子的表达情况,最可能的结果是

A. HLA Ⅰ类分子显著减少

B. HLA Ⅰ类分子显著增加

C. HLA Ⅱ类分子显著减少

D. HLA Ⅱ类分子显著增加

E. HLA Ⅰ和 HLA Ⅱ类分子表达均减少

35. 患者,女性,40 岁。患再生障碍性贫血 2 年,多次输血治疗,最近一次输血过程中出现发热,体温达 39℃以上,发生了非溶血性发热反应。与该反应的发生有关的抗体是

A. ABO 血型抗体

B. 抗 Ig 抗体

C. Rh 血型抗体

D. 抗白细胞和血小板 HLA 抗体

E. 抗核抗体

36. HLA 等位基因是决定人体对疾病易感程度的重要基因,与 HLA 分子**无关**的疾病是

A. 强直性脊柱炎

B. 多发性硬化症

C. 类风湿关节炎

D. 血友病

E. 1 型糖尿病

37. 患者,男性,20 岁。因反复腹泻 10 余年入院。大便常为乳白色稀糊状或黄色稀糊状,每日 2~4 次,时有左下腹疼痛。体格检查:身高 134cm,体重 27kg,发育迟缓,营养不良。诊断为乳糜泻。与该病相关的 HLA 分子是

A. HLA-B17

B. HLA-B8

C. HLA-DR2

D. HLA-DR3

E. HLA-B35

38. 患者,男性,58 岁。肠系膜上动脉栓塞导致小肠急性缺血、坏死,经抢救,坏死的小肠大部及右半结肠被切除,剩余的小肠不足 80cm,出现各种短肠综合征表现,只能依靠静脉营养支持治疗。经过器官移植伦理评估且配型成功后,移植了一名脑死亡患者自愿捐献的小肠供体,移植后发生了宿主抗移植物反应,此时 HLA 分子被认为是

A. 同种异型抗原

B. 异嗜性抗原

C. 异种抗原

D. 自身抗原

E. 改变的自身抗原

39. 患者,男性,63 岁。同种异型肾移植术后 4 个月,移植肾区胀痛伴发热,尿量减少 4 天。体格检查:体温 37.9℃,血压 140/85mmHg;移植肾触痛明显。实验室检查:尿蛋白(++),尿红细胞(+++);BUN 8.9mmol/L,Scr 239μmol/L。诊断为移植排斥反应。引起该反应的移植抗原主要是

A. CD 分子

B. 细胞因子

C. HLA 分子

D. Ig 分子

E. H-2

40. 在一起故意伤害案件中,法医从现场样本中采集 DNA 样本并对 HLA 基因区域进行扩增及检测,然后进行生物信息学分析,解读 HLA 基因型后与已知数据库进行比对,很快确定并找到了犯罪嫌疑人。HLA 检测应用于法医的个体识别是由于

A. HLA 检测简便、快捷

B. HLA 检测所需材料来源广泛,消耗少

C. HLA 检测不需要复杂昂贵的仪器

D. HLA 基因复合体具有高度多态性,能反映个体的特异性

E. HLA 基因复合体很少发生变异

41. 患者,男性,28 岁。腰背部疼痛 1 年余,双膝肿胀。医生为其开具了 HLA-B27 的检查, HLA-B27 是与强直性脊柱炎发病密切相关的基因,结果显示该患者 HLA-B27(+)。结合病史及其他检查,诊断为强直性脊柱炎。HLA 与疾病的关联是指

A. HLA 基因复合体的突变导致某些疾病的发生

B. HLA 基因复合体与某些疾病的发生之间是非随机性分布的

C. 某些特定 HLA 等位基因或单体型的个体易患某一疾病或对该疾病有较强的抵抗力

D. HLA 基因复合体与某些疾病呈随机分布

E. HLA 基因复合体与致病基因或易感基因发生连锁

42. 患者,女性,62 岁。乙型肝炎病史 40 余年,未接受规律抗病毒治疗。因黄疸入院检查发现进入肝硬化晚期,人工肝治疗无明显好转,进行肝移植登记后匹配到了他人的肝脏,遂进行肝移植手术。2 个月后,患者出现发热、黄疸、肝区疼痛,碱性磷酸酶水平升高,发生移植排斥反应。该患者进行无血缘关系的同种器官移植后发生移植排斥反应的主要原因是

A. 移植供血不足

B. MHC 的高度多态性

C. 移植物被细菌污染

D. 受者免疫功能紊乱

E. 受者体内有自身反应性 T 细胞

【B1 型题】

(43~46 题共用备选答案)

A. HLA Ⅰ类分子轻链(β2m)

B. HLA Ⅱ类分子 α1 与 α2 结构域

C. HLA Ⅱ类分子 α1 与 β1 结构域

D. HLA Ⅰ类分子 α3 结构域

E. HLA Ⅱ类分子 β2 结构域

43. 与 CD8 分子结合的部位是

44. 与 CD4 分子结合的部位是

45. 构成抗原结合槽的部位是

46. HLA 基因复合体编码的产物**不包括**

(47~50 题共用备选答案)

A. HLA-A、HLA-B、HLA-C 基因

B. HLA-DP、HLA-DQ、HLA-DR 基因

C. C2、C4、Bf 基因

D. HLA-E、HLA-F、HLA-G 基因

E. HLA-DM、HLA-DO、TAP、LMP 基因

47. 编码经典 HLA Ⅰ类分子的基因是

48. 编码经典 HLA Ⅱ类分子的基因是

49. 编码 HLA Ⅰb 类分子的基因是

50. 编码抗原加工提呈相关分子的基因是

（51~53 题共用备选答案）

    A. 静息 T 细胞

    B. 血小板

    C. B 细胞

    D. 成熟红细胞

    E. NK 细胞

51. 组成性表达 HLA Ⅱ类分子的细胞是

52. 无细胞核但高表达 HLA Ⅰ类分子的细胞是

53. 可通过表面受体识别 MICA/B 分子的细胞是

四、简答题

1. 简述经典 DC 的成熟过程。

2. 比较未成熟 DC 与成熟 DC 的特点。

3. 比较 HLA Ⅰ类和 HLA Ⅱ类分子在结构、组织分布和提呈抗原肽方面的特点。

4. 试述 HLA 分子的主要生物学功能。

5. 简述 MHC Ⅰ类分子和 MHC Ⅱ类分子抗原提呈途径。

参考答案

一、名词解释

1. 抗原提呈细胞:是指能够加工抗原并以抗原肽-MHC 分子复合物的形式将抗原肽提呈给 T 细胞的一类细胞,在机体的免疫识别、免疫应答与免疫调节中起重要作用。

2. 主要组织相容性复合体:是指编码主要组织相容性抗原的一组紧密连锁的基因群,其编码产物具有抗原提呈、调节机体免疫应答强度和控制同种异型移植排斥反应等功能。

3. 人类白细胞抗原:是人类的主要组织相容性抗原,即人类 MHC 的编码产物,因其首先在人白细胞表面发现而命名。

4. 内源性抗原:是细胞内合成的抗原,例如病毒蛋白、肿瘤抗原和某些自身抗原等。

二、填空题

1. 树突状细胞 巨噬细胞 B 细胞

2. 人类白细胞抗原基因复合体 人类白细胞抗原

3. 非随机性分布 连锁不平衡 单倍型遗传

4. HLA-B27

5. 内源性 8⁺

三、选择题

【A1 型题】

1. D	2. A	3. A	4. B	5. D	6. D	7. D	8. A	9. A	10. B
11. B	12. B	13. D	14. C	15. B	16. D	17. A	18. C	19. E	20. A
21. A	22. B	23. C	24. D	25. E	26. B	27. A	28. C	29. C	30. D

【A2 型题】

31. B	32. C	33. C	34. A	35. D	36. D	37. D	38. A	39. C	40. D
41. C	42. B								

【B1 型题】

43. D　　44. E　　45. C　　46. A　　47. A　　48. B　　49. D　　50. E　　51. C　　52. B
53. E

四、简答题

1. 简述经典 DC 的成熟过程。

答:未成熟 DC 主要存在于各组织器官,能识别和摄取外源性抗原,有很强的抗原加工能力,低表达 MHCⅡ类分子和共刺激分子,提呈抗原的能力较弱。摄取抗原后,未成熟 DC 经血液或淋巴液迁移到外周免疫器官并逐渐成熟。成熟 DC 低表达模式识别受体,加工抗原的能力弱,高表达 MHCⅡ类分子和共刺激分子、黏附分子等,能有效提呈抗原和激活 T 细胞。

2. 比较未成熟 DC 与成熟 DC 的特点。

答:未成熟 DC 与成熟 DC 的特点见下表。

未成熟 DC 与成熟 DC 的特点

特点	未成熟 DC	成熟 DC	特点	未成熟 DC	成熟 DC
Fc 受体的表达	++	–/+	抗原摄取、加工的能力	++	–/+
甘露糖受体的表达	++	–/+	抗原提呈的能力	–/+	++
MHCⅡ类分子的表达	+	++	主要功能	摄取、加工抗原	提呈抗原
共刺激分子的表达	–/+	++			

3. 比较 HLAⅠ类和 HLAⅡ类分子在结构、组织分布和提呈抗原肽方面的特点。

答:HLAⅠ类分子和 HLAⅡ类分子的特点比较见下表。

HLAⅠ类分子和 HLAⅡ类分子的特点

特点	HLAⅠ类分子(A、B、C)	HLAⅡ类分子(DR、DQ、DP)
肽链的组成	由重链(α 链)和轻链(β2m)组成,α 链为跨膜结构,其胞外段有 α1、α2、α3 结构域	由 HLA 基因编码的 α 链和 β 链组成,胞外段分为 α1、α2、β1、β2 结构域
肽结合区	由 α1、α2 结构域组成	由 α1、β1 结构域组成
Ig 样区	由 α3 结构域组成,是 CD8 分子结合的部位	由 α2、β2 结构域组成,其中 β2 结构域是 CD4 分子结合的部位
组织分布	所有有核细胞表面	DC、巨噬细胞、B 细胞和活化 T 细胞表面
提呈抗原	内源性抗原	外源性抗原
识别细胞	CD8$^+$T 细胞	CD4$^+$T 细胞

4. 试述 HLA 分子的主要生物学功能。

答:HLA 分子的主要生物学功能包括:提呈抗原并启动适应性免疫应答;参与 T 细胞在胸腺中的选择和分化;参与构成种群免疫应答的异质性和作为调节分子参与固有免疫应答。

5. 简述 MHCⅠ类分子和 MHCⅡ类分子抗原提呈途径。

答:MHCⅠ类分子抗原提呈途径主要提呈内源性抗原。胞质抗原先被泛素化,继而在免疫蛋白酶体中被降解,抗原肽被 TAP 转移至内质网腔内与新组装的 MHCⅠ类分子结合。MHCⅠ类分子 α 链合成后与伴侣蛋白结合,再与 β2m 组装成完整的 MHCⅠ类分子并与 TAP 接触,有利于抗原肽与 MHCⅠ类分子结合。经过修饰的抗原肽-MHCⅠ类分子复合物再经高尔基复合体转运至细胞膜上,提呈给 CD8⁺T 细胞。

　　MHCⅡ类分子抗原提呈途径主要提呈外源性抗原。APC 主要通过模式识别受体识别外源性抗原,通过胞饮、吞噬、内化和受体介导的内吞等方式摄取抗原。摄取的抗原经内体或吞噬溶酶体与胞质中含Ⅱ类分子的囊泡融合,形成 MHCⅡ类小室。内质网中新合成的 MHCⅡ类分子 α 链、β 链与 Ii 结合形成(αβIi)₃九聚体,九聚体经高尔基复合体进入 MⅡC,Ii 被酶解,仅留 CLIP。在 MⅡC 中,HLA-DM 分子介导抗原肽结合槽与 CLIP 解离并结合具有更高亲和力的抗原肽,形成稳定的抗原肽-MHCⅡ类分子复合物。然后复合物被转运至细胞膜表面,提呈给 CD4⁺T 细胞。

(陈丽华)

第六章 │ T 淋巴细胞

学习目标

1. **掌握** T 细胞表面的重要膜分子及其作用;T 细胞的分类及各亚群的功能。
2. **熟悉** T 细胞的发育与分化。
3. **了解** TCR 的基因重排。

内容精要

一、T 细胞的发育与分化

(一)T 细胞在胸腺中的发育

T 细胞在胸腺内发育的过程中核心事件是获得多样性 TCR 的表达(TCR 基因随机重排)、自身 MHC 限制性(阳性选择)以及自身免疫耐受(阴性选择)的形成。

1. T 细胞在胸腺中的发育阶段包括:①TCR$^-$CD4$^-$CD8$^-$双阴性(DN)细胞阶段;②TCR$^+$CD4$^+$CD8$^+$双阳性(DP)细胞阶段;③TCR$^+$CD4$^+$CD8$^-$或 TCR$^+$CD4$^-$CD8$^+$单阳性(SP)细胞阶段。

2. T 细胞发育过程中 TCR 基因随机重排。

3. 阳性选择使 T 细胞获得自身 MHC 限制性。

4. 阴性选择使 T 细胞获得对自身抗原的耐受性。

(二)T 细胞在外周免疫器官中的增殖分化

T 细胞在外周免疫器官与抗原接触后,最终分化为具有不同功能的效应 T 细胞、调节性 T 细胞或记忆 T 细胞。

二、T 细胞表面的重要膜分子及其作用

(一)TCR-CD3 复合物

1. **TCR 的功能** TCR 特异性识别 APC 或靶细胞表面的抗原肽-MHC 分子复合物(pMHC)。

2. **CD3 的结构和功能** CD3 分子胞质区具有免疫受体酪氨酸激活基序(ITAM)。CD3 分子的功能是转导 TCR 识别 pMHC 所产生的活化信号。

(二)CD4 和 CD8

CD4 和 CD8 是 TCR 的共受体,功能是辅助 TCR 识别 pMHC 和参与 T 细胞活化信号的转导。

1. **CD4** 与 MHC Ⅱ类分子 β2 结构域结合。CD4 是人类免疫缺陷病毒(HIV)gp120 蛋白的受体。

2. **CD8** 与 MHC Ⅰ类分子重链的 α3 结构域结合。

(三)共刺激分子

1. **CD28** 配体是 CD80 和 CD86,胞质区具有 ITAM 结构。与配体结合后,可刺激 T 细胞合成

IL-2 等细胞因子,促进 T 细胞的增殖和分化,防止 T 细胞凋亡。

2. ICOS　即诱导性共刺激分子,配体是 ICOSL,表达于活化的 T 细胞。作用是调节活化 T 细胞多种细胞因子的产生,促进 T 细胞增殖。

3. CD40L　是 CD40 的配体,表达于活化的 CD4⁺T 细胞,作用是促进 APC 和 T 细胞的活化。

4. 4-1BB　表达于活化的 T 细胞和 NK 细胞、DC、巨噬细胞等非 T 细胞。4-1BB 与配体 4-1BBL 结合,可减少 T 细胞凋亡。4-1BB 还可与 CD28 协同作用,促进活化 T 细胞产生细胞因子。

(四) 共抑制分子

1. CTLA-4　表达于活化的 T 细胞,配体是 CD80 和 CD86。CTLA-4 与配体的亲和力显著高于 CD28,二者结合可下调或终止 T 细胞活化。

2. PD-1　即程序性死亡蛋白-1,表达于活化的 T 细胞,配体是 PD-L1 和 PD-L2。PD-1 与配体结合后,可抑制 T 细胞的增殖以及 IL-2 和 IFN-γ 等细胞因子的产生。

3. LAG-3　表达于活化的 T 细胞、NK 细胞、B 细胞,配体主要为纤维蛋白原样蛋白 1(FGL1)。功能与 PD-1 类似,对 T 细胞的增殖及持久记忆具有负调控作用。

T 细胞表面还表达多种黏附分子、丝裂原受体及其他表面分子。

三、T 细胞的分类和功能

(一) 根据所处的活化阶段分类

1. 初始 T 细胞　是未受过抗原刺激的成熟 T 细胞。主要功能是识别抗原。

2. 效应 T 细胞　是行使免疫效应的主要细胞。T 细胞接受抗原刺激,发生活化、增殖、分化,形成效应性 CD4⁺T 细胞和 CD8⁺T 细胞。

3. 记忆 T 细胞　再次接受相同抗原刺激后可迅速活化,并分化为效应 T 细胞,介导再次免疫应答。

(二) 根据 TCR 类型分类

1. αβT 细胞　即通常所称的 T 细胞,参与适应性免疫应答。

2. γδT 细胞　主要分布于皮肤和黏膜组织,参与固有免疫应答。

(三) 根据 CD 分子分亚群

1. CD4⁺T 细胞　CD4⁺T 细胞的 TCR 识别由 13~17 个氨基酸残基组成的抗原肽,与 MHCⅡ类分子形成的复合物活化后,主要分化为 Th 细胞或 Treg。

2. CD8⁺T 细胞　CD8⁺T 细胞的 TCR 识别由 8~10 个氨基酸残基组成的抗原肽,受自身 MHCⅠ类分子的限制,活化后分化为 CTL,具有细胞毒作用,可特异性杀伤靶细胞。

(四) 根据功能特征分亚群

1. 辅助性 T 细胞

(1) Th1 细胞:主要分泌 Th1 型细胞因子,包括 IFN-γ、TNF-α 等,主要效应是通过分泌的细胞因子增强细胞介导的抗感染免疫,特别是抗胞内病原体的感染。

(2) Th2 细胞:主要分泌 Th2 型细胞因子,包括 IL-4、IL-5、IL-10、IL-13 等,可辅助 B 细胞活化,发挥体液免疫作用,参与速发型超敏反应和抗寄生虫感染。

(3) Th17 细胞:通过分泌 IL-17、TNF-α 等多种细胞因子参与固有免疫和某些炎症的发生。

(4) Tfh 细胞:在 B 细胞分化为浆细胞、产生抗体和抗体类别转换中发挥重要作用,是辅助 B 细胞应答的关键细胞。

2. 细胞毒性 T 细胞　主要功能是特异性识别内源性抗原肽-MHCⅠ类分子复合物,进而杀伤靶细胞(胞内寄生病原体感染的细胞或肿瘤细胞)。

3. 调节性 T 细胞　即 CD4$^+$CD25$^+$Foxp3$^+$的 T 细胞,主要对免疫应答进行负性调控。根据来源 Treg 主要可分为自然 Treg(nTreg)和诱导性 Treg(iTreg)两类。在 CD8$^+$T 细胞中也存在一群 CD8$^+$ 调节性 T 细胞(CD8$^+$Treg),对自身反应性 CD4$^+$T 细胞具有抑制活性,并可抑制移植排斥反应。

习题

一、名词解释

1. TCR
2. 共刺激分子

二、填空题

1. TCR 的共受体是_____和_____,主要功能是_____和_____。
2. T 细胞表面具有_____、_____等丝裂原的受体。
3. 根据所处的活化阶段分类,T 细胞可分为_____、_____、_____。

三、选择题

【A1 型题】

1. T 细胞经过阳性选择可获得
   A. 中枢免疫耐受
   B. TCR 基因重排
   C. 自身 MHC 限制性
   D. 类别转换
   E. 体细胞高频突变

2. T 细胞经过阴性选择可获得
   A. 中枢免疫耐受
   B. TCR 基因重排
   C. 自身 MHC 限制性
   D. 类别转换
   E. 体细胞高频突变

3. T 细胞在胸腺发育的阳性选择中,存活下来的细胞是
   A. 与自身抗原肽-MHC 分子复合物以适当亲和力结合的 DP 细胞
   B. 不能与自身抗原肽-MHC 分子复合物结合的 DP 细胞
   C. 与自身抗原肽-MHC 分子复合物高亲和力结合的 SP 细胞
   D. 不能与自身抗原肽-MHC 分子复合物结合的 SP 细胞
   E. 不能与自身抗原肽-MHC 分子复合物结合的 DN 细胞

4. 同时表达 CD3 和 CD4 分子的细胞是
   A. CTL
   B. Th 细胞
   C. B 细胞
   D. 巨噬细胞
   E. NK 细胞

5. 同时表达 CD3 和 CD8 分子的细胞是

    A. NK 细胞

    B. Th 细胞

    C. B 细胞

    D. 巨噬细胞

    E. CTL

6. 负责转导 TCR 识别抗原肽产生的活化信号的分子是

    A. CD2

    B. CD28

    C. CD3

    D. CD40L

    E. CD79

7. 关于 TCR 的描述错误的是

    A. 由异二聚体组成

    B. 与 CD3 形成 TCR-CD3 复合物

    C. 识别构象表位

    D. 特异性识别 MHC-抗原肽复合物

    E. 不能直接结合游离抗原

8. 成熟 T 细胞的特异性表面标志是

    A. CD2

    B. CD3

    C. CD56

    D. CD4

    E. CD8

9. 与 CD4 分子结合的 MHC 分子的结构域是

    A. $\alpha1$ 结构域

    B. $\alpha2$ 结构域

    C. $\alpha3$ 结构域

    D. $\beta1$ 结构域

    E. $\beta2$ 结构域

10. 与 CD8 分子结合的 MHC 分子的结构域是

    A. $\alpha1$ 结构域

    B. $\alpha2$ 结构域

    C. $\alpha3$ 结构域

    D. $\beta1$ 结构域

    E. $\beta2$ 结构域

11. 与 MHC II 类分子结合的 CD 分子是

    A. CD3

    B. CD4

    C. CD8

　　D. CD28

　　E. CD2

12. 与 MHC I 类分子结合的 CD 分子是

　　A. CD3

　　B. CD4

　　C. CD8

　　D. CD28

　　E. CD2

13. 胞质区含有 ITAM 的 CD 分子是

　　A. CD2

　　B. CD40L

　　C. CD4

　　D. CD3

　　E. CTLA-4

14. T 细胞的共受体是

　　A. CD28 和 CTLA-4

　　B. CD4 和 CD8

　　C. CD40 和 CD40L

　　D. CD2 和 LFA-3

　　E. LFA-1 和 ICAM-1

15. HIV gp120 蛋白的受体是

　　A. CD2

　　B. CD3

　　C. CD4

　　D. CD8

　　E. CD28

16. 与 CD80/CD86 结合后下调或终止 T 细胞活化的分子是

　　A. CD3

　　B. CD28

　　C. CTLA-4

　　D. CD2

　　E. ICOS

17. 辅助 B 细胞增殖和分化为浆细胞的细胞是

　　A. Th1 细胞

　　B. Th2 细胞

　　C. 细胞毒性 T 细胞

　　D. 记忆 T 细胞

　　E. 调节性 T 细胞

18. 关于 γδT 细胞,描述正确的是

　　A. 识别抗原受 MHC 限制

B. 具有免疫记忆

C. 识别的抗原表位主要是肽段

D. 主要分布于外周血和外周淋巴组织

E. 参与固有免疫应答

19. 关于 αβT 细胞,描述正确的是

    A. 识别抗原无 MHC 限制性

    B. TCR 具有多样性

    C. 多为 CD4⁻CD8⁻ 细胞

    D. 主要分布于皮肤和黏膜组织

    E. 参与固有免疫应答

20. 与受体(配体)结合后促进 B 细胞活化的 CD 分子是

    A. CD4

    B. CD8

    C. CD3

    D. CD28

    E. CD40L

21. Th1 分泌的细胞因子包括

    A. IFN-γ

    B. IL-4

    C. IL-10

    D. IL-5

    E. IL-6

22. Th2 分泌的细胞因子是

    A. IFN-γ

    B. TNF

    C. IL-2

    D. IL-17

    E. IL-4

23. Th1 细胞的功能包括

    A. 活化巨噬细胞

    B. 活化 B 细胞

    C. 辅助体液免疫应答

    D. 参与Ⅰ型超敏反应

    E. 在抗寄生虫感染中发挥重要作用

24. Th2 细胞的功能包括

    A. 激活并募集巨噬细胞

    B. 能够促进 CTL 活化

    C. 活化中性粒细胞

    D. 辅助 B 细胞的增殖和分化

    E. 参与迟发型超敏反应

25. 具有特异性杀伤作用的细胞是

    A. Treg

    B. NKT 细胞

    C. CTL

    D. B 细胞

    E. NK 细胞

26. 具有刀豆蛋白 A（ConA）受体的细胞是

    A. 巨噬细胞

    B. NK 细胞

    C. 肥大细胞

    D. B 细胞

    E. T 细胞

27. 具有植物血凝素（PHA）受体的细胞是

    A. 巨噬细胞

    B. NK 细胞

    C. T 细胞

    D. B 细胞

    E. 嗜酸性粒细胞

28. 参与迟发型超敏反应的细胞是

    A. γδT 细胞

    B. Th2 细胞

    C. Tfh 细胞

    D. Treg

    E. Th1 细胞

29. 体现 MHC 限制性的过程是

    A. 巨噬细胞吞噬细菌

    B. ADCC 作用

    C. B 细胞识别外来抗原

    D. CTL 杀伤靶细胞

    E. γδT 识别抗原

30. 参与负性调节免疫应答的细胞是

    A. Th1 细胞

    B. Th2 细胞

    C. CTL

    D. Treg

    E. Th17 细胞

【A2 型题】

31. 患者,男性,30 岁。因反复发热,伴消瘦、腹泻 3 周入院。实验室检查:HIV 抗体阳性。诊断为艾滋病。其外周血中大幅减少的细胞是

    A. CD4$^+$T 细胞

    B. CD8⁺T 细胞

    C. B 细胞

    D. γδT 细胞

    E. Th17 细胞

32. 患者,男性,67 岁。入院前 8 个月无明显诱因出现咳嗽、咳痰、气短等症状,咳黄色黏痰,呈阵发性。入院检查诊断为"肺结核,空洞型"。参与抗结核免疫的主要细胞**不包括**

    A. 巨噬细胞

    B. Th1 细胞

    C. Th2 细胞

    D. CTL

    E. NK 细胞

33. 患者,女性,26 岁。1 个月前开始反复出现发热、乏力、肌肉痛、关节痛、腹痛、腹泻等类似感冒症状,同时在颈部、腋下出现肿大淋巴结。入院检查 HIV 抗体阳性,诊断为艾滋病。HIV 感染细胞的表型主要是

    A. TCRαβ⁺CD3⁺CD4⁺CD8⁻

    B. TCRγδ⁺CD3⁻CD4⁺CD8⁻

    C. TCRαβ⁺CD3⁺CD4⁺CD8⁺

    D. TCRγδ⁺CD3⁻CD4⁻CD8⁺

    E. TCRγδ⁺CD3⁻CD4⁻CD8⁺

34. 患者,女性,53 岁。10 年前车祸导致脾脏破裂,行脾切除术,术中输血 500ml,2 个月前因出现乏力、肝区不适、恶心等症状入院。实验室检查丙型肝炎病毒抗体阳性,诊断为丙型肝炎。参与抗丙型肝炎病毒感染的特异性细胞主要是

    A. B 细胞

    B. NK 细胞

    C. γδT 细胞

    D. Th2 细胞

    E. CTL

35. 患者,男性,57 岁。患肾细胞癌,接受 1mg/kg PD-1 单抗治疗 6 个月后肿瘤负荷减轻,其抗肿瘤机制为

    A. 阻止 PD-1 与 PD-L1 的结合,抑制 B 细胞的增殖

    B. 阻止 PD-1 与 PD-L1 的结合,抑制 T 细胞的增殖

    C. 促进 PD-1 与 PD-L1 的结合,促进 B 细胞的增殖

    D. 促进 PD-1 与 PD-L1 的结合,促进 T 细胞的增殖

    E. 阻止 PD-1 与 PD-L1 的结合,阻止其对 IL-2 和 IFN-γ 产生抑制作用

36. 患者,女性,43 岁。患乳腺癌,从其乳腺肿瘤组织中分离的淋巴细胞经鉴定为 CD8⁺,此种细胞可杀死患者的肿瘤细胞。对该细胞描述**错误**的是

    A. 识别内源性抗原肽

    B. 识别 MHC I 类分子

    C. 对肿瘤细胞进行特异性杀伤

    D. 在杀伤肿瘤细胞的过程中自身也会受到伤害

    E. 可连续杀伤多个肿瘤细胞

37. 患儿,男性,5岁。进食清蒸海蟹1只,1小时后出现清水样呕吐,量中等,伴有脐周、中上腹阵发性疼痛。实验室检查血常规,嗜酸性粒细胞百分比为10%(正常值为0.5%~5.0%),诊断为过敏性胃肠炎。该疾病涉及的细胞主要是

    A. Th1 细胞

    B. Th2 细胞

    C. NKT 细胞

    D. 调节性 T 细胞

    E. 细胞毒性 T 细胞

38. 患者,女性,20岁。近3周出现发热、乏力,周身肌肉、关节疼痛,伴严重腹泻。其男友近期确诊艾滋病,该患者疑似感染HIV。确诊依据不包括

    A. HIV 抗原阳性

    B. HIV 抗体阳性

    C. $CD4^+T$ 细胞计数低于正常值

    D. $CD4^+T/CD8^+T$ 比值<1

    E. B 细胞功能正常

39. 患儿,男性,9岁。7天前到野外郊游,3天前右手出现红色皮疹,1天前在皮疹处出现水疱,伴有畏寒、发热、恶心、头痛。诊断为接触性皮炎。参与其发病机制的细胞主要是

    A. Th1 细胞

    B. Th2 细胞

    C. 调节性 T 细胞

    D. B 细胞

    E. $\gamma\delta T$ 细胞

40. 患者,女性,32岁。间断鼻塞、流涕5年余,3天前因天气转凉出现鼻塞、嗅觉减退,鼻流清涕,质稀如水。诊断为过敏性鼻炎。参与其发病机制的细胞主要是

    A. Th1 细胞

    B. Th2 细胞

    C. Th17 细胞

    D. NK 细胞

    E. CTL

41. 患者,男性,46岁。反复发热1个月,体温最高达39.0℃,伴畏寒、乏力、头痛和四肢肌肉、关节痛。EB病毒(EBV)IgG检测呈阳性,诊断为EB病毒感染。参与抗EB病毒感染的特异性细胞的表型是

    A. $TCR\alpha\beta^+CD3^+CD4^+CD8^+$

    B. $TCR\alpha\beta^+CD3^-CD4^+CD8^-$

    C. $TCR\gamma\delta^+CD3^+CD4^-CD8^-$

    D. $TCR\alpha\beta^+CD3^+CD4^-CD8^+$

    E. $TCR\gamma\delta^+CD3^-CD4^-CD8^+$

42. 患者,男性,30岁。6个月前无明显诱因出现头痛、头晕,2周前出现低热,无咳嗽、咳痰,无腹痛、腹泻。入院查体:体温38℃,脉搏80次/分,呼吸20次/分,血压110/80mmHg。CT检查:提示左侧颞叶一低密度病灶。诊断为脑胶质细胞瘤。在准备手术的过程中常规检查发现HIV抗体阳性,其免疫缺陷特征指标是

A. CD4⁺T 细胞数量升高,CD4⁺T/CD8⁺T 下降

    A. $CD4^+T$ 细胞数量升高,$CD4^+T/CD8^+T$ 下降

    B. $CD4^+T$ 细胞数量下降,$CD4^+T/CD8^+T$ 下降

    C. $CD4^+T$ 细胞数量下降,$CD4^+T/CD8^+T$ 正常

    D. $CD4^+T$ 细胞数量正常,$CD4^+T/CD8^+T$ 下降

    E. $CD4^+T$ 细胞数量正常,$CD4^+T/CD8^+T$ 正常

43. 患儿,女性,11 个月。全身反复出现丘疹、水疱 2 个月,口腔溃疡 1 周,发热 2 天,入院体温 38.5℃。患儿起病前 2 周曾接种水痘疫苗。组织病理检查提示疱疹病毒感染,胸腺 CT 示胸腺发育不良。符合先天性胸腺发育不良的诊断。该患儿

    A. 细胞免疫和体液免疫正常

    B. 体液免疫正常,细胞免疫缺陷

    C. 细胞免疫正常,体液免疫缺陷

    D. 细胞免疫缺陷,体液免疫功能下降

    E. 机体不能产生 T 细胞和浆细胞

44. 患儿,1 岁。反复发生肺部化脓性细菌感染,并经常出现皮肤黏膜感染及腹泻。实验室检查:外周血 T、B 细胞计数正常;T 细胞增殖反应正常;依赖 T 细胞的 B 细胞增殖反应低下。基因检测发现其 CD40L 基因缺失。该患儿出现以上症状的主要原因是

    A. CD40L 基因缺失导致细胞免疫功能下降

    B. T 细胞因缺乏共刺激信号而失能

    C. T 细胞缺乏活化的第一信号导致细胞免疫功能下降

    D. B 细胞缺乏活化的第一信号导致体液免疫功能低下

    E. B 细胞缺乏共刺激信号导致体液免疫功能下降

45. 某患儿,出生后表现为持续性鹅口疮,9 个月后因真菌感染死亡,尸检发现其胸腺发育不全。该患儿持续性感染的可能原因是

    A. B 细胞缺陷

    B. 巨噬细胞缺陷

    C. 树突状细胞缺陷

    D. T 细胞缺陷

    E. 中性粒细胞缺陷

【B1 型题】

(46~49 题共用备选答案)

    A. CD3

    B. CD4

    C. CD8

    D. CD40L

    E. CD28

46. 与 MHCⅡ类分子结合的是

47. HIV gp120 蛋白的受体是

48. 与 MHCⅠ类分子结合的是

49. 与 CD80/CD86 分子结合的是

(50~53 题共用备选答案)

    A. Th1 细胞

B. Th2 细胞

C. 调节性 T 细胞

D. Th17 细胞

E. 细胞毒性 T 细胞

50. 能活化巨噬细胞的是

51. 特异性杀伤靶细胞的是

52. 分泌 IL-17 的是

53. 负性调节免疫应答的是

四、简答题

1. 简述 T 细胞的亚群及分类依据。

2. 简述 T 细胞在胸腺发生阳性选择和阴性选择的意义。

参考答案

一、名词解释

1. TCR:即 T 细胞受体,是 T 细胞识别抗原肽的结构。

2. 共刺激分子:是为 T 细胞(或 B 细胞)完全活化提供共刺激信号的细胞表面分子及其配体。

二、填空题

1. CD4　CD8　辅助 TCR 识别 pMHC　参与 T 细胞活化信号的转导

2. 刀豆蛋白 A(ConA)　植物血凝素(PHA)

3. 初始 T 细胞　效应 T 细胞　记忆 T 细胞

三、选择题

【A1 型题】

1. C	2. A	3. A	4. B	5. E	6. C	7. C	8. B	9. E	10. C
11. B	12. C	13. D	14. B	15. C	16. C	17. B	18. E	19. B	20. E
21. A	22. E	23. A	24. D	25. C	26. E	27. C	28. E	29. D	30. D

【A2 型题】

| 31. A | 32. C | 33. A | 34. E | 35. E | 36. D | 37. E | 38. E | 39. A | 40. B |
| 41. D | 42. B | 43. D | 44. E | 45. D | | | | | |

【B1 型题】

| 46. B | 47. B | 48. C | 49. E | 50. A | 51. E | 52. D | 53. C |

四、简答题

1. 简述 T 细胞的亚群及分类依据。

答:T 细胞根据所处活化阶段分为初始 T 细胞、效应 T 细胞和记忆 T 细胞;根据 TCR 类型分为 αβT 细胞和 γδT 细胞;根据 CD 分子分为 $CD4^+$T 细胞和 $CD8^+$T 细胞;根据功能特征分为 $CD4^+$辅助性 T 细胞、$CD8^+$细胞毒性 T 细胞(CTL)和调节性 T 细胞(Treg)。

2. 简述 T 细胞在胸腺发生阳性选择和阴性选择的意义。

答:(1)阳性选择的意义:①将与 MHC I 或 II 类分子适当识别的 TCR 的 T 细胞克隆选择出来;②获得 MHC 的限制性;③T 细胞从 $CD4^+CD8^+$DP 细胞分化为 $CD4^+CD8^-$或 $CD4^-CD8^+$SP 细胞。

(2)阴性选择的意义:清除自身反应性 T 细胞,保留多样性的抗原反应性 T 细胞。

(邓为民　郁春艳)

第七章 | T 淋巴细胞介导的细胞免疫应答

学习目标

1. **掌握** T 细胞对抗原的识别;T 细胞活化的双信号;T 细胞的免疫效应功能。
2. **熟悉** 活化 T 细胞的转归。
3. **了解** T 细胞活化的信号转导途径。

内容精要

一、T 细胞对抗原的识别

(一)T 细胞识别抗原的特点
TCR 在特异性识别 APC 所提呈的抗原肽的同时,也必须识别 pMHC 中的自身 MHC 分子,具有双重识别的特点。

(二)T 细胞识别抗原的过程和机制
1. T 细胞与 APC 非特异性结合。
2. T 细胞与 APC 特异结合。TCR 特异性识别相应的 pMHC 后,LFA-1 构象改变,增强与细胞间黏附分子-1(ICAM-1)的亲和力,从而稳定 T 细胞与 APC 间的结合并延长二者的结合时间。T 细胞与 APC 的结合面形成免疫突触。

二、T 细胞的活化、增殖和分化

(一)T 细胞的活化信号
1. T 细胞活化的第一信号　T 细胞的 TCR-CD3 复合物识别 APC 上的 pMHC,共受体(CD4 或 CD8)亦与 MHC 分子结合,提供抗原肽刺激信号。
2. T 细胞活化的第二信号　主要由 T 细胞表面的 CD28 分子与 APC 表面的 B7 分子(CD80/CD86)相互作用,导致 T 细胞完全活化。
3. 细胞因子　T 细胞活化中细胞因子也发挥一定的作用。

(二)T 细胞活化的信号转导
TCR 活化信号胞内转导的途径主要有 PLC-γ 活化途径和 Ras-MAP 激酶活化途径。经过一系列信号转导分子的级联反应,最终导致转录因子(NFAT、NF-κB、AP-1 等)活化并进入核内调节相关靶基因的转录。

(三)CD4⁺T 细胞和 CD8⁺T 细胞活化的异同
需要双信号激活初始 CD4⁺T 细胞活化。CD8⁺T 细胞的活化主要有 Th 细胞依赖和非依赖两种方式。

（四）抗原特异性 T 细胞的分化

1. CD4⁺T 细胞的分化　初始 CD4⁺T 细胞经活化后增殖、分化为 Th0 细胞。IL-12 和 IFN-γ 等可诱导 Th0 细胞向 Th1 细胞分化；IL-4 等可诱导 Th0 细胞向 Th2 细胞分化；IL-1、IL-6 和 TGF-β 可诱导 Th0 细胞向 Th17 细胞分化；IL-21 和 IL-6 可诱导 Th0 细胞向 Tfh 细胞分化；TGF-β 和 IL-2 可诱导 Th0 细胞向 Treg 分化。

2. CD8⁺T 细胞的分化　CD8⁺T 细胞进一步分化为效应 T 细胞，即 CTL。

三、T 细胞的免疫效应和转归

（一）重要 T 细胞亚群的免疫效应

辅助性 T 细胞、细胞毒性 T 细胞和调节性 T 细胞等亚群具有不同的特点和效应。

1. 辅助性 T 细胞

（1）Th1 细胞：介导的细胞免疫效应在宿主抗胞内病原体（如病毒、胞内感染细菌和原虫）感染中发挥重要作用。另外其分泌的 TNF-α 具有杀伤肿瘤作用。

（2）Th2 细胞：可辅助体液免疫应答，在宿主抗寄生虫感染（机体的寄生性蠕虫）中发挥作用。

（3）Th17 细胞：诱导以中性粒细胞为主的炎症反应，吞噬和杀伤胞外细菌和真菌等病原，以及维持消化道等上皮免疫屏障的完整性。

（4）Tfh 细胞：在生发中心发育、浆细胞形成和抗体类别转换过程中发挥关键作用。

2. 细胞毒性 T 细胞

（1）CTL 杀伤靶细胞的过程：包括效-靶细胞结合和 CTL 的致死性攻击。

CTL 的 TCR 识别靶细胞提呈的 pMHCⅠ复合物后形成免疫突触，使 CTL 分泌的效应分子在局部形成很高的浓度，从而选择性杀伤所接触的靶细胞。

（2）CTL 杀伤靶细胞的机制：CTL 主要通过穿孔素/颗粒酶途径和死亡受体途径发挥杀伤效应。穿孔素插入靶细胞膜，其形成的孔道让颗粒酶等细胞毒蛋白迅速进入细胞，诱导靶细胞凋亡。效应 CTL 可表达 FasL、分泌 TNF-α 等分子，可分别与靶细胞表面的 Fas、TNF 受体结合，诱导靶细胞凋亡。

3. 调节性 T 细胞　通过多种机制抑制过度免疫应答和及时终止免疫应答。

（二）活化 T 细胞的转归

1. 效应 T 细胞的死亡

（1）活化诱导的细胞死亡（AICD）：是指免疫细胞活化并发挥免疫效应后诱导的一种自发的细胞凋亡。

（2）被动性细胞死亡：是指当免疫应答导致感染被消除后，出现"受体饥饿"，通过线粒体途径诱导细胞凋亡。

2. 记忆 T 细胞的生成　表现为免疫系统对曾接触的抗原能启动更为迅速和有效的免疫应答。记忆 T 细胞是对特异性抗原有记忆能力的长寿 T 细胞，在不同部位发挥效应。

3. T 细胞的耗竭　长期暴露于持续性抗原或慢性炎症时，激活的 T 细胞逐渐失去效应功能成为耗竭 T 细胞。T 细胞功能耗竭，以多种共抑制分子（免疫检查点）表达升高为特征，是免疫逃逸的重要机制。

习题

一、名词解释

1. 免疫突触

2. 活化诱导的细胞死亡

3. 记忆 T 细胞

二、填空题

1. CTL 杀伤靶细胞的过程分为_____、_____。

2. CTL 主要通过_____、_____两条途径杀伤靶细胞。

3. Th17 细胞主要可分泌_____细胞因子。

4. 自然 Treg（nTreg）在_____中发育；诱导性 Treg（iTreg）在_____中从 Th0 细胞分化而来。

5. 辅助性 T 细胞主要包括_____、_____、_____和_____。

三、选择题

【A1 型题】

1. 在特异性免疫应答中，关于 T 细胞的功能描述正确的是

　　A. T 细胞是体液免疫应答中的主要细胞，负责产生抗体

　　B. $CD4^+T$ 细胞识别 MHC I 类分子提呈的抗原

　　C. 细胞毒性 T 细胞可通过释放穿孔素和颗粒酶杀死受感染的细胞

　　D. Th2 细胞主要参与细胞免疫应答，产生 IFN-γ 等细胞因子

　　E. T 细胞在骨髓中经历阳性选择和阴性选择后成熟

2. 外周免疫器官内未经抗原活化的成熟 T 细胞称为

　　A. 耗竭 T 细胞

　　B. 初始 T 细胞

　　C. 效应 T 细胞

　　D. 辅助性 T 细胞

　　E. 记忆 T 细胞

3. 不受 MHC 限制性约束的细胞间相互作用是

　　A. 肿瘤细胞与 CTL

　　B. 肿瘤细胞与 NK 细胞

　　C. B 细胞与 Th 细胞

　　D. 巨噬细胞与 Th 细胞

　　E. 树突状细胞与 Th 细胞

4. 受 MHC I 类分子限制的细胞间相互作用是

　　A. 肿瘤细胞与 NK 细胞

　　B. 树突状细胞与 Th 细胞

　　C. 巨噬细胞与 Th 细胞

　　D. B 细胞与 Th 细胞

　　E. CTL 与肿瘤细胞

5. T 细胞特异性活化的第一步是

　　A. APC 对抗原的加工和处理

　　B. T 细胞增殖和分化

　　C. T 细胞识别 pMHC

　　D. T 细胞分泌 IL-2 等细胞因子

　　E. CTL 释放穿孔素和颗粒酶

6. CTL 活化时,参与传递活化信号的细胞表面分子是

　　A. MHC I 类分子

　　B. CD8

　　C. MHC II 类分子

　　D. CD4

　　E. CD3

7. 致敏 CTL 杀伤靶细胞时,导致靶细胞 DNA 裂解的物质是

　　A. 穿孔素

　　B. Fas 蛋白

　　C. 蛋白聚糖

　　D. 颗粒酶

　　E. 白细胞介素

8. 关于初始 T 细胞与 APC 间黏附分子的非特异性结合,描述正确的是

　　A. 结合发生的部位是胸腺

　　B. 其结合是不可逆的

　　C. LFA-1 与 ICAM-1 发生结合

　　D. TCR 与抗原肽发生结合

　　E. TCR 与 pMHC 发生结合

9. 辅助 T 细胞受体传递抗原识别信号的分子是

　　A. CD2

　　B. CD3

　　C. CD4

　　D. CD8

　　E. CD28

10. 关于 CD4 分子说法错误的是

　　A. 单链跨膜蛋白

　　B. HIV 的受体

　　C. 可结合抗原

　　D. 可结合 APC 上的 MHC II 类分子

　　E. TCR 共受体

11. 关于 APC 和 T 细胞间形成的免疫突触,描述错误的是

　　A. APC 与 T 细胞紧密接触后即可形成

　　B. 是在细胞接触部位形成的特殊结构

　　C. 含有多种跨膜分子对

D. 中心区是 TCR 和 pMHC 分子复合物

E. 是 T 细胞获得活化信号的重要结构

12. 能提供 T 细胞活化的第二信号的分子对是

A. CD28/CD80

B. CD4/MHC Ⅱ

C. CD8/MHC Ⅰ

D. TCR/CD3

E. FasL/Fas

13. 在细胞免疫中,借助自分泌和旁分泌作用促进 T 细胞增殖的细胞因子是

A. IL-2

B. TNF

C. IFN-α

D. LT

E. IL-4

14. 促使 Th0 细胞向 Th1 细胞方向分化的细胞因子是

A. IL-2

B. IL-4

C. IL-6

D. TNF-α

E. IFN-γ

15. 促使 Th0 细胞向 Th2 细胞方向分化的细胞因子是

A. IL-2

B. IL-4

C. IL-6

D. TNF-α

E. IFN-γ

16. CD4$^+$T 细胞亚群不包括

A. Th1

B. Th2

C. Tfh

D. Treg

E. CTL

17. 在清除胞内感染中起重要作用的细胞是

A. Th1、Th2

B. Th1、CTL

C. Th2、CTL

D. Th17、CTL

E. Tfh、CTL

18. CD4$^+$T 细胞的主要功能是

A. 调理作用

    B. 中和作用

    C. 分泌细胞因子

    D. 激活补体

    E. 释放颗粒酶

19. 能促进 T 细胞增殖的细胞因子是

    A. IL-1

    B. IL-2

    C. IL-10

    D. TNF-α

    E. TGF-β

20. 关于 T 细胞,说法**错误**的是

    A. Th1 和 Th2 均是 CD4$^+$T 细胞

    B. Th1 介导体液免疫

    C. Th1 分泌 IFN-γ

    D. Th2 分泌 IL-4

    E. CD4$^+$T 和 CD8$^+$T 均有 CD3 分子

21. 关于 Th17 的功能,说法**错误**的是

    A. 可通过分泌 IL-17、IL-22 等细胞因子发挥效应

    B. 可在固有免疫应答中发挥重要作用

    C. 参与炎症反应

    D. 参与自身免疫病的病理机制

    E. 参与淋巴结生发中心 B 细胞向浆细胞分化的过程

22. 关于 Tfh 的生物学功能,**错误**的说法是

    A. 通过表达 CD40L 等膜分子发挥作用

    B. 通过产生 IL-4 和 IL-21 等细胞因子发挥作用

    C. 可调节记忆 T 细胞的功能

    D. 辅助 B 细胞产生抗体

    E. 参与抗体类别转换

23. 关于 CTL 正确的说法是

    A. 无须与靶细胞接触

    B. 靶细胞被杀伤时,CTL 同时受损

    C. 具有特异性杀伤作用

    D. 穿孔素直接诱导靶细胞凋亡

    E. 一个 CTL 只能杀伤一个靶细胞

24. 介导适应性细胞免疫应答的主要细胞是

    A. 巨噬细胞

    B. B 细胞

    C. T 细胞

    D. 浆细胞

    E. 树突状细胞

25. 关于 T 细胞介导的免疫应答,说法**错误**的是
    A. 需 APC 提呈抗原
    B. 活化 T 细胞可在体内长期大量存活
    C. CTL 杀伤靶细胞受 MHC I 类分子的限制
    D. 可以形成免疫耐受
    E. 可以产生免疫记忆

26. Treg 功能缺陷小鼠易发生 1 型糖尿病等自身免疫病,将正常小鼠的 Treg 过继输注给缺陷小鼠可抑制其自身免疫病的发生,可能因为
    A. Treg 调节体液免疫应答,维持外周免疫耐受
    B. Treg 调节细胞免疫应答,维持外周免疫耐受
    C. Treg 促进自身反应性 T 细胞发生 AICD,维持外周免疫耐受
    D. Treg 抑制自身反应性克隆,维持外周免疫耐受
    E. Treg 促进自身反应性 B 细胞发生 AICD,维持外周免疫耐受

27. 具有特异性杀伤功能的细胞是
    A. 细胞毒性 T 细胞
    B. 中性粒细胞
    C. 吞噬细胞
    D. NK 细胞
    E. NKT 细胞

28. 可分泌穿孔素、颗粒酶的细胞是
    A. CTL 和浆细胞
    B. CTL 和巨噬细胞
    C. 浆细胞和巨噬细胞
    D. 中性粒细胞和嗜酸性粒细胞
    E. CTL 和 NK 细胞

29. 含 ITAM 的 T 细胞膜分子是
    A. TCR
    B. CD3
    C. CD4
    D. CD19
    E. CD79

30. T 细胞活化后表达的共抑制分子对是
    A. CD28 和 B7
    B. CTLA-4 和 B7
    C. CD40L 和 CD40
    D. IL-2 和 IL-2R
    E. CD4 和 MHC II

【A2 型题】
31. 患儿,女性,12 岁。受凉后咳嗽、喘息 2 周。自行口服抗炎药及止咳药无好转。婴儿期有湿疹,无荨麻疹,患过敏性哮喘 4 年。父亲有过敏性鼻炎。查体:双肺呼吸音清,未闻及干湿啰音。

辅助检查:血清变应原检测示尘螨 4 级,蒿草 4 级;血常规示嗜酸性粒细胞比例 13.5%;肺通气功能检查示小气道中度损害;血清 IgE 4 680IU/ml。患者体内 Th1/Th2 失衡。Th1/Th2 失衡与 IgE 升高之间可能的关联是

    A. IgE 升高,导致 Th1/Th2 失衡

    B. Th1/Th2 升高,导致细胞免疫增强,IgE 产生增加

    C. Th1/Th2 升高,导致体液免疫增强,IgE 产生增加

    D. Th1/Th2 降低,导致细胞免疫增强,IgE 产生增加

    E. Th1/Th2 降低,导致体液免疫增强,IgE 产生增加

32. 患者,男性,42 岁。1 个月前无明显诱因出现发热,体温高达 40.0℃,伴有阵发性干咳、明显乏力、食欲减退,进而住院治疗。该患者被确诊艾滋病多年。查体:体表见卡波西肉瘤。胸部 CT 检查:双肺纹理增多、模糊,双肺野散在小点状模糊影及双肺门区病灶。实验室检查:CD4$^+$T 细胞计数 4 个/μl;免疫功能极度低下。此外,该患者出现 CD4$^+$T/CD8$^+$T 比例倒置,主要原因可能是

    A. HIV 主要感染 CD4$^+$T 细胞,导致 CD4$^+$T 细胞数量减少

    B. HIV 感染 CD8$^+$T 细胞,导致 CD8$^+$T 细胞活化后大量增加

    C. HIV 感染 CD4$^+$T 细胞,导致 CD4$^+$T 细胞大量活化后发生 AICD

    D. HIV 感染导致 CD4$^+$T 和 CD8$^+$T 细胞活化、增殖的程度不一致

    E. HIV 抑制 CD4$^+$T 和 CD8$^+$T 细胞在胸腺的发育过程

33. 患者,男性,72 岁。阵发性咳嗽、气急、胸部钝痛、发热 2 年。CT 检查发现右上肺实性病灶,大小为 24mm。予以手术治疗(肺叶切除+纵隔淋巴采样),病理检查示右上肺低分化腺癌,侵犯胸膜,合并气腔播散。肺癌切除术后,该患者共接受 4 次化疗,化疗半年后复发。在癌组织内检测到 Treg 大量存在。Treg 在癌组织内主要发挥的作用是

    A. 抑制体内的自身反应性克隆,维持免疫耐受

    B. 产生免疫抑制作用,抑制体内的抗肿瘤免疫应答

    C. 分泌 IL-17,介导炎症反应从而杀伤肿瘤细胞

    D. 产生穿孔素和颗粒酶,杀伤肿瘤细胞

    E. 抑制细胞免疫应答,促进体液免疫应答

34. 患者,女性,46 岁。10 余天前无明显诱因出现颜面、耳缘、双手皮疹,呈逐步加重趋势,伴有发热(最高体温 40.0℃)、畏寒肢冷、头晕乏力、双下肢水肿。实验室检查:血常规示白细胞 $2.42×10^9$/L,中性粒细胞 $1.82×10^9$/L,淋巴细胞 $0.42×10^9$/L,红细胞 $3.52×10^{12}$/L,血红蛋白 93.00g/L,血小板 $216.00×10^9$/L;红细胞沉降率 68.00mm/h;抗核抗体全套检测示抗 Sm 抗体阳性,抗 U1RNP 自身抗体阳性,抗 SSA-Ro60 阳性,抗 SSA-Ro52 阳性,抗核抗体定量 323.75IU/ml,余未见明显异常。基因检测:FasL 基因突变。患者被诊断为系统性红斑狼疮、隐匿性肾炎等。FasL 基因突变导致系统性红斑狼疮的可能机制是

    A. FasL 缺陷,不能有效诱导活化 T 细胞发生 AICD

    B. FasL 缺陷,不能有效产生记忆 T 细胞

    C. FasL 缺陷,不能有效产生记忆 B 细胞

    D. FasL 缺陷,不能有效产生体液免疫应答

    E. FasL 缺陷,不能有效产生细胞免疫应答

35. 患者,男性,78 岁。左侧足跟部黑色肿瘤半年余,未行活检。既往梅毒病史。否认结核、肝炎、高血压、糖尿病。PET/CT:左侧足跟部内侧皮肤处见一结节状放射性摄取异常增高影,大小

约 1.5cm×1.2cm×1.0cm,最大标准摄取值(SUV)为 7.4;CT 检查于上述部位见软组织增厚突起影,边界清晰,密度尚均匀,CT 值约 20Hu,呈宽基底与皮肤相贴。PET/CT 结论:左侧足跟部内侧皮肤结节状高代谢病灶,考虑为恶性肿瘤(拟黑色瘤),请结合病理学;其余区域未见明显高代谢相关转移征象。病理结果:符合恶性黑色素瘤。使用针对共抑制分子 PD-1 的阻断性单克隆抗体治疗黑色素瘤,取得良好疗效,其可能机制是

    A. 直接抑制肿瘤细胞的生长

    B. 直接抑制肿瘤细胞的转移

    C. 阻断肿瘤细胞的耐药机制

    D. 阻断 PD-1 的负性共抑制信号产生

    E. 阻断 PD-1 的正性共刺激信号产生

36. 患儿,女性,13 岁。恶心、呕吐、腹痛、疲乏、无力伴厌食、消瘦。辅助检查:血糖 33.3mmol/L;尿糖(++++),尿酮体(++)。其确诊为 1 型糖尿病。患者体内存在着自身反应性 $CD8^+CTL$,导致体内胰岛素严重不足,其可能原因是

    A. 自身反应性 $CD8^+CTL$ 持续杀伤胰岛 α 细胞

    B. 自身反应性 $CD8^+CTL$ 持续杀伤胰岛 β 细胞

    C. 自身反应性 $CD8^+CTL$ 持续杀伤胰岛 δ 细胞

    D. 自身反应性 $CD8^+CTL$ 持续结合胰岛素

    E. 自身反应性 $CD8^+CTL$ 持续破坏胰岛素

37. 患儿,女性,14 岁。乏力、头晕、食欲减退 1 周,有时还会出现恶心、呕吐、巩膜、皮肤出现黄染。辅助检查:血 ALT 120U/L,血清总胆红素 20μmol/L,抗 HAV IgG(+),HBsAg(+),HBeAg(+),抗-HBc IgM(+)。该患者被诊断为急性乙型肝炎。急性乙型肝炎由乙型肝炎病毒的胞内感染所致,机体清除病毒主要依靠

    A. 体液免疫

    B. Th1 细胞介导的细胞免疫

    C. CTL 介导的细胞免疫

    D. Th2 细胞介导的细胞免疫

    E. NK 细胞及巨噬细胞介导的固有免疫

38. 患儿,男性,3 岁。13 天前就诊,表现为低热、咳嗽、盗汗,被收治入院。结核菌素试验阳性;X 线胸片见左肺下叶有哑铃状阴影;痰液检查结核分枝杆菌阳性。诊断为原发性肺结核。结核菌素试验主要属于

    A. 补体介导的溶细胞效应

    B. CTL 介导的细胞免疫

    C. ADCC 效应

    D. 体液免疫

    E. Th1 介导的炎症反应

39. 患者,女性,35 岁。3 周前不慎将右足蹈趾趾甲压伤,趾甲未脱落,未经医生处理,自行包扎。5 天来自觉口齿不利,下肢无力,行走困难。查体:被动姿态,苦笑面容、口角稍下垂、张口困难、怕光、厌声响;右下肢肌肉间断性抽搐,右足蹈趾趾甲剥离,趾甲下无血迹、无分泌物。初步诊断为破伤风,破伤风抗毒素皮试阴性后紧急行破伤风抗毒素、青霉素、甲硝唑等治疗,2 天后好转,2 周后治愈出院。本病例中,破伤风抗毒素治疗属于

  A. 体液免疫的调理吞噬

  B. 体液免疫的中和反应

  C. 体液免疫的 ADCC

  D. 细胞免疫的中和反应

  E. 补体介导的中和反应

40. 医学生,男性,24 岁。因即将进入临床实习,故去疾控中心行乙肝疫苗注射,三针接种法完毕后做乙型肝炎病原学检查(HBsAg、抗-HBs、HBeAg、抗-HBe、抗-HBc),仅抗-HBs(＋)。该抗体阳性预示对乙型肝炎病毒感染具有了免疫力。疫苗多次接种预防疾病的最准确机制是

  A. 刺激适应性免疫应答

  B. 增强免疫力

  C. 刺激 T 细胞产生细胞因子

  D. 刺激 B 细胞产生抗体

  E. 刺激特异性免疫记忆细胞产生

【B1 型题】

(41~43 题共用备选答案)

  A. CD3

  B. CD4

  C. CD8

  D. PD-1

  E. CD28

41. 与 TCR 形成复合物传递抗原信号的是

42. 提供 T 细胞活化共刺激信号的是

43. 具有负性调节作用的共抑制分子是

(44~46 题共用备选答案)

  A. CTL

  B. Treg

  C. Th2 细胞

  D. Th17 细胞

  E. Tfh 细胞

44. 特异性杀伤病毒感染细胞的是

45. 辅助 B 细胞在生发中心发育的细胞是

46. 在固有免疫应答中发挥重要作用的细胞是

四、简答题

1. 试述 T 细胞活化的双信号及其生物学意义。

2. 简述 Treg 的功能。

3. 简述 CTL 的效应过程和杀伤靶细胞的机制。

参考答案

一、名词解释

1. 免疫突触:T 细胞与 APC 的结合面形成免疫突触。在形成初期,TCR-pMHC 复合物分散在周围,然后向中央移动,最终形成一组中央为 TCR-pMHC 复合物、外围为 CD80/86-CD28 等共刺激分子对、最外围为 LFA-1(CD11a/CD18)-ICAM-1(CD54)等黏附分子对的多分子聚合体。免疫突触促进 T 细胞信号转导分子的相互作用,参与 T 细胞的活化和生物学效应。

2. 活化诱导的细胞死亡:指免疫细胞活化并发挥免疫效应后诱导的一种自发的细胞凋亡。活化 T 细胞表达 Fas 增加,与多种细胞表达的 FasL 结合,启动活化 T 细胞的凋亡信号,诱导细胞凋亡。活化诱导的细胞死亡对于防止自身免疫病和维持自身免疫耐受至关重要。

3. 记忆 T 细胞:是对特异性抗原有记忆能力的长寿 T 细胞。记忆 T 细胞会持续表达部分激活 T 细胞的表面标志,如 CD44、CD45 RO,还表达抗凋亡分子 Bcl-2。

二、填空题

1. 效-靶细胞结合　致死性攻击

2. 穿孔素/颗粒酶途径　死亡受体途径

3. IL-17

4. 胸腺　外周免疫器官或组织

5. Th1 细胞　Th2 细胞　Th17 细胞　Tfh 细胞

三、选择题

【A1 型题】

1. C	2. B	3. B	4. E	5. C	6. E	7. D	8. C	9. B	10. C
11. A	12. A	13. A	14. E	15. B	16. E	17. B	18. C	19. B	20. B
21. E	22. C	23. C	24. C	25. D	26. D	27. A	28. E	29. B	30. B

【A2 型题】

31. E	32. A	33. B	34. A	35. D	36. B	37. C	38. E	39. B	40. E

【B1 型题】

41. A	42. E	43. D	44. A	45. E	46. D

四、简答题

1. 试述 T 细胞活化的双信号及其生物学意义。

答:T 细胞活化的第一信号是 T 细胞的 TCR-CD3 复合物识别 APC 上的 pMHC,提供抗原肽刺激信号。APC 通过 MHC 分子将抗原肽提呈给 T 细胞,TCR-CD3 复合物中的 TCR 特异性识别 MHC 分子槽与抗原肽形成的空间构象,随后通过 CD3 分子的胞内段传递信号。共受体(CD4 或 CD8)胞质段结合的蛋白酪氨酸激酶可使 CD3 胞质区免疫受体酪氨酸激活基序(ITAM)中的酪氨酸磷酸化,启动激酶活化的信号转导分子级联反应,最终通过激活转录因子引起多种膜分子和细胞活化相关分子基因的转录,使得 T 细胞初步活化。

T 细胞活化的第二信号是共刺激分子信号。其主要由 T 细胞表面的 CD28 分子与 APC 表面的 B7 分子(CD80/CD86)相互作用,导致 T 细胞完全活化。CD28 是 T 细胞上最重要的共刺激分子,其主要作用是促进 IL-2 基因转录和稳定 IL-2 mRNA,从而有效促进 IL-2 合成。IL-2 通过与 T 细胞上的 IL-2 受体结合,促进 T 细胞的存活和增殖。

2. 简述 Treg 的功能。

答:Treg 可通过以下多种机制发挥负向免疫调控作用。

（1）直接杀伤:Treg 通过与细胞直接接触,释放穿孔素、颗粒酶,使 APC 或效应 T 细胞凋亡。

（2）分泌细胞因子:Treg 分泌 IL-10、TGF-β 和 IL-35 等抑制性细胞因子,抑制 T 细胞的增殖和效应功能,以及抑制其他免疫细胞。

（3）竞争结合 IL-2:Treg 高表达 IL-2 的高亲和力受体,竞争性掠夺邻近活化 T 细胞生存所需的 IL-2,导致活化 T 细胞的增殖抑制和凋亡。

（4）表达 CTLA-4:Treg 表达 CTLA-4,竞争结合 DC 上的 B7（CD80/CD86）分子,抑制 T 细胞的激活;抑制 DC 成熟和削弱 DC 抗原提呈功能。

3. 简述 CTL 的效应过程和杀伤靶细胞的机制。

答:（1）CTL 杀伤靶细胞的效应过程包括:①效-靶细胞结合。即 CD8$^+$T 细胞在外周免疫器官或组织内活化、增殖、分化为效应 CTL,在趋化因子作用下离开淋巴组织向感染灶或肿瘤部位聚集。②致死性攻击。CTL 识别靶细胞表面的 pMHC I 复合物后,TCR 和共受体向效-靶细胞接触部位聚集,导致 CTL 内的细胞骨架系统（肌动蛋白、微管等）、高尔基复合体及胞质颗粒等向效-靶细胞接触部位重新排列和分布,从而保证 CTL 胞质颗粒中的效应分子以高度极化的方式从颗粒中释放,有效作用于所接触的靶细胞。效应分子对靶细胞进行致死性攻击。

（2）CTL 杀伤靶细胞的机制包括:①穿孔素/颗粒酶途径。穿孔素单体可插入靶细胞膜,在钙离子存在的情况下,聚合成内径为 16nm 的孔道。穿孔素形成的孔道让颗粒酶等细胞毒蛋白进入靶细胞,通过激活凋亡相关的酶系统而介导靶细胞凋亡。②死亡受体途径。效应 CTL 可表达膜型 FasL、产生可溶性 FasL（sFasL）,或分泌 TNF-α 等分子。这些效应分子可分别与靶细胞表面的 Fas 和 TNF 受体结合,通过激活胞内胱天蛋白酶参与的信号转导途径,诱导靶细胞凋亡。

（陈广洁）

第八章 | B 淋巴细胞

学习目标

1. **掌握** B 细胞的主要功能分子及其与功能的关系。
2. **熟悉** B 细胞的发育过程;B 细胞的分类及 BCR 多样性的产生机制。
3. **了解** BCR 胚系基因结构及其基因重排的机制。

内容精要

一、B 细胞的功能分子

(一) 抗体

抗体指 B 细胞活化并分化为浆细胞后分泌的一类球蛋白,能与抗原特异性结合,是体液免疫应答的重要效应分子。

1. 抗体的结构

(1) 抗体的基本结构:即 Ig 单体,由两条重链和两条轻链通过二硫键连接,呈 Y 形结构。重链和轻链可分为可变(V)区和恒定(C)区,重链第 1、2 个 C 区间存在铰链区。

(2) 抗体的辅助成分:包括 J 链和分泌片。

(3) 抗体的水解片段:抗体分子被木瓜蛋白酶水解为 2 个与抗原结合的 Fab 段和 1 个与细胞表面受体结合的 Fc 段;被胃蛋白酶水解为 1 个 F(ab')$_2$ 片段和一些小片段 pFc'。

2. 抗体的多样性和免疫原性

(1) 抗体的多样性:指不同抗原甚至同一抗原刺激 B 细胞所产生的抗体在特异性以及类型等方面均不尽相同。

(2) 抗体的免疫原性:即抗体能激发机体对其产生特异性免疫应答的特性。根据抗原表位,抗体的免疫原性可分为同种型、同种异型和独特型。

(二) B 细胞受体复合物

1. BCR 即表达在 B 细胞的 mIg,是 B 细胞的特征性表面标志,特异性识别抗原。

2. Igα/Igβ(CD79a/CD79b) 二者共价连接构成二聚体,转导抗原与 BCR 结合所产生的信号。

(三) B 细胞共受体复合体

B 细胞共受体复合体即 B 细胞表面的 CD19 与 CD21 及 CD81 组成的复合体,能增强 BCR 与抗原结合的稳定性并显著增强 BCR 传递的抗原信号。

(四) 共刺激分子

1. CD40 组成性地表达于成熟 B 细胞,与 CD40L 结合,是 B 细胞活化最重要的第二信号。

2. CD80 和 CD86 与 T 细胞表面的 CD28 和 CTLA-4 相互作用,向 T 细胞传递共刺激信号。

（五）其他表面分子

1. 黏附分子 包括 ICAM-1（CD54）、LFA-1（CD11a/CD18）等，介导 B 细胞与其他免疫细胞的黏附，并辅助传递信号。

2. CD20 表达于除浆细胞外的各发育阶段的 B 细胞，是 B 细胞的特异性标志。

此外，B 细胞表面还表达抑制性受体 CD22、CD32 及 MHC 分子、细胞因子受体和丝裂原受体。

二、B 细胞的发育和分化

（一）骨髓微环境与 B 细胞的发育和分化

骨髓基质细胞为 B 细胞发育提供微环境，B 细胞在骨髓中完成基因重排和阴性选择。

1. 祖 B 细胞（pro B cell） 开始表达 CD79a/CD79b。

2. 前 B 细胞（pre B cell） 表达前 B 细胞受体（pre BCR）。

3. 未成熟 B 细胞 表达完整 mIgM，通过受体编辑、克隆清除机制，完成阴性选择。

4. 成熟 B 细胞 又称初始 B 细胞（naïve B cell），可同时表达 mIgM 和 mIgD。

（二）Ig 基因重排

1. BCR 编码基因 BCR 即表达在 B 细胞表面的 Ig。人 Ig 重链基因由编码可变区的 V 基因片段、D 基因片段和 J 基因片段以及编码恒定区的 C 基因片段组成。轻链基因群分为 κ 基因和 λ 基因，只有 V-J 基因片段。

2. BCR 基因重排 Ig 的胚系基因中不同基因片段分割并成簇存在，只有通过基因重排形成 V-D-J（重链）或 V-J（轻链）连接后，再与 C 基因片段连接，才能编码完整的 Ig 多肽链，表达有功能的 BCR。

3. 等位排斥和同种型排斥 等位排斥指 B 细胞中一条染色体上的重链（或轻链）基因重排成功后，抑制另一条同源染色体上重链（或轻链）基因的重排。同种型排斥是指 κ 轻链基因重排成功后抑制 λ 轻链基因的重排。

（三）B 细胞在骨髓发育过程中的阴性选择

即骨髓中的未成熟 B 细胞通过克隆清除或失能，排除自身反应性 B 细胞，获得中枢免疫耐受的过程。

（四）BCR 及抗体多样性产生的机制

BCR 及抗体多样性产生的机制主要包括组合多样性、连接多样性、受体编辑和体细胞高频突变。

三、B 细胞的分类和功能

（一）根据活化阶段分类

1. 初始 B 细胞 指从未接受过抗原刺激的 B 细胞。

2. 记忆 B 细胞 初始 B 细胞接受初次抗原刺激以后在生发中心分化成为记忆 B 细胞。

3. 浆细胞 又称效应 B 细胞，由经受抗原激活的初始 B 细胞或记忆 B 细胞分化而成。

（二）根据发育途径分类

1. B1 细胞 B1 细胞最初在个体发育胚胎期由胎肝中的造血干细胞产生，具有自我更新能力。

2. B2 细胞 B2 细胞由骨髓多能干细胞发育分化产生，是分泌抗体、参与体液免疫应答的主要细胞。

习题

一、名词解释

1. 抗体

2. B 细胞受体

3. 互补决定区

4. 受体编辑

二、填空题

1. 根据 B 细胞所处的活化阶段,可将其分为_____、_____和_____三类。

2. 人 Ig 重链基因群包括_____、_____、_____和_____;人 Ig 轻链基因群分为_____和_____两种。

3. BCR 多样性产生的四种机制包括_____、_____、_____、_____。

4. B 细胞表面的_____、_____和_____非共价相连,形成 B 细胞的多分子共受体。

5. 保护 SIgA 的铰链区免受蛋白水解酶降解的抗体辅助成分是_____。

6. 抗体具有免疫原性,其抗原表位呈现_____、_____和_____三种不同的血清型。

7. B 细胞分化发育成熟的标志是表达_____。

三、选择题

【A1 型题】

1. B 细胞参与黏膜免疫反应主要是通过分泌

    A. IgA

    B. IgD

    C. IgE

    D. IgG

    E. IgM

2. 体细胞高频突变主要发生在

    A. V 区

    B. D 区

    C. J 区

    D. C 区

    E. M 区

3. 未成熟 B 细胞可以表达的 Ig 是

    A. IgG

    B. IgA

    C. IgD

    D. IgM

    E. IgE

4. 关于前 B 细胞,描述正确的是

    A. 先经历小前 B 细胞阶段,再经历大前 B 细胞阶段

    B. 其受体由 κ 链和替代轻链组成

C. 替代轻链由 λ3 和 VpreB 两种蛋白组成

D. pre BCR 可抑制另一条重链基因的重排

E. 大前 B 细胞开始发生轻链基因 V-J 重排,表达功能性 BCR

5. 关于 B 细胞,描述**错误**的是

A. 早期 pro B 细胞开始重排重链可变区基因 D-J

B. 晚期 pro B 细胞的 V-D-J 基因发生重排

C. pro B 细胞开始表达 CD79a/CD79b 异源二聚体

D. CD79a/CD79b 是 BCR 复合物的组成部分,是 B 细胞的重要标志

E. pro B 细胞开始表达 mIgM

6. 关于成熟 B 细胞,描述**错误**的是

A. 又称初始 B 细胞

B. 可同时表达 mIgM 和 mIgD

C. 表达的 mIgM 和 mIgD 可变区不完全相同

D. 离开骨髓,定居在外周淋巴器官

E. 可进一步分化为浆细胞

7. B 细胞发育过程中处于抗原依赖期的是

A. 淋巴样细胞

B. 记忆 B 细胞

C. 祖 B 细胞

D. 前 B 细胞

E. 未成熟 B 细胞

8. B 细胞的表面标志包括

A. CD3

B. CD4

C. CD8

D. CD19

E. CD56

9. B 细胞识别特异性抗原依赖的表面受体是

A. Fc

B. C3

C. CD40

D. CD79a

E. mIg

10. B 细胞表面传递活化信号的分子为

A. CD5

B. CD79a

C. CD3

D. CD32

E. CD56

11. **不属于** B 细胞辅助分子的是

    A. CD40

    B. CD80

    C. CD56

    D. CD86

    E. CD19

12. B 细胞能够作为 APC 促进 T 细胞活化的关键信号分子是

    A. CD40

    B. CD80

    C. CD20

    D. CD32

    E. CD19

13. 能与 C3d 结合形成复合体，发挥 B 细胞共受体作用的分子是

    A. CD21

    B. CD80

    C. CD20

    D. CD32

    E. CD40

14. 关于膜表面免疫球蛋白（mIg），说法正确的是

    A. 是 B 细胞的特征性表面标志

    B. 结合抗原后即能将信号传递至胞内发挥作用

    C. 以双体形式存在，能特异性结合抗原

    D. 其胞质区短，不能直接将抗原刺激的信号传递到 B 细胞内

    E. 能够激活 T 细胞

15. B 细胞活化的最重要共刺激分子是

    A. CD32

    B. CD20

    C. CD19

    D. CD40

    E. CD80

16. 抗体与抗原特异性结合的部位是

    A. C_H 和 C_L

    B. V_H 和 C_L

    C. V_H 和 C_H

    D. V_L 和 C_L

    E. V_H 和 V_L

17. 连接 SIgA 二聚体的结构是

    A. 二硫键

    B. 共价键

    C. 分泌片

D. J 链

E. 铰链区

18. 木瓜蛋白酶将抗体水解形成的 Fc 是指

A. 补体片段

B. 抗体片段

C. 可变区片段

D. 可结晶片段

E. 恒定区片段

19. 木瓜蛋白酶将抗体水解形成的 Fab 是指

A. 抗体结合片段

B. 抗原结合片段

C. 补体结合片段

D. 抗原效应片段

E. 抗体效应片段

20. 合成 SIgA J 链的细胞是

A. 嗜酸性粒细胞

B. T 细胞

C. B1 细胞

D. 浆细胞

E. 肥大细胞

21. 合成 SIgA 分泌片的细胞是

A. 黏膜上皮细胞

B. T 细胞

C. B1 细胞

D. 浆细胞

E. 肥大细胞

22. 不含有铰链区的 Ig 是

A. IgA 和 IgD

B. IgM 和 IgE

C. IgA 和 IgM

D. IgG 和 gE

E. IgA 和 IgE

23. 关于初始 B 细胞,描述正确的是

A. 是指从未接受过抗原刺激的 B 细胞

B. 存活周期比记忆 B 细胞长

C. 能响应相同抗原的二次刺激,产生更迅速、更高效、更特异的体液免疫

D. 只能分化为浆细胞,是抗体的主要来源

E. 只能分化为记忆 B 细胞

24. 关于浆细胞,描述错误的是

A. 可由初始 B 细胞或记忆 B 细胞分化而成

B. 是抗体的主要来源

C. 浆细胞就是效应 B 细胞

D. 能接受相同抗原的二次刺激,产生更迅速、更高效、更特异的体液免疫

E. 可通过分泌抗体介导体液免疫的发生

25. BCR 基因重排需要的重组酶**不包括**

A. RAG1

B. RAG2

C. TdT

D. DNA 外切酶

E. 胶原酶

26. 关于 B 细胞的分化发育,描述**错误**的是

A. 哺乳动物的 B 细胞是在胸腺中发育成熟的

B. B 细胞由哺乳动物骨髓中的淋巴样干细胞分化发育而来

C. 成熟 B 细胞主要定居于外周淋巴器官的淋巴滤泡内

D. 骨髓中基质细胞表达的细胞因子和黏附分子是诱导 B 细胞发育的必要条件

E. B 细胞分化发育过程中主要是功能 BCR 的表达和形成 B 细胞自身免疫耐受

27. BCR 多样性机制不包括

A. 组合多样性

B. 连接多样性

C. 体细胞高频突变

D. 克隆清除

E. 受体编辑

28. 关于 B 细胞骨髓发育,描述**错误**的是

A. 完成阴性选择

B. 需要抗原刺激

C. 经历基因重排

D. 获得中枢免疫耐受

E. 最终表达 BCR

29. 关于 B 细胞共刺激分子,描述正确的是

A. 第二信号是由 BCR 识别抗原产生

B. 共刺激分子是 B 细胞活化的第一信号

C. 第二信号由 APC 与 B 细胞表面分子相互作用产生

D. 在共刺激信号的辅助下,B 细胞活化增殖产生适应性体液免疫应答

E. B 细胞通过共刺激分子抑制 T 细胞的增殖

30. 具有 ITIM 的分子是

A. CD19

B. CD20

C. CD22

D. CD80

E. CD86

【A2 型题】

31. 患儿,男性,8 岁。被恶犬咬伤后,注射狂犬病人免疫球蛋白进行紧急预防,其机制是利用抗体中和病毒,最常用的抗体类别是

　　A. IgG

　　B. IgM

　　C. IgE

　　D. IgD

　　E. IgA

32. 患者,女性,20 岁。反复发热、颧部红斑。实验室检查:白细胞减少,淋巴细胞减少;狼疮细胞阳性;血清学检测抗 dsDNA 抗体阳性。诊断为系统性红斑狼疮。该患者体内产生 IgG 型抗 CCP 抗体的细胞是

　　A. 初始 B 细胞

　　B. B1 细胞

　　C. NK 细胞

　　D. 滤泡 B 细胞

　　E. 边缘区 B 细胞

33. 患者,男性,45 岁。主诉皮肤黏膜出血,有贫血病史。查体:肝脾大,颈部淋巴结肿大。实验室检查:单克隆免疫球蛋白或轻链(M 蛋白)水平异常升高。诊断为骨髓瘤。引起该病的异常细胞是

　　A. 单核/巨噬细胞

　　B. 粒细胞

　　C. T 细胞

　　D. B 细胞

　　E. NK 细胞

34. 患儿,男性,3 岁。2 周前第一次吃海鲜产品,面部和躯干出现红斑。近期不慎进食海鲜产品,症状加重。考虑患儿海鲜过敏。参与过敏反应的抗体主要是

　　A. IgG

　　B. IgM

　　C. IgA

　　D. IgE

　　E. IgD

35. 患儿,男性,6 岁。因颈部淋巴结无痛性、渐进性增大 6 个月就诊。穿刺组织免疫组化结果:肿瘤细胞 CD20(＋),Bcl-6(＋),MUM1(－),Bcl2(＋),CD3(－),CD4(－),CD8(－),AE1/AE3(－),Ki-67 约 60%。可能的诊断是

　　A. 胃癌

　　B. 肝癌

　　C. 肺癌

　　D. 直肠癌

　　E. 淋巴瘤

36. 患者,女性,40 岁。患有哮喘,常反复发生呼吸道感染。检测血清免疫球蛋白含量 IgG 10.3g/L,IgA 0.04g/L,IgM 0.52g/L。该患者最有可能患有

A. 类风湿关节炎

B. 选择性 IgA 缺乏症

C. X 连锁无丙种球蛋白血症

D. 结核

E. 系统性红斑狼疮

37. 患者,男性,40 岁。腹痛、腹泻 3 天,发热、巩膜和皮肤黄染 1 天。3 天前在夜宵摊进食螺蛳后出现腹痛和腹泻,口服抗生素无效;1 天前开始发热,体温达 39℃,巩膜和皮肤黄染。辅助检查:血清转氨酶 130U/L(正常值为 0~40U/L)。考虑诊断为急性甲型肝炎。为进一步确诊,拟检测患者血清中抗甲型肝炎病毒特异性抗体,最有助于判断急性感染的抗体类型是

A. IgG

B. IgM

C. IgA

D. IgE

E. IgD

38. 患儿,男性,10 岁。被宠物猫抓伤后,注射狂犬病人免疫球蛋白进行紧急预防,其中发挥作用的是

A. Fc 段

B. Fab 段

C. SP

D. J 链

E. pFc′

39. 患者,男性,24 岁。每到春天就出现皮肤红肿、奇痒难熬的症状,其他季节则不会发病。诊断为由花粉导致的过敏反应(荨麻疹)。该过敏反应的主要效应细胞为

A. mIgM⁺B 细胞

B. mIgD⁺B 细胞

C. mIgG⁺B 细胞

D. mIgA⁺B 细胞

E. mIgE⁺B 细胞

40. 患者,女性,44 岁。近 2 个月感觉乏力,骨骼疼痛。血常规:血红蛋白 85.0g/L。疑似多发性骨髓瘤,建议进行骨髓检查。可用于辅助诊断多发性骨髓瘤的分子是

A. CD3

B. CD4

C. MHC

D. CD19

E. CD28

41. 患儿,男性,3 天。因心率快、呼吸急促、发绀 2 天入院,血清学检测 IgM 阳性,初诊为宫内感染。关于 B 细胞产生 IgM 的过程,描述**错误**的是

A. CD19/CD21/CD81 作为共受体辅助传递抗原信号

B. CD79a/CD79b 识别抗原

C. 表达 CD40

D. 表达 CD80

E. 表达 CD20

42. 患者,女性,25 岁。因面部蝶形红斑 3 个月就诊。血液学检查:白细胞减少,淋巴细胞减少;抗 dsDNA 抗体和抗 Sm 抗体阳性。确诊为红斑狼疮。患者发病最可能的原因是

    A. 患者体内产生大量自身抗体

    B. 患者体内 B 细胞缺失

    C. 患者误食变质食品

    D. 患者曾受蚊虫叮咬

    E. 患者感染了链球菌

43. 患儿,男性,8 岁。患血友病 5 年,多次接受Ⅷ因子和输血治疗,近 2 个月反复发热,口服抗生素治疗无效。实验室检查:$CD4^+T$ 细胞减少,$CD8^+T$ 细胞正常,$CD4^+T/CD8^+T$ 降低,抗 HIV 抗体阳性。疑似 HIV 感染。ELISA 间接法检测人血清中抗 HIV 抗体 IgG,与辣根过氧化物酶标记的抗 IgG 抗体(二抗)结合的不同患者 IgG 的表位是

    A. 同种型

    B. 同种异型

    C. 异种抗原

    D. 移植抗原

    E. 独特型

44. 患者,男性,35 岁。患非霍奇金淋巴瘤,颈部淋巴结和锁骨上淋巴结肿大,反复高热,体重减轻明显。进行免疫组化检测时,**不能**辅助诊断该类疾病的肿瘤抗原是

    A. CD5

    B. CD19

    C. CD20

    D. CD79a

    E. CD56

45. 患者,男性,20 岁。自幼反复出现呼吸困难,可以自行缓解,近期发作严重,特别是在夜间和清晨发作次数增加。诊断为支气管哮喘,该病主要由 IgE 介导。关于 IgE 描述**错误**的是

    A. 没有铰链区

    B. 含有 SP

    C. CDR 决定其特异性

    D. 轻链包括 κ 链和 λ 链

    E. 骨架区位于可变区内

【B1 型题】

(46~49 题共用备选答案)

    A. $mIgM^+$ B 细胞

    B. $mIgG^+$ B 细胞

    C. $mIgA^+$ B 细胞

    D. $mIgD^+$ B 细胞

    E. $mIgE^+$ B 细胞

46. 未成熟 B 细胞与初始 B 细胞都是

47. 属于初始 B 细胞但不属于未成熟 B 细胞的是

48. 主要存在于肠道黏膜等黏膜组织中的是

49. 主要由 IL-4 诱导产生,与 I 型超敏反应相关的是

(50~53 题共用备选答案)

    A. 浆细胞

    B. 初始 B 细胞

    C. B1 细胞

    D. 抗原提呈细胞

    E. 记忆 B 细胞

50. 介导再次应答,产生更迅速、更高效、更特异的体液免疫的是

51. 由胎肝中的造血干细胞发育而来的是

52. 从骨髓发育成熟后尚未接受抗原刺激的是

53. 在感染早期发挥作用的是

四、简答题

1. 简述 B 细胞重要的表面标志及其功能。

2. 简述免疫球蛋白基本结构。

3. 简述 BCR 多样性产生的机制。

4. 简述 B 细胞在中枢免疫器官中的分化、发育过程。

参考答案

一、名词解释

1. 抗体:是 B 细胞在接受抗原刺激后,活化并分化为浆细胞后产生并分泌的一类球蛋白,能与抗原特异性结合,是体液免疫应答的重要效应分子。其单体是由两条重链和两条轻链组成的 Y 形结构蛋白,依靠其 N 端的 Fab 段结合抗原,其 C 端的 Fc 段与不同细胞上的相应受体结合。

2. B 细胞受体:是表达在 B 细胞膜表面的膜型免疫球蛋白(mIg),是 B 细胞的特异性标志,也是 B 细胞识别、结合并摄取抗原的分子基础。mIg 的 V 区与抗原特异性结合,其信号依赖异二聚体 CD79a/CD79b 进行转导。

3. 互补决定区:免疫球蛋白重链和轻链的可变区各有 3 个区域的氨基酸组成和排列顺序高度可变,该区域形成与抗原表位互补的空间构象,称为互补决定区(CDR)。该区域决定着抗体的特异性,并负责识别及结合抗原。

4. 受体编辑:指一些完成基因重排并成功表达 BCR 的 B 细胞识别自身抗原后重新激活 RAG 基因启动新的基因重排,从而使 BCR 获得新的特异性,使 BCR 的多样性进一步增加。

二、填空题

1. 初始 B 细胞　记忆 B 细胞　浆细胞

2. V 基因片段　D 基因片段　J 基因片段　C 基因片段　κ 基因　λ 基因

3. 组合多样性　连接多样性　受体编辑　体细胞高频突变

4. CD19　CD21　CD81

5. 分泌片

6. 同种型　同种异型　独特型

7. mIgD

三、选择题

【A1 型题 】

1. A	2. A	3. D	4. D	5. E	6. C	7. B	8. D	9. E	10. B
11. C	12. B	13. A	14. D	15. D	16. E	17. D	18. D	19. B	20. D
21. A	22. B	23. A	24. D	25. E	26. A	27. D	28. B	29. D	30. C

【A2 型题 】

31. A	32. D	33. D	34. A	35. E	36. B	37. B	38. B	39. A	40. D
41. B	42. A	43. A	44. E	45. B

【B1 型题 】

46. A 47. D 48. C 49. E 50. E 51. C 52. B 53. C

四、简答题

1. 简述 B 细胞重要的表面标志及其功能。

答:(1)BCR 复合物:由识别和结合抗原的 BCR 和传递抗原刺激信号的 CD79a/CD79b 异二聚体组成。

(2)共受体复合体:由 CD19、CD21 及 CD81 非共价相连组成,与 BCR 共同结合抗原并增强抗原活化信号。

(3)共刺激分子:包括向 B 细胞传递第二信号的 CD40 及向 T 细胞传递第二信号的 CD80、CD86。

(4)其他分子:包括 B 细胞特异性标志 CD20 及参与 B 细胞活化的黏附分子受体、细胞因子受体、MHC 分子等。

2. 简述免疫球蛋白基本结构。

答:Ig 单体是由两条完全相同的重链和两条完全相同的轻链组成的四聚体,重链和轻链间通过链间二硫键连接,呈 Y 形结构。根据氨基酸序列差异,重链和轻链分为可变(V)区和恒定(C)区。重链和轻链均只有一个 V 区,靠近 N 端。V 区又分为互补决定区(CDR)和框架区,其中 CDR 与抗原表位结合,决定 BCR 的特异性。轻链仅有一个 C 区,重链包含 3~4 个 C 区,C_H1、C_H2 之间的区域富含脯氨酸,易伸展弯曲,能改变 Y 形两个臂之间的距离,有利于两臂同时结合两个相同的抗原表位,称为铰链区。

3. 简述 BCR 多样性产生的机制。

答:BCR 多样性产生的机制主要包括组合多样性、连接多样性、受体编辑和体细胞高频突变。

(1)组合多样性:指在免疫球蛋白 V、(D)、J 基因片段重排时,分别在众多 V、(D)、J 基因片段中仅取用 1 个,众多的基因重排组合产生了众多 V 区基因片段的组合。

(2)连接多样性:即 V-(D)-J 基因片段进行连接时会发生插入、替换或缺失核苷酸的情况,从而产生新的序列。

(3)受体编辑:指一些完成基因重排并成功表达 BCR 的 B 细胞识别自身抗原后未被克隆清除,而是发生 RAG 基因重新活化,导致 V 区编码基因再次重排,从而使 BCR 获得新的特异性。

(4)体细胞高频突变:成熟的 B 细胞进入外周淋巴器官生发中心接受抗原刺激后,其编码 V 区 CDR 部位的基因序列发生碱基的高频率点突变,称为体细胞高频突变。

4. 简述 B 细胞在中枢免疫器官中的分化、发育过程。

答:B 细胞在骨髓中的发育不依赖抗原,经历了祖 B 细胞、前 B 细胞、未成熟 B 细胞和成熟 B 细胞等几个阶段。在骨髓中 B 细胞完成基因重排和阴性选择:通过基因重排,B 细胞表达功能性 BCR,获得接收抗原信号的能力;通过阴性选择,B 细胞获得自身免疫耐受。

(马春红)

第九章 | B 淋巴细胞和抗体介导的体液免疫应答

学习目标

1. **掌握** B 细胞活化的双信号;体液免疫应答中初次应答与再次应答的区别;B 细胞介导的体液免疫应答的效应;各类抗体的特性与功能。

2. **熟悉** B 细胞在生发中心分化成熟的过程;B 细胞对 TD、TI 抗原免疫应答的异同;多克隆抗体、单克隆抗体和基因工程抗体的概念。

3. **了解** B 细胞对 TI 抗原的免疫应答。

内容精要

病原体及其抗原成分进入机体后可诱导抗原特异性 B 细胞活化、增殖并最终分化为浆细胞,产生特异性抗体发挥生物学效应。

一、B 细胞对 TD 抗原的免疫应答

(一) B 细胞对 TD 抗原的识别

不同于 TI 抗原能通过其丝裂原成分与 B 细胞上的丝裂原受体结合,B 细胞对 TD 抗原的识别必须通过 BCR。

(二) B 细胞活化需要的信号

1. **第一信号** 即抗原刺激信号,由 BCR-CD79a/CD79b（BCR-Igα/β）和 CD19/CD21/CD81 共同传递。

2. **第二信号** 即共刺激信号,由 Th 细胞与 B 细胞表面多对共刺激分子（如 CD40/CD40L）相互作用产生。

3. **细胞因子** 活化 B 细胞在 Tfh 细胞分泌的细胞因子（如 IL-4、IL-5、IL-21）的作用下大量增殖,细胞因子诱导的 B 细胞增殖是 B 细胞形成生发中心和继续分化的基础。

(三) B 细胞的增殖和分化

经双信号刺激后,活化的 B 细胞在外周淋巴器官的 T、B 细胞区交界处形成初级聚合灶,分化为浆母细胞或迁移至淋巴滤泡形成生发中心。在生发中心,B 细胞经历体细胞高频突变、抗体亲和力成熟和类别转换,分化为浆细胞或记忆 B 细胞。

(四) 抗体的产生

在生发中心,B 细胞在 FDC 和 Tfh 细胞协同作用下经历一系列关键的事件,包括以下几个方面。

1. **体细胞高频突变** 中心母细胞的轻链和重链 V 基因可发生体细胞高频突变以增加 BCR 的多样性。

2. **抗体亲和力成熟** 生发中心 B 细胞通过反复的突变和选择,增强 BCR 与抗原的亲和力。

3. 抗体的类别转换　是指可变区相同而抗体类别发生变化,如从 IgM 转换为 IgG 的过程,又称同种型转换。

二、B 细胞对 TI 抗原的免疫应答

TI-1 抗原可激活成熟和不成熟的 B 细胞,诱导产生低亲和力的 IgM。TI-2 抗原仅可激活成熟的 B 细胞,以 B1 细胞为主。

三、体液免疫应答产生抗体的一般规律

1. 初次应答　特点:①潜伏期相对较长;②产生抗体量少,主要为低亲和力的 IgM;③可产生少量的针对特定抗原类型的记忆 B 细胞。

2. 再次应答　特点:①潜伏期短;②血清抗体浓度升高的速度快,快速到达平台期;③抗体维持时间长;④诱发所需抗原剂量小;⑤主要产生高亲和力的抗体 IgG。

四、体液免疫应答的效应

(一) 抗体的生物学功能

体液免疫的主要效应分子为特异性抗体。抗体 V 区的功能主要是识别并特异性结合抗原,可结合病原微生物及其产物,具有中和毒素、阻断病原入侵等免疫防御功能。抗体 C 区的功能包括激活补体,结合 Fc 受体发挥调理作用、抗体依赖的细胞吞噬作用(ADCP)、抗体依赖细胞介导的细胞毒作用(ADCC)、介导 I 型超敏反应,穿过胎盘和黏膜等。

(二) 各类抗体的特性与功能

1. IgG　于出生后 3 个月开始合成,是血清和胞外液中含量最高的抗体,约占血清总 Ig 的 75%~80%。人 IgG 有 4 个亚类(IgG1、IgG2、IgG3、IgG4),是再次免疫应答产生的主要抗体,可穿过胎盘屏障,能通过经典途径活化补体,发挥调理作用、ADCC 等。

2. IgM　占血清总 Ig 的 5%~10%。分泌型 IgM(五聚体)是分子量最大的抗体,主要存在于血液中,是个体发育过程中最早合成和分泌的抗体,也是初次免疫应答中最早出现的抗体。

3. IgA　主要为分泌型(SIgA),是外分泌液中的主要抗体类别,在黏膜局部抗感染中发挥重要作用,婴儿可从母亲初乳中获得 SIgA。

4. IgD　正常人血清 IgD 浓度很低,分为血清型和膜结合型(mIgD)。mIgD 属于 BCR,是 B 细胞分化发育成熟的标志。

5. IgE　是正常人血清中含量最少的抗体,血清浓度极低。是亲细胞抗体,可介导 I 型超敏反应,与机体抗寄生虫免疫有关。

(三) 抗体的人工制备及应用

1. 多克隆抗体　是含有多种抗原表位的天然抗原分子刺激机体免疫系统时,体内多个 B 细胞克隆被激活,产生的含有多种针对不同抗原表位的特异性抗体。

2. 单克隆抗体　是由单一杂交瘤细胞产生,针对单一抗原表位的特异性抗体。优点是结构均一、纯度高、特异性强、易于制备。

3. 基因工程抗体　通过基因工程技术制备,是拓展单克隆抗体应用范围的重要手段,可根据疾病防治或研究的需要制备新型抗体,包括人-鼠嵌合抗体、人源化抗体、双特异性抗体、小分子抗体等。

习题

一、名词解释

1. 体液免疫应答

2. ADCC

3. 单克隆抗体

4. ADCP

二、填空题

1. 依据抗原种类和成分的不同,B 细胞介导的免疫应答可分为_____和_____。

2. B 细胞活化的第二信号又称_____,由 Th 细胞与 B 细胞表面多对共刺激分子相互作用产生,其中最重要的是_____。

3. 抗体 C 区的功能主要有_____、_____、_____和_____。

4. 在生发中心,B 细胞在 FDC 和 Tfh 细胞的协同作用下,经历一系列关键事件,主要包括_____、_____和_____。

5. 初次免疫应答中最早出现的抗体是_____,血清和胞外液中含量最高的抗体是_____,参与黏膜局部免疫的抗体主要是_____,与 I 型超敏反应有关的抗体是_____。

三、选择题

【A1 型题】

1. 用抗 μ 链的抗体可活化的细胞是
    A. T 细胞
    B. B 细胞
    C. 嗜碱性粒细胞
    D. NK 细胞
    E. 嗜酸性粒细胞

2. 可以被动转移特异性体液免疫的是
    A. TNF
    B. 抗体
    C. IL-2
    D. T 细胞
    E. IL-1

3. 关于 B 细胞活化共受体,描述正确的是
    A. 由 CD19 与 CD21、CD81 组成的复合物
    B. 由 BCR 与 CD79a、CD79b 组成的复合物
    C. CD79a/CD79b 自身不传递信号
    D. CD21 自身能传递信号
    E. CD19 自身不传递信号

4. 促进体液免疫的细胞因子是
    A. TNF、IL-2
    B. IL-1、IL-4

  C. IL-4、IL-5

  D. IL-10、IL-12

  E. IL-2、IFN-γ

5. 成熟 B 细胞的 mIg 类别是

  A. IgM、IgG

  B. IgG、IgE

  C. IgM、IgA

  D. IgA、IgE

  E. IgM、IgD

6. B 细胞**不具有**的功能是

  A. 抗原提呈

  B. 产生抗体

  C. 分泌细胞因子

  D. 免疫记忆

  E. 直接杀伤靶细胞

7. 机体产生 5 类抗体的关键机制是

  A. 重链和轻链间的组装

  B. 组合造成的多样性

  C. 连接造成的多样性

  D. 体细胞高频突变造成的多样性

  E. 抗体的类别转换

8. B 细胞识别特异性抗原

  A. 需要细胞因子

  B. 具有 MHC I 类分子限制性

  C. 通过 CD3 传递抗原信号

  D. 具有 MHC II 类分子限制性

  E. 没有 MHC 限制性

9. B 细胞**不表达**的分子是

  A. I 类 MHC 抗原

  B. CD19

  C. C3d 受体

  D. CD2 抗原

  E. II 类 MHC 抗原

10. 介导 B 细胞活化第二信号的分子对是

  A. CD28/B7

  B. CD40/CD40L

  C. BCR/抗原

  D. CD4/MHC II 类分子

  E. CD8/MHC I 类分子

11. CD 分子中与 B 细胞活化有关的是
    A. CD21
    B. CD2
    C. CD8
    D. CD3
    E. CD4

12. 初次应答中产生的抗体主要是
    A. IgA
    B. IgE
    C. IgG
    D. IgM
    E. IgD

13. B 细胞表面的抗原识别受体是
    A. CD21
    B. CD40
    C. BCR
    D. CD19
    E. Igα/Igβ

14. B 细胞表面能结合 C3d 的分子是
    A. MHC
    B. CD19
    C. CD81
    D. CD21
    E. BCR

15. 再次免疫应答是基于
    A. NK 细胞的杀伤作用
    B. 补体激活
    C. 肥大细胞脱颗粒
    D. 巨噬细胞的吞噬作用
    E. 记忆细胞活化

16. 关于再次应答,说法正确的是
    A. 主要产生高亲和力的 IgM
    B. 抗体浓度升高速度慢
    C. 抗体维持时间短
    D. 诱发再次应答所需抗原剂量大
    E. 比初次应答的潜伏期短

17. Th 细胞活化 B 细胞主要依赖的互作分子对是
    A. CD4 和 MHCⅡ
    B. CD40L 和 CD40
    C. B7 和 CD28

D. B7 和 CTLA-4

E. ICAM 和 LFA-1

18. BCR 识别抗原产生的活化信号进行转导时需要的分子是

A. CD40

B. CD19

C. CD21

D. Igα 和 Igβ

E. CD81

19. 调节抗体类别转换的关键细胞是

A. Th 细胞

B. B 细胞

C. Tc 细胞

D. NK 细胞

E. 中性粒细胞

20. TD 抗原引起免疫应答的特点是

A. 可形成记忆细胞

B. 只诱导细胞免疫应答

C. 产生免疫应答的细胞为 B1 细胞

D. 只诱导体液免疫应答

E. 可直接诱导 T、B 细胞产生免疫应答

21. B 细胞作为抗原提呈细胞时,为 T 细胞活化提供第二信号的分子是

A. CD28

B. B7

C. CD40

D. CD40L

E. MHCⅡ

22. 单克隆抗体的特点是

A. 特异性不高

B. 易发生交叉反应

C. 不易大量制备

D. 来源广泛

E. 只识别某一特定抗原表位

【A2 型题】

23. 在 19 世纪 70 年代,扁桃体切除是儿童扁桃体肿大的常规疗法。后来研究发现黏膜相关淋巴组织(MALT)具有重要的免疫保护作用,因此不再轻易切除扁桃体。MALT 发挥免疫保护作用的机制主要是分泌

A. SIgA

B. IgD

C. IgE

D. IgG

E. IgM

24. 患者,女性,28 岁。近 1 周常出现打喷嚏、流泪和眼睑红肿等症状,这种情况过去几年也有发生,且多发生在春天。初步诊断为花粉症。导致患者出现上述症状的抗体是

    A. IgA

    B. IgD

    C. IgE

    D. IgG

    E. IgM

25. 患者,男性,56 岁。因间歇性胸闷伴下肢水肿 1 周入院。血常规报告显示淋巴细胞占比 60.9%,中度贫血,血小板水平低;进一步流式细胞术检测结果表明单克隆 B 细胞约占总细胞的 40%,考虑诊断为非霍奇金淋巴瘤。针对此疾病最有前景的药物是

    A. 抗 CD2 单克隆抗体

    B. 抗 CD3 单克隆抗体

    C. 抗 CD20 单克隆抗体

    D. 抗 CD4 单克隆抗体

    E. 抗 CD28 单克隆抗体

26. 患者,女性,72 岁。入院前 4 天出现发热,伴有咳嗽、咳痰,为白色黏液。查体发现双肺呼吸音粗,右下肺可闻及湿啰音。痰涂片可见革兰氏阳性球菌,多成对或呈链状排列,高度怀疑肺炎链球菌感染。能对该球菌的脂多糖成分进行应答的细胞是

    A. B1 细胞

    B. B2 细胞

    C. 浆母细胞

    D. 浆细胞

    E. 记忆 B 细胞

27. 患儿,男性,11 岁。脐周痛 2 周,呕吐 1~3 次/天,腹痛加剧。下腹+盆腔 CT 提示腹腔、腹股沟多发淋巴结肿大,血常规嗜酸性粒细胞增多,粪便常规可见人芽囊原虫,初步诊断为寄生虫感染。推测其血清中水平显著升高的 Ig 是

    A. IgM

    B. IgG

    C. IgA

    D. IgD

    E. IgE

28. 患儿,男性,4 岁。因肺炎链球菌感染入院。该患者自出生后 10 个月起,多次细菌感染,常为肺炎链球菌和金黄色葡萄球菌。其母亲有两个兄弟均在 2 岁时因肺炎去世,但母亲的姐妹均正常成年,患者还曾有一个不满 10 岁去世的哥哥。流式检测显示其 T 细胞比例正常,但外周血中无 CD19$^+$细胞。血清 IgG 80mg/dl(正常值为 600~1 500mg/dl),无 IgA(正常值为 50~125mg/dl),IgM 10mg/dl(正常值为 75~150mg/dl)。基因诊断明确其为 X 连锁无丙种球蛋白血症。使该患者在出生早期能正常发育的保护性抗体是

    A. IgM

    B. IgG

    C. IgA

D. IgD

E. IgE

29. 患儿,男性,5 岁。因严重的急性筛窦感染入院。其自 1 岁起就常有复发性鼻窦感染。流式检测显示 CD19⁺B 细胞、CD3⁺T 细胞、CD56⁺NK 细胞比例均正常,但体外活化实验发现,该患者的 T 细胞在佛波酯和离子霉素刺激后,不能结合可溶性的 CD40。该患者仍可以正常产生的血清抗体类型为

A. IgM 和 IgG

B. IgG 和 IgA

C. IgA 和 IgE

D. IgM 和 IgD

E. IgE 和 IgG

30. 患者,女性,33 岁。婚后一直无法生育,每次妊娠不超过 2 个月即流产,10 余年内反复性自然流产。检测发现夫妻双方 HLA Ⅱ类基因相容性高可能是导致其早期流产的原因。妊娠期,母体产生抗配偶淋巴细胞的特异性 IgG 抗体,该现象体现的抗体的生物学功能是

A. 中和作用

B. 激活补体

C. 调理作用

D. ADCC

E. ADCP

31. 患者,男性,72 岁。因胸椎骨折就诊。患者 1 年前无明显诱因出现胸背疼痛,抗骨质疏松治疗后全身疼痛渐行加重,3 个月前生活不能自理。入院后查体体温正常,肝脾淋巴结未触及。IgG 109.3g/L(正常值为 6~15g/L)。骨髓涂片检查初步判断为多发性骨髓瘤。该患者出现异常的细胞主要为

A. B1 细胞

B. 浆细胞

C. CD4⁺T 细胞

D. CD8⁺T 细胞

E. 巨噬细胞

32. 患者,女性,58 岁。患系统性红斑狼疮肾炎(Ⅳ型)。抗核抗体(+),核均质性 1:1 000(+),抗 RNP/Sm 抗体(+),抗 dsDNA 抗体(++)。直接 Coombs 试验(+):抗 IgG、C3d 抗体(+)。产生这些抗体的细胞主要是

A. 祖 B 细胞

B. 前 B 细胞

C. 初始 B 细胞

D. 效应 T 细胞

E. 效应 B 细胞

【B1 型题】

(33~36 题共用备选答案)

A. BCR

B. LFA-1

  C. CD40L

  D. CD28

  E. CD21

33. B 细胞上 B7 相应的配体分子是

34. B 细胞上能结合特异性抗原的是

35. B 细胞上 ICAM-1 相应的配体分子是

36. B 细胞上 C3d 的受体是

（37~39 题共用备选答案）

  A. 胸腺

  B. 骨髓

  C. 血液

  D. 感染部位

  E. 淋巴结

37. B 细胞发育成熟的场所是

38. T 细胞发育成熟的场所是

39. 能形成生发中心的部位是

四、简答题

1. 简述体液免疫应答中 T、B 细胞相互作用的机制。

2. 体液免疫应答中的再次应答和初次应答有何不同?

参考答案

一、名词解释

1. 体液免疫应答:抗原进入机体后诱导相应的抗原特异性 B 细胞活化、增殖并最终分化为浆细胞,产生特异性抗体进入体液,发挥免疫效应。由于抗体存在于体液,故此过程称为体液免疫应答。

2. ADCC:即抗体依赖细胞介导的细胞毒作用。抗体的 Fab 段结合病毒感染细胞或肿瘤细胞表面的抗原表位,其 Fc 段与杀伤细胞(NK 细胞)表面的 FcR 结合,介导杀伤细胞直接杀伤靶细胞。

3. 单克隆抗体:每个杂交瘤细胞由一个 B 细胞与一个骨髓瘤细胞融合而成,每个 B 细胞克隆仅识别一种抗原表位,故经筛选和克隆化的杂交瘤细胞仅能合成及分泌抗单一抗原表位的特异性抗体。这种由单一杂交瘤细胞产生,针对单一抗原表位的特异性抗体,称为单克隆抗体。

4. ADCP:即抗体依赖的细胞吞噬作用。抗体的 Fab 段结合病毒感染细胞或肿瘤细胞表面的抗原表位,其 Fc 段与吞噬细胞(巨噬细胞等)表面的 FcR(如 FcγR I、CD64)结合,介导吞噬清除靶细胞。

二、填空题

1. 对 TD 抗原的免疫应答   对 TI 抗原的免疫应答

2. 共刺激信号   CD40/CD40L

3. 激活补体   结合 Fc 受体   穿过胎盘和黏膜   免疫调节

4. 体细胞高频突变   抗体亲和力成熟   抗体的类别转换

5. IgM   IgG   SIgA   IgE

三、选择题

【A1 型题】

1. B	2. B	3. A	4. C	5. E	6. E	7. E	8. E	9. D	10. B
11. A	12. D	13. C	14. D	15. E	16. E	17. B	18. D	19. A	20. A
21. B	22. E

【A2 型题】

23. A	24. C	25. C	26. A	27. E	28. B	29. D	30. A	31. B	32. E

【B1 型题】

33. D	34. A	35. B	36. E	37. B	38. A	39. E

四、简答题

1. 简述体液免疫应答中 T、B 细胞相互作用的机制。

答:T、B 细胞间的作用是双向的。一方面,B 细胞可作为 APC,BCR 识别并结合抗原,抗原-抗体复合物内化,抗原被加工成抗原肽后与 MHC Ⅱ 类分子形成复合物,提呈给 T 细胞的 TCR,产生 T 细胞活化的第一信号;B 细胞识别抗原后表达 CD80/86 分子,与 T 细胞表面的 CD28 结合提供 T 细胞活化的第二信号。

另一方面,活化的 T 细胞表达 CD40L,为 B 细胞提供活化的第二信号,CD40 和 CD40L 结合可诱导静止期 B 细胞进入细胞增殖周期;活化 T 细胞分泌的细胞因子(IL-2、IL-4、IL-21、IL-6 等)诱导 B 细胞进一步增殖、分化和生成抗体。

2. 体液免疫应答中的再次应答和初次应答有何不同?

答:不同之处包括:①再次应答潜伏期短,大约为初次应答潜伏期的一半;②再次应答抗体浓度升高速度快,快速到达平台期,平台高(有时可比初次应答高 10 倍以上);③再次应答抗体维持时间长;④诱发再次应答所需抗原剂量小;⑤再次应答主要产生高亲和力的抗体 IgG,而初次应答中主要产生低亲和力的 IgM。

(王青青)

第十章 | 免疫耐受

学习目标

1. **掌握** 免疫耐受的类型和形成机制。
2. **熟悉** 影响免疫耐受形成的因素。
3. **了解** 诱导和打破免疫耐受的基本策略及其临床应用。

内容精要

一、免疫耐受的概念、类型及影响因素

（一）免疫耐受的概念与类型

1. 概念 免疫耐受是机体免疫系统在遭受某些抗原刺激时所发生的针对该抗原的特异性的不应答，是特异性免疫应答的一种特殊形式。

2. 类型 根据不同的分类原则，免疫耐受可分为中枢免疫耐受和外周免疫耐受，也可分为 T 细胞耐受和 B 细胞耐受等。

（二）免疫耐受形成的影响因素

1. 抗原因素

（1）抗原剂量：诱导耐受的抗原又称为耐受原。抗原剂量太低引起的免疫耐受称为低带耐受，抗原剂量太高引起的免疫耐受称为高带耐受。

（2）抗原性状：可溶性、小分子、结构单一的抗原容易诱导免疫耐受。

（3）抗原进入机体的途径：口服抗原易致免疫耐受，皮下或皮内注射最难诱导免疫耐受。

2. 机体因素

（1）免疫系统的发育成熟程度：免疫系统发育越幼稚越容易诱导免疫耐受。

（2）机体的免疫功能状态：长期使用免疫抑制剂导致免疫功能低下的个体有可能对外来抗原免疫耐受。

（3）遗传背景：某种基因背景的个体对特定抗原呈先天耐受。

二、免疫耐受的形成机制

（一）中枢免疫耐受

1. T 细胞中枢免疫耐受机制

（1）T 细胞克隆清除：自身反应性 T 细胞克隆在胸腺与自身抗原高亲和力结合后，发生凋亡而被清除，从而导致自身耐受。

（2）调节性 T 细胞产生：一些 $CD4^+$ 的未成熟的自身反应性 T 细胞与对应的自身抗原结合后并

没有被克隆清除,而是发育成为自身抗原特异性的具有免疫抑制功能的调节性 T 细胞,从而丧失对自身抗原产生应答的能力。

2. B 细胞中枢免疫耐受机制

(1)受体编辑:未成熟的自身反应性 B 细胞识别量大且多价的自身抗原时,引起 BCR 交联,再次激活 RAG1 和 RAG2 基因,轻链基因重排,重新生成不针对自身抗原表位的新轻链和 BCR,丧失对自身抗原产生应答的能力。

(2)克隆清除:当受体编辑失败时,未成熟的自身反应性 B 细胞就会发生凋亡从而被清除。

(3)克隆失能:未成熟的自身反应性 B 细胞识别可溶性低亲和力的自身抗原,导致 BCR 表达减少,对自身抗原出现功能性的无反应。

(二)外周免疫耐受

1. T 细胞外周免疫耐受机制

(1)克隆清除:自身反应性 T 细胞在外周与自身抗原结合后,会上调死亡受体及配体的表达水平,发生活化诱导的细胞死亡,从而被清除。

(2)克隆失能:自身反应性 T 细胞在外周接受不成熟的 DC 提呈自身抗原时,若缺少共刺激信号(第二信号)和细胞因子的辅助,会导致功能性的不应答。

(3)克隆抑制:调节性 T 细胞和其他的免疫调节细胞对自身反应性 T 细胞产生抑制作用。

2. B 细胞外周免疫耐受机制

(1)克隆清除:活化增殖的自身反应性 B 细胞表达死亡受体与配体,从而发生凋亡被清除。

(2)克隆失能:一些自身反应性 B 细胞,由于能辅助其活化的自身抗原特异性 T 细胞已被清除或处于失能状态,故不能被自身抗原活化,表现为克隆失能。

(3)克隆抑制:B 细胞表达的多种抑制性受体参与抑制自身反应性 B 细胞的活化。

3. 免疫豁免区的外周免疫耐受机制

(1)主要的免疫豁免区:机体的某些部位,由于存在一些特殊的解剖结构,不同程度地限制了针对自身成分的特异性免疫应答的产生,被称为免疫豁免区,比如脑、睾丸、胎盘、眼等部位。

(2)母胎界面:母胎界面是一个特殊的免疫豁免区,在妊娠期间出现,母亲的免疫系统通过胎盘的特殊结构以及局部的免疫抑制状态等多种机制耐受胎儿抗原。

三、免疫耐受的人工干预

(一)诱导免疫耐受

诱导免疫耐受的途径包括:①通过更容易诱导耐受的途径引入抗原;②改造抗原表位;③阻断共刺激信号;④增强抑制性免疫细胞的作用;⑤骨髓/造血干细胞移植。

(二)打破免疫耐受

打破免疫耐受的途径包括:①激活共刺激信号;②阻断共抑制信号;③抑制调节性 T 细胞的功能;④促进抗原提呈细胞的成熟。

习题

一、名词解释

1. 免疫耐受
2. 耐受原

3. 中枢免疫耐受

4. 外周免疫耐受

二、填空题

1. 根据形成时所在器官的不同,免疫耐受可分为_____、_____。

2. B 细胞中枢免疫耐受形成的机制是_____、_____、_____。

3. 外周免疫耐受的主要机制是_____、_____、_____。

4. 影响耐受形成的机体因素包括_____、_____、_____

_____。

5. 影响耐受形成的抗原因素包括_____、_____、_____。

三、选择题

【A1 型题】

1. 口服免疫原最不可能建立的是

    A. 胃肠黏膜局部免疫耐受

    B. 全身免疫耐受

    C. 中枢免疫耐受

    D. 外周 B 细胞免疫耐受

    E. 外周 T 细胞免疫耐受

2. 关于 T 细胞耐受正确的描述是

    A. 需要高剂量 TI 抗原诱导

    B. 需要低剂量 TI 抗原诱导

    C. 所需时间较长

    D. 与抗原剂量无关

    E. 持续的时间较长

3. 关于 B 细胞耐受正确的描述是

    A. 仅对 TD 抗原产生耐受

    B. 仅对 TI 抗原产生耐受

    C. 诱导所需时间较短

    D. 与抗原剂量无关

    E. 持续的时间较短

4. 最容易诱导免疫耐受的时期是

    A. 胚胎期

    B. 新生儿期

    C. 青少年期

    D. 成年期

    E. 老年期

5. 诱导免疫耐受的方式不包括

    A. 口服免疫原

    B. 静脉注射抗原

    C. 皮下多次注射小剂量抗原

    D. 过继输入调节性 T 细胞

    E. 使用变构肽

6. 可能诱导免疫耐受的方法是

 A. 切除成年动物的胸腺

 B. 切除成年动物的脾脏

 C. 注射佐剂

 D. 注射极大量抗原

 E. 注射有丝分裂原和抗原

7. 最容易被诱导免疫耐受的细胞是

 A. B 细胞

 B. 巨噬细胞

 C. 单核细胞

 D. T 细胞

 E. NK 细胞

8. 属于免疫隔离部位的是

 A. 甲状腺

 B. 胰腺

 C. 小肠

 D. 肺

 E. 眼前房

9. 自身反应性 T 细胞克隆清除主要发生在

 A. 胸腺

 B. 骨髓

 C. 淋巴结

 D. 脾脏

 E. 黏膜相关淋巴组织

10. 天然免疫耐受是指

 A. 机体对任何抗原都不发生特异性免疫应答的状态

 B. 机体对改变的自身组织成分不发生特异性免疫应答的状态

 C. 机体对非己抗原不发生特异性免疫应答的状态

 D. 机体对同种异型抗原不发生特异性免疫应答的状态

 E. 机体对自身组织成分不发生特异性免疫应答的状态

11. 关于免疫耐受描述**错误**的是

 A. 具有特异性, 只对特定抗原不应答

 B. 不影响适应性免疫应答整体功能

 C. 免疫缺陷是免疫耐受的一种

 D. 与药物引起的对免疫系统的普遍抑制不同

 E. 既能发生在中枢, 也能发生在外周

12. 在免疫耐受诱导中有关抗原因素描述**错误**的是

 A. 抗原剂量过高或过低都可导致免疫耐受

 B. 单体抗原较其聚体更易导致免疫耐受

 C. 某些抗原表位更易导致免疫耐受

D. 合并使用佐剂不易导致免疫耐受

E. 皮下注射抗原易致免疫耐受

13. 关于胚胎期接触抗原所致的免疫耐受描述正确的是

　　A. 属于外周免疫耐受的一种

　　B. 是不成熟淋巴细胞接触抗原所致

　　C. 这种免疫耐受不具有特异性

　　D. 这种免疫耐受容易被打破

　　E. 这种免疫耐受只能由自身抗原刺激引起

14. 关于 T 细胞中枢免疫耐受形成描述**错误**的是

　　A. 与自身抗原肽-MHC 分子复合物亲和力高的克隆被清除

　　B. 克隆清除依赖于细胞程序性死亡

　　C. 阳性选择参与了耐受建立

　　D. 自身反应性 T 细胞克隆的清除发生在阴性选择阶段

　　E. 可显著减少出生后的自身免疫病的发生

15. 诱导 T 细胞耐受较为有效的方法是

　　A. 肌内注射大剂量 TI 抗原

　　B. 皮下注射大剂量 TI 抗原

　　C. 皮下注射大剂量 TD 抗原

　　D. 静脉注射大剂量 TI 抗原

　　E. 静脉注射大剂量 TD 抗原

16. 有助于解除免疫耐受的方法是

　　A. 注射大量耐受原

　　B. 注射糖皮质激素

　　C. 切除动物胸腺

　　D. 使用抗 PD-1 抗体

　　E. 以亚致死量 X 线照射动物

17. 影响中枢免疫耐受形成最重要的因素是

　　A. 抗原的给予方式

　　B. 抗原的剂量

　　C. 免疫抑制剂的使用

　　D. 免疫系统的成熟程度

　　E. 抗原表达的部位

18. 根据引起免疫耐受的难易程度,将抗原注射途径由易到难排列,顺序正确的为

　　A. 静脉,皮下、肌内,腹腔

　　B. 腹腔,皮下、肌内,静脉

　　C. 腹腔,静脉,皮下、肌内

　　D. 静脉,腹腔,皮下、肌内

　　E. 皮下、肌内,腹腔,静脉

19. 胚胎期易于诱导免疫耐受的原因是

　　A. 具有由母体获得的 IgG

B. 体内存在 IgM

C. 免疫系统处于免疫抑制状态

D. 免疫系统处于异常活性状态

E. 免疫系统尚未发育完全

20. 中枢免疫耐受建立的主要机制是

A. 阴性选择

B. 阳性选择

C. MHC 限制性

D. 免疫忽视

E. 克隆失能

21. 介导活化诱导的细胞死亡（AICD）的细胞表面分子是

A. CD40 和 CD40L

B. CTLA-4 和 B7

C. CD2 和 LFA-3

D. CD95 和 CD95L

E. CD28 和 B7

22. 不能通过诱导免疫耐受治疗的是

A. 花粉过敏症

B. 肝癌

C. 系统性红斑狼疮

D. 同种异型皮肤移植

E. 类风湿关节炎

23. 不属于免疫豁免区的是

A. 脑

B. 眼的前房

C. 胎盘

D. 睾丸

E. 骨髓

24. 发生 AICD 的主要细胞群体是

A. 活化的 T 细胞

B. 活化的巨噬细胞

C. 活化的 NK 细胞

D. 活化的中性粒细胞

E. 活化的树突状细胞

25. 可能导致机体丧失自身抗原耐受的原因是

A. 持续暴露于低剂量的循环抗原

B. 可溶性抗原持续刺激

C. 在免疫系统发育期间暴露于内源性抗原

D. 与微生物抗原有交叉反应

E. 调节性 T 细胞的作用

26. 免疫抑制剂诱导的免疫不应答与免疫耐受的主要区别在于
    A. 仅有 T 细胞受到药物影响
    B. 仅有 B 细胞受到药物影响
    C. 仅有抗原提呈细胞受到药物影响
    D. 药物诱导的不应答是短暂的
    E. 药物诱导的不应答是抗原非特异性的

27. 关于免疫耐受正确的描述是
    A. 是由射线照射或药物引起的
    B. 对所有的抗原均不产生免疫应答
    C. 成年动物较容易诱导形成免疫耐受
    D. T 细胞比 B 细胞容易形成免疫耐受
    E. 抗原在体内消失后耐受性仍持续存在

28. 母亲**不排斥**遗传有父亲的 MHC 的胎儿是因为
    A. 母亲体内 Th1 细胞数目少
    B. 母亲体内抗原提呈细胞功能弱
    C. 母亲体内抗体水平高
    D. 母体免疫系统不能识别有父亲的 MHC 的胎儿细胞
    E. 胎盘形成的生理屏障

29. 最易引起免疫耐受的抗原是
    A. 颗粒性抗原
    B. 可溶性抗原
    C. 异种抗原
    D. 同种异型抗原
    E. 混有佐剂的牛血清白蛋白

30. 在成年个体诱导免疫耐受常用的策略是
    A. 低剂量抗原多次免疫
    B. 阻断 CTLA-4 的功能
    C. 联合使用抗原和免疫抑制剂
    D. 使用 IFN-γ
    E. 激活 CD40 通路

【A2 型题】

31. 患者,男性,30 岁。由外伤导致左眼球受损,之后发现右眼出现炎症反应,其可能的机制是
    A. 中枢克隆清除失控
    B. 外周克隆抑制失控
    C. 阳性选择障碍
    D. 阴性选择障碍
    E. 免疫豁免区被破坏

32. 患儿,女性,6 岁。对尘螨过敏。医生对她进行脱敏治疗时,**不适合**的操作是
    A. 使用尘螨可溶性提取物
    B. 使用完整尘螨

C. 皮下注射尘螨抗原

D. 舌下含服尘螨抗原

E. 使用低剂量尘螨抗原

33. 患儿,男性。18个月时皮肤异常干燥,运动迟缓,诊断为甲状腺功能减退,给予甲状腺素治疗后明显改善症状。6岁时发育明显滞后,增加甲状腺素用量后发育逐渐正常。比患儿大2岁的姐姐有指甲发育不良、鹅口疮、甲状旁腺功能减退、抗胰岛细胞抗体阳性等症状。医生怀疑是自身免疫性多内分泌腺病-念珠菌病-外胚层营养不良三联征(APECED),通过基因检测得到了确认。该疾病缺失的基因是

A. MHCⅠ

B. MHCⅡ

C. CD4

D. CD8

E. AIRE

34. 患者,女性,29岁。某天突然左眼失明,眼球活动正常,不伴疼痛,视网膜正常,核磁共振成像结果显示皮质下和脑室周围的白质区有多处损伤。静脉输注糖皮质激素5天后,视力逐渐恢复正常。经询问家族史,患者母亲是严重的多发性硬化症患者。高度怀疑患者患有多发性硬化症,随访3年后发现脑脊液中存在高水平的IgG和淋巴细胞,确诊多发性硬化症。关于该疾病的**错误**表述是

A. 是一种自身免疫病

B. 针对白质成分的免疫耐受被打破

C. 自身反应性T细胞未参与疾病

D. 自身反应性B细胞参与疾病

E. 糖皮质激素治疗有效

35. 患者,女性,34岁。既往身体健康,近2天出现发热、咳嗽,症状进行性加重。查体发现皮肤苍白,呼吸增快,双肺有弥散性干啰音。血常规检测显示血细胞比容降低,血红蛋白减少,白细胞和中性粒细胞数量显著增多,初步诊断为支原体肺炎。患者的红细胞在4℃条件下会发生可逆性凝集,也可被抗补体成分C3的抗体诱发凝集。经罗红霉素治疗,发热和咳嗽症状消失,血红蛋白恢复正常。患者血红蛋白减少的最可能原因是

A. 支原体感染导致了抗红细胞膜抗体的产生

B. 支原体直接破坏了红细胞

C. 红细胞生成减少

D. 肺炎破坏了红细胞

E. 中性粒细胞破坏了红细胞

36. 患者,男性,71岁。既往身体健康,近4个月出现复视且逐渐加重。查体发现双眼睑下垂,眼球活动受限,其他神经病学检查正常,没有发现其他肌肉无力。影像学检查胸腺未增大,血清学检查发现抗乙酰胆碱受体的抗体显著升高。给予胆碱酯酶抑制剂新斯的明治疗后,复视逐渐改善。诊断为重症肌无力。关于该病例的免疫学机制,描述正确的是

A. 中枢免疫耐受被打破

B. 外周免疫耐受被打破

C. 免疫豁免区被破坏

  D. 免疫抑制被打破

  E. 患者的免疫力增强

  37. 某男,20 岁。体检采血做乙型肝炎病原学检查(HBsAg、抗-HBs、HBeAg、抗-HBe、抗-HBc),仅 HBsAg 阳性,转氨酶在正常范围。曾经接种过乙肝疫苗,经询问家族史,母亲有乙型肝炎病史30 年。该男抗-HBs 阴性最可能的原因是

  A. 对乙型肝炎病毒耐受

  B. 疫苗失效

  C. 免疫抑制

  D. 免疫缺陷

  E. 免疫增强

  38. 患者,男性,30 岁。因结婚 5 年未生育就诊。既往有睾丸外伤史。该患者一定要检测的指标是

  A. 抗精子抗体

  B. 精子数量

  C. 精子活力

  D. 血型

  E. 精子抗原

  39. 患者,女性,60 岁。确诊尿路上皮癌晚期。病理活检发现肿瘤细胞 PD-L1 的表达呈强阳性,肿瘤灶内有免疫细胞浸润。医生给予度伐利尤单抗(PD-L1 的单克隆抗体)治疗的免疫学依据是

  A. 诱导免疫耐受

  B. 诱导免疫抑制

  C. 增加 T 细胞数量

  D. 增加 B 细胞数量

  E. 增强 T 细胞杀瘤功能

  40. 患儿,女性,8 岁。到公园春游后出现反复打喷嚏、流眼泪、眼睑红肿、鼻塞等症状。变应原检测发现该患者对花粉过敏,最佳的治疗原则是

  A. 使用免疫抑制剂

  B. 诱导免疫耐受

  C. 对症处理

  D. 清除免疫细胞

  E. 尽量不出门

【B1 型题】

(41~45 题共用备选答案)

  A. B 细胞

  B. T 细胞

  C. B 细胞和 T 细胞

  D. NK 细胞

  E. 巨噬细胞

  41. 最容易诱导产生耐受的细胞是

  42. 可能对 TI 抗原产生耐受的细胞是

43. 能由 TD 抗原诱导产生耐受的细胞是

44. 耐受形成后维持时间较长的细胞是

45. 耐受形成后维持时间较短的细胞是

（46~47 题共用备选答案）

    A. 静脉

    B. 腹腔

    C. 皮下

    D. 肌内

    E. 口服

46. 最易诱导免疫耐受的免疫途径是

47. 最不易诱导免疫耐受的免疫途径是

（48~50 题共用备选答案）

    A. PD-1 抗体

    B. CTLA4-Ig 融合蛋白

    C. GM-CSF

    D. CD19 抗体

    E. CD20 抗体

48. 可用作肿瘤疫苗佐剂的是

49. 可用于黑色素瘤免疫治疗的是

50. 可用于类风湿关节炎治疗的是

四、简答题

1. 简述在外周免疫耐受过程中,自身反应性 T 细胞进入克隆失能状态的具体机制。

2. 试比较 T 细胞和 B 细胞免疫耐受的特点。

3. 免疫耐受与免疫抑制有何异同?

4. 影响免疫耐受状态建立的因素有哪些?

参考答案

一、名词解释

1. 免疫耐受:免疫系统对某些抗原的特异性不应答称为免疫耐受。

2. 耐受原:诱导免疫耐受的抗原称为耐受原。

3. 中枢免疫耐受:T 细胞和 B 细胞分别在中枢免疫器官胸腺和骨髓中发育时,受到抗原刺激所形成的耐受,称为中枢免疫耐受。

4. 外周免疫耐受:发育成熟的 T 细胞和 B 细胞在外周免疫器官遭受抗原刺激形成的耐受,称为外周免疫耐受。

二、填空题

1. 中枢免疫耐受 外周免疫耐受

2. 受体编辑 克隆清除 克隆失能

3. 克隆清除 克隆失能 克隆抑制

4. 免疫系统的发育成熟程度 机体的免疫功能状态 遗传背景

5. 抗原性状　抗原剂量　抗原进入机体的途径

三、选择题

【A1 型题】

1. C	2. E	3. E	4. A	5. C	6. D	7. D	8. E	9. A	10. E
11. C	12. E	13. B	14. C	15. E	16. D	17. D	18. D	19. E	20. A
21. D	22. B	23. E	24. A	25. D	26. E	27. D	28. E	29. B	30. C

【A2 型题】

31. E	32. B	33. E	34. C	35. A	36. B	37. A	38. A	39. E	40. B

【B1 型题】

41. B	42. A	43. C	44. B	45. A	46. E	47. C	48. C	49. A	50. B

四、简答题

1. 简述在外周免疫耐受过程中,自身反应性 T 细胞进入克隆失能状态的具体机制。

答:除 TCR 介导的信号外,T 细胞有效活化还有赖于共刺激分子提供的第二信号。在共刺激信号缺失时,仅有抗原刺激不能活化 T 细胞。不仅如此,后来即使是同时给予抗原和共刺激信号,这类细胞仍然呈现无反应状态,该现象称为克隆失能。鉴于绝大多数体细胞不表达共刺激分子,而且静息状态下未成熟 DC 也仅表达低水平共刺激分子,逃逸到外周的自身反应性 T 细胞即使遭遇对应抗原也不能被活化,甚至被诱导进入失能状态。

2. 试比较 T 细胞和 B 细胞免疫耐受的特点。

答:不同剂量抗原诱导的耐受所靶向的淋巴细胞有所不同。低剂量抗原主要诱导 T 细胞耐受,即低带耐受;高剂量 TD 抗原则同时诱导 T 细胞和 B 细胞耐受,为高带耐受。T 细胞耐受所需抗原量小,发生快(24 小时内达高峰),并且持续时间长(数月至数年);B 细胞耐受不但所需抗原量大(比 T 细胞大 100~10 000 倍),且诱导时间长(1~2 周),持续时间短(数周)。

3. 免疫耐受与免疫抑制有何异同?

答:免疫耐受与免疫抑制均表现为 "免疫不应答",但二者有本质的区别。免疫耐受具有特异性,只对特定抗原不应答,对其他抗原正常应答。而免疫抑制是对免疫系统普遍具有抑制作用,不具有特异性。

4. 影响免疫耐受状态建立的因素有哪些?

答:(1)抗原因素:主要包括抗原剂量、抗原性状和抗原进入机体的途径。①抗原剂量:抗原剂量太低或太高都容易引起免疫耐受;②抗原性状:可溶性、小分子、结构单一的抗原容易诱导免疫耐受;③抗原进入机体的途径:口服抗原易致免疫耐受。

(2)机体因素:主要包括免疫系统的发育成熟程度、机体的免疫功能状态和遗传背景。①免疫系统的发育成熟程度:免疫系统发育越幼稚越容易诱导免疫耐受;②机体的免疫状态:长期使用免疫抑制剂的免疫功能低下的个体有可能对外来抗原产生免疫耐受;③遗传背景:某种基因背景的个体对特定抗原呈先天耐受。

(郑　芳)

第十一章 | 黏膜免疫

学习目标

1. **掌握** 黏膜免疫系统的组织结构;黏膜相关淋巴组织的分布与组成;黏膜免疫系统细胞的主要类型及功能(包括上皮细胞、黏膜上皮内淋巴细胞、黏膜固有层淋巴细胞、肠道黏膜组织中特有的抗原提呈细胞)。

2. **熟悉** 黏膜免疫应答的主要过程;黏膜免疫耐受及稳态的形成。

3. **了解** 黏膜免疫系统功能异常与黏膜相关疾病的关系及其调控机制(如感染和炎性肠病等)。

内容精要

一、黏膜免疫系统的组成

(一)黏膜免疫系统的组织结构
黏膜免疫系统由黏膜上皮组织、黏膜相关淋巴组织、黏膜共生菌群构成。

(二)黏膜组织屏障
黏膜上皮组织分泌大量黏液、多种抗微生物肽,并通过上皮细胞间紧密连接、物理屏障、化学屏障、生物屏障、肠蠕动和纤毛运动等形成第一道防线。

(三)黏膜相关淋巴组织
黏膜相关淋巴组织是黏膜免疫应答的"诱导部位"。

1. **鼻相关淋巴组织(NALT)** 为独立的淋巴滤泡。

2. **咽淋巴环** 包括腺样体、咽鼓管扁桃体、腭扁桃体、舌扁桃体。

3. **支气管相关淋巴组织(BALT)** 为独立的淋巴滤泡,其上覆盖着假复层纤毛柱状上皮组织,主要由 B 细胞组成。

4. **肠相关淋巴组织(GALT)** 包括派尔集合淋巴结(PP)、独立淋巴滤泡、肠系膜淋巴结、阑尾。

二、黏膜免疫系统的细胞及其功能

(一)黏膜上皮组织及其固有免疫应答功能
肠道上皮细胞包括肠细胞、肠内分泌细胞、杯状细胞、M 细胞、帕内特细胞等。

1. **肠细胞** 具有转吞作用,由多聚免疫球蛋白受体(pIgR)和新生儿 Fc 受体(FcRn)介导;通过模式识别受体(PRR)识别病原体相关分子模式(PAMP);分泌多种细胞因子及抗微生物肽;具有抗原提呈功能。

2. **M 细胞** 是滤泡相关上皮中特化的对抗原具有"胞吞转运"作用的上皮细胞。

（二）黏膜免疫细胞及功能

1. 黏膜上皮内淋巴细胞（IEL）　是穿插分布在上皮细胞间的小淋巴细胞,几乎全是 T 细胞,且多为 γδT 细胞,是多呈现为 CD8$^+$ 表型的杀伤性效应细胞。

2. 黏膜固有层淋巴细胞

（1）黏膜 T 细胞:包括黏膜效应 T 细胞（Th1、Th17）和黏膜调节性 T 细胞（Treg）。肠黏膜固有层 CD4$^+$ 与 CD8$^+$T 细胞的比例约为 3∶1。Treg 抑制 Th1 细胞、Th17 细胞、TCRγδ IEL 的活化及功能。肠道共生菌群对诱导黏膜 T 细胞起重要作用。

（2）固有淋巴样细胞（ILC）:包括 NK 细胞、ILC1、ILC2、ILC3 和 LTi 五个亚群。

（3）黏膜相关恒定 T 细胞（MAIT 细胞）:进化保守,在肝脏和血液中分布多,也存在于黏膜。活化后具有抗菌、抗病毒、抗肿瘤和组织修复作用,并参与炎症反应。

（4）黏膜 B 细胞:以分泌 IgA 为主,B1 细胞针对 TI 抗原发生应答,产生 IgA。

（5）黏膜淋巴细胞的再循环:诱导部位→活化→迁出→循环系统→效应部位。

3. 肠道黏膜组织中特有的树突状细胞　通过四种方式摄取抗原。分为两个亚群:①CD103$^+$DC:在稳态分泌 TGF-β 和视黄酸（RA）,诱导 Treg 及 SIgA$^+$B 细胞的分化;感染中分泌 IL-12 促进炎症反应。②CD11b$^+$DC:在稳态产生 IL-10,抑制 T 细胞活化,诱导 Treg;但在病原菌感染时可活化 T 细胞。

三、黏膜免疫耐受及稳态的形成

经口腔进入的蛋白质抗原的默认应答方式为口服耐受,与 CD103$^+$DC 诱导 Treg 有关。

四、黏膜相关疾病

（一）黏膜感染性疾病

1. 细菌感染性疾病　细菌性痢疾时,局部组织炎症反应和小血管循环障碍导致肠黏膜炎症、坏死及溃疡。

2. 病毒感染性疾病

（1）流感病毒感染:为急性呼吸道传染病,甲型（A 型）流感病毒分为 H1N1、H3N2 等亚型,乙型（B 型）流感病毒每年可引起季节性流行,丙型（C 型）流感病毒仅呈散发感染。

（2）肠道轮状病毒感染:常见于婴幼儿和儿童,导致腹泻、呕吐、脱水等。

（二）炎性肠病

炎性肠病（IBD）是肠道慢性炎症性疾病,包括克罗恩病和溃疡性结肠炎。IBD 主要表现为肠道黏膜屏障的完整性受损、病原菌侵入以及免疫细胞的异常活化。

习题

一、名词解释

1. 黏膜相关淋巴组织
2. 转吞作用
3. M 细胞
4. 口服耐受

二、填空题

1. 黏膜免疫系统由_____、_____和_____组成。

2. 肠黏膜相关淋巴组织包括_____、_____、_____和_____。

3. 黏膜上皮内淋巴细胞的主要表型为_____;黏膜 T 细胞的主要表型为_____（填写 CD4$^+$ 或 CD8$^+$）。

4. 参与黏膜免疫的免疫球蛋白以_____和_____为主。

5. 炎性肠病病程长,反复发作,主要包括两种类型:_____和_____。

三、选择题

【A1 型题 】

1. 黏膜免疫系统的主要功能是

  A. 对变应原产生过敏反应

  B. 消灭黏膜表面的所有细菌

  C. 清除通过黏膜表面入侵机体的病原微生物并保持局部组织的黏膜微生态平衡

  D. 发挥免疫监视作用,预防肿瘤发生

  E. 分泌黏液保持黏膜表面湿润

2. 属于黏膜免疫系统的是

  A. 胸腺和脾脏

  B. 骨髓和胸腺

  C. 唾液腺、泪腺和扁桃体

  D. 脾脏和淋巴结

  E. 胸腺和淋巴结

3. 黏液中含有

  A. 黏蛋白、溶菌酶和防御素

  B. 重组激活基因蛋白

  C. 树突状细胞

  D. 大量的菌群

  E. T 细胞

4. 咽淋巴环包括

  A. 腭扁桃体、腺样体和舌扁桃体

  B. 唾液腺、扁桃体、阑尾

  C. 扁桃体、阑尾、肠系膜淋巴结

  D. 派尔集合淋巴结、独立淋巴滤泡、阑尾

  E. 派尔集合淋巴结、独立淋巴滤泡、肠系膜淋巴结

5. 符合派尔集合淋巴结特征的描述是

  A. 数以万计遍布于小肠

  B. 向肠腔突起的圆顶状结构

  C. 分布于消化道,独立作用,与其他免疫器官几乎不交通

  D. 主要含 B 细胞,其他细胞少见

  E. 在消化道、呼吸道、泌尿生殖道广泛分布

6. 黏膜上皮细胞包括

　　A. T 细胞

　　B. B 细胞和 M 细胞

　　C. 树突状细胞和巨噬细胞

　　D. 杯状细胞、M 细胞和帕内特细胞

　　E. 上皮内淋巴细胞

7. 关于 IgA 的描述正确的是

　　A. 主要存在于血液中,在系统性免疫中起主要作用

　　B. 是分泌型抗体,主要存在于唾液、泪液和母乳中,起黏膜免疫的作用

　　C. 在体液中的浓度较低,主要在细胞内发挥作用

　　D. 是唯一一种能够通过胎盘传递给胎儿的抗体

　　E. 主要由肝脏产生并分泌到体液中

8. 肠黏膜上皮细胞具有

　　A. 免疫抑制作用

　　B. 特异性免疫应答能力

　　C. 免疫杀伤能力

　　D. 专职抗原提呈作用

　　E. 转吞作用

9. 关于黏膜上皮层 M 细胞的表述正确的是

　　A. 是黏膜免疫系统中一类特化的淋巴细胞

　　B. 其形态与肠上皮细胞相似,几乎无法区分

　　C. 主要功能是分泌消化酶或黏液

　　D. 可高效摄取并转运抗原

　　E. 具有抗原处理和提呈功能

10. 关于黏膜上皮内淋巴细胞表述正确的是

　　A. 位于黏膜固有层

　　B. 以产生 IgA 的 B 细胞为主

　　C. 以 $CD4^+T$ 细胞为主

　　D. 能分泌大量细胞因子

　　E. 多为 $CD8^+T$ 细胞

11. 肠道上皮内淋巴细胞的主要功能是

　　A. 释放黏液

　　B. 吞噬侵入的病原体

　　C. 具有细胞杀伤性效应

　　D. 释放组胺和白三烯

　　E. 合成抗菌肽抵御肠道病原菌

12. 在生理条件下能够诱导黏膜组织中调节性 T 细胞分化的是

　　A. IL-2 和 IL-4

　　B. IL-17 和 IL-22

　　C. IL-17 和 TGF-β

D. TGF-β 和视黄酸

E. IL-17 和视黄酸

13. 关于黏膜 B 细胞叙述正确的是

A. 派尔集合淋巴结中生发中心的 B 细胞主要是 IgA⁺B 细胞

A. 派尔集合淋巴结中生发中心的 B 细胞主要是 IgA^+B 细胞

B. 主要分泌 IgG

C. 通常是 T 细胞非依赖性的

D. 不需要共生菌或外来微生物抗原刺激

E. 主要分布在黏膜上皮层

14. 关于黏膜相关恒定 T 细胞(MAIT 细胞)的表述正确的是

A. 进化保守

B. 识别由主要组织相容性复合物(MHC)提呈的抗原

C. 对靶细胞具有直接的杀伤性作用,类似于 $CD8^+T$ 细胞

D. 较少分泌细胞因子

E. 只分布于黏膜部位

15. 黏膜淋巴细胞再循环的意义是

A. T 细胞和 B 细胞更易活化

B. 更易产生记忆 T 细胞和 B 细胞

C. 可使黏膜淋巴细胞从效应部位进入诱导部位发挥作用

D. 黏膜淋巴细胞更易诱导免疫应答

E. 黏膜系统产生的局部免疫应答可诱导全身性黏膜免疫应答

16. 生理条件下肠道黏膜树突状细胞的主要功能是

A. 直接清除肠道菌群

B. 获取并提呈抗原,维持组织稳态

C. 促进黏膜组织再生

D. 分泌抗菌肽

E. 合成并分泌黏液

17. 口服耐受的主要作用为

A. 使机体对经口摄入的病原菌不产生免疫应答

B. 抑制肠道黏膜免疫系统的功能,使机体对共生菌不产生免疫应答

C. 调节肠道菌群的组成从而对食物产生耐受

D. 增强黏膜上皮层的完整性,使机体对食物产生耐受

E. 防止免疫细胞对经口摄入的无害抗原产生过度免疫应答

18. 肠道共生菌群在人体健康中扮演着重要角色,其功能包括

A. 促进肠道神经纤维的分布

B. 辅助营养物质的摄取、代谢和毒素降解

C. 作为重要佐剂,辅助肠道黏膜免疫系统的激活

D. 易于致病菌的定植

E. 促进黏膜免疫细胞的分化发育,激活黏膜免疫

19. 炎性肠病是一组慢性肠道疾病,包括克罗恩病和溃疡性结肠炎,其主要的发病机制是

A. 肠道细菌感染引起的肠道炎症

B. 肠道病毒感染引起的肠道炎症

C. 食物抗原引起的肠道炎症反应

D. 遗传和环境因素共同导致的黏膜局部过度的慢性炎症反应

E. 遗传性疾病,主要累及消化系统

20. 炎性肠病的治疗中常使用的免疫调节药物的作用机制是

A. 增强免疫细胞的杀伤作用

B. 促进免疫细胞的增殖

C. 抑制免疫细胞活化和迁移

D. 提高自身抗原水平

E. 加强免疫细胞对抗原的识别能力

【A2 型题】

21. 已有研究表明,当封闭抗体结合到某病原菌的某一表位时能够成功阻止该病原菌进入机体。这个表位是由 10 个氨基酸组成的肽段。大量合成并纯化这个肽段,混入佐剂并充分考虑剂量等因素后给实验动物口服,却并未引起免疫反应,也没有诱导出针对该肽段的封闭抗体。最可能的原因是

A. 该肽段没能成功被黏膜 DC 捕获

B. 该肽段无法被黏膜 DC 提呈

C. 没有能够识别该表位的 T 细胞

D. 没有能够结合该表位的 B 细胞

E. 机体存在口服耐受

22. 霍乱弧菌可引起一种急性腹泻疾病,如果不及时治疗可能会致命。为预防该疾病已经研发了几种疫苗。口服霍乱疫苗是由灭活的霍乱弧菌和灭活霍乱毒素蛋白混合而成。对该疫苗的疗效研究表明,它可以预防 50%~60% 的霍乱感染病例。相比之下,注射疫苗在预防感染方面效果显著较差。这可能是因为

A. 口服疫苗在体内的持续时间明显长于注射疫苗

B. 口服疫苗中细菌抗原的浓度比注射疫苗高

C. 口服疫苗含有灭活的霍乱毒素

D. 注射疫苗不含能诱导 CD4$^+$辅助性 T 细胞的蛋白表位

E. 注射疫苗未能引起黏膜淋巴细胞再循环,激活的免疫细胞无法归巢至肠道黏膜系统

23. 患者,男性,20 岁。熬夜后出现便血 6 个月余。初为黄色成形便表面带少量鲜血,后发展为稀水样暗红色脓血便,社区医院予抗生素治疗无缓解,大便细菌培养阴性。结肠镜和病理检查显示升结肠慢性活动性炎症,可见隐窝脓肿。该患者最可能的诊断是

A. 急性肠炎

B. 细菌性痢疾

C. 轮状病毒感染

D. 炎性肠病

E. 结肠癌

24. 患儿,男性,5 岁。经常出现腹泻、腹痛和皮疹等症状,经过多次检查和排除其他疾病后,怀疑该患儿可能患有乳糜泻。乳糜泻是一种对麦麸过敏的自身免疫病。为了确诊,医生决定进行口服耐受测试,检测患者形成口服耐受的关键免疫细胞是否减少,该类细胞包括

A. 肥大细胞和巨噬细胞

B. Th1 细胞和 Th17 细胞

C. 树突状细胞和 Treg

D. ILC2 和嗜酸性粒细胞

E. 中性粒细胞和 Th17 细胞

25. 缺乏 pIgR 的小鼠往往有很严重的免疫缺陷病,表现为肠道共生菌群易于感染机体。而人类中最常见的免疫缺陷病为单纯 IgA 缺乏,却往往症状轻微,最可能的原因是

A. 小鼠和人的黏膜免疫系统存在巨大差异

B. 小鼠和人的肠道共生菌群存在巨大差异

C. pIgR 也可以转运 IgM

D. 人类比小鼠接触到的病原菌更少

E. 小鼠更倾向于发生免疫缺陷病

26. 患者,男性,40 岁。半年前由于劳累、饮食及睡眠不规律出现便中带血,逐渐加重。病理检查提示结肠黏膜急性及慢性炎症,可见隐窝炎及隐窝脓肿,医生最终诊断为溃疡性结肠炎。该患者最可能的免疫细胞异常是

A. Th1 细胞和 Th17 细胞的异常活化及大量炎症因子的分泌

B. 嗜酸性粒细胞的大量浸润

C. 肥大细胞的大量浸润及活化

D. Treg 的异常活化

E. IgA$^+$B 细胞的异常增殖

27. 患者,女性,25 岁。确诊患有伤寒,该病的病原体为沙门菌。经研究表明,沙门菌产生了一种称为 SopB 的效应蛋白,它能诱导肠道上皮细胞分化成 M 细胞。这对沙门菌来说是有利的,因为

A. 沙门菌更易通过 M 细胞穿过肠上皮组织感染宿主

B. M 细胞不能像肠上皮细胞一样分泌抗微生物肽

C. M 细胞不能像肠上皮细胞一样分泌黏液

D. 沙门菌利用 M 细胞的代谢机制进行增殖

E. M 细胞缺乏诱导针对沙门菌的固有免疫应答的模式识别受体

28. 患者,男性,38 岁。因长期腹泻、腹痛和贫血前来就诊。患者长期吸烟和高盐饮食。实验室检查显示贫血,血清白蛋白水平降低,C 反应蛋白升高;结肠镜检查显示结肠黏膜充血、溃疡和炎症;病理活检结果支持炎性肠病的诊断。最可能有效的治疗方案是

A. 大剂量抗生素治疗

B. 抗病毒药物治疗

C. 免疫抑制剂治疗

D. 血管紧张素转化酶抑制剂治疗

E. 抗真菌药物治疗

29. 患儿,男性,3 岁。水样腹泻持续 3 天,每天 6~8 次,伴有轻微发热和呕吐。体重下降约 0.5kg,有轻度脱水表现。大便轮状病毒抗原检测阳性。此患儿局部参与免疫应答的抗体主要为

A. IgE 和 IgG

B. IgA 和 IgE

C. IgA 和 IgG

  D. IgA 和 IgM

  E. IgE 和 IgM

30. 一名患者出现了呼吸道感染症状,包括咳嗽、流感样症状和呼吸急促。检查发现患者咽部黏膜出现红肿和充血。实验室检查显示患者的咽拭子中检测到了流感病毒。根据黏膜免疫的相关知识,最可能解释该患者症状的选项是

  A. 患者的黏膜免疫系统已成功清除病毒感染,但炎症反应仍在继续导致症状

  B. 流感病毒通过黏膜免疫系统的物理屏障并进入组织,引起炎症和相关症状

  C. 患者的黏膜免疫系统对流感病毒作出了免疫应答,但由于免疫应答过度,导致过度炎症和症状

  D. 流感病毒侵入患者的血液循环系统,导致全身炎症反应和相关症状

  E. 患者的黏膜免疫系统对流感病毒产生了免疫耐受,因此没有明显的免疫应答和相关症状

【B1 型题】

(31~33 题共用备选答案)

  A. 上皮内淋巴细胞

  B. 黏膜效应 T 细胞

  C. 黏膜调节性 T 细胞

  D. 固有淋巴样细胞

  E. 黏膜 B 细胞

31. **不具备**抗原特异性的是

32. 穿插在黏膜上皮细胞之间的是

33. 能够抑制肠道炎症反应的是

(34~36 题共用备选答案)

  A. IL-2

  B. IL-7

  C. IL-10

  D. IL-12

  E. TGF-β 和视黄酸

34. 静息状态下,肠道黏膜 CD11b$^+$DC 诱导 Treg 分化时,主要分泌

35. 静息状态下,肠道黏膜 CD103$^+$DC 介导 Treg 分化时,主要分泌

36. 感染状态下,肠道黏膜 CD103$^+$DC 被激活,促进 Th1 细胞分化时,主要分泌

四、简答题

1. 肠道共生菌群在黏膜免疫中有什么作用?

2. 黏膜免疫系统中有哪几类淋巴细胞,它们起什么作用?

3. M 细胞在黏膜免疫应答中发挥什么作用?

4. 什么是黏膜淋巴细胞的再循环?简述其意义。

参考答案

一、名词解释

1. 黏膜相关淋巴组织:是黏膜免疫系统的主要组成部分,包括位于鼻腔的鼻相关淋巴组织、位于咽部的咽淋巴环、位于呼吸道的支气管相关淋巴组织,以及位于消化道的肠相关淋巴组织等,是黏膜免疫系统发生免疫应答的主要场所。

2. 转吞作用:是肠细胞具有的跨细胞转运物质的作用。肠细胞通过内吞作用将肠腔侧的物质以囊泡的形式转运到基底侧并释放到肠固有层;或同样通过内吞作用将肠固有层的物质以囊泡的形式转运到肠腔侧并释放到黏液中。两个受体参与该过程:pIgR 转运 IgA 二聚体和 IgM 五聚体;FcRn 转运 IgG。

3. M 细胞:指滤泡相关上皮中少数特化的上皮细胞,可直接将肠腔内的抗原物质内吞并转送至派尔集合淋巴结,诱导特异性免疫应答。

4. 口服耐受:外来抗原经口摄入和消化道吸收而诱导形成的耐受称为口服耐受。黏膜免疫系统针对经口腔进入的蛋白质抗原的默认应答方式为口服耐受,尽管这些抗原不曾经过胸腺诱导的中枢免疫耐受,但也不会引起肠道的炎性免疫应答,与 CD103$^+$DC 诱导 Treg 有关。

二、填空题

1. 黏膜上皮组织　黏膜相关淋巴组织　共生菌群
2. 派尔集合淋巴结　独立淋巴滤泡　肠系膜淋巴结　阑尾
3. CD8$^+$　CD4$^+$
4. IgA　IgM
5. 克罗恩病　溃疡性结肠炎

三、选择题

【A1 型题】

1. C	2. C	3. A	4. A	5. B	6. D	7. B	8. E	9. D	10. E
11. C	12. D	13. A	14. A	15. E	16. B	17. E	18. B	19. D	20. C

【A2 型题】

21. E	22. E	23. D	24. C	25. C	26. A	27. A	28. C	29. D	30. B

【B1 型题】

31. D	32. A	33. C	34. C	35. E	36. D

四、简答题

1. 肠道共生菌群在黏膜免疫中有什么作用?

答:(1)可辅助营养物质的摄取、代谢和毒素降解。

(2)可维持上皮组织屏障以阻止病原菌的入侵和聚居。

(3)可与病原菌竞争空间及养料,产生抗微生物物质。

(4)抑制有利于病原菌入侵的上皮组织炎性反应,保证肠道微环境的稳定。

(5)调控免疫细胞分化。

2. 黏膜免疫系统中有哪几类淋巴细胞,它们起什么作用?

答:(1)上皮内淋巴细胞(IEL):是穿插分布在上皮细胞间的小淋巴细胞,几乎全是 T 细胞,且多为 γδT 细胞,约 80% 呈现为 CD8$^+$表型的杀伤性效应 T 细胞。参与抗病毒、抗细菌、抗寄生虫感染,维持黏膜上皮组织的稳态和局部的免疫平衡。

（2）黏膜T细胞:位于黏膜固有层,是活化的效应T细胞,CD4$^+$与CD8$^+$T细胞的比例为3∶1,多为Th1和Th17细胞,分泌大量的细胞因子;还有具有免疫抑制效应的Treg,对肠道免疫稳态的建立和维持以及稳定宿主与肠道菌群的共生关系十分重要。

（3）固有淋巴样细胞:包括NK细胞、ILC1、ILC2、ILC3和淋巴组织诱导细胞（LTi）五个亚群,在维持肠上皮组织稳态、抗感染、诱导外周淋巴组织及器官的形成中具有关键作用。

（4）黏膜B细胞:黏膜中DC产生TGF-β和RA诱导黏膜B细胞向IgA进行类别转换,分化成T细胞依赖抗原特异性的IgA$^+$B细胞。B1细胞多分化为针对TI抗原的IgA$^+$浆细胞。

3. M细胞在黏膜免疫应答中发挥什么作用?

答:M细胞的表面结构不规则,存在大量的微绒毛使其表面积更大,并且表达PRR,能够有效地识别并摄取肠道中的抗原,并将抗原转运到其下方的派尔集合淋巴结等淋巴组织中,进一步引发免疫反应。与此同时,M细胞的特殊结构和功能使其成为细菌入侵肠道的一个重要入口,细菌可以通过M细胞的褶皱和微绒毛穿过肠道黏膜,并进入淋巴系统,从而引发免疫反应或者导致感染。因此,M细胞的主要功能之一是促进肠道免疫系统对外源性病原体（如细菌、病毒等）的应答,对于维持肠道健康和预防感染具有重要作用。

4. 什么是黏膜淋巴细胞的再循环?简述其意义。

答:（1）位于黏膜免疫应答诱导部位的初始T细胞和B细胞表达CCR7及L-选择素。受到抗原刺激后,其CCR7及L-选择素的表达下降,CD45RO、整合素 $\alpha_4\beta_7$ 及CCR9的表达升高。受抗原刺激的T细胞和B细胞分化发育为效应或记忆T细胞和B细胞,并离开诱导部位,经肠系膜淋巴结、淋巴管到达胸导管,并汇入循环系统,最终经血液循环迁移回到黏膜上皮层或固有层发挥效应。诱导部位包括派尔集合淋巴结、独立淋巴滤泡、肠系膜淋巴结。效应部位包括黏膜上皮层和黏膜固有层。

（2）其意义是:黏膜局部受抗原刺激产生的抗原特异性T/B细胞可以从局部免疫应答起始部位迁出并最终归巢至体内不同的黏膜效应部位,所以经口腔、鼻腔或肠道等免疫途径接种抗原可诱导全身性黏膜免疫应答。

（吴 宁）

第二篇　临床免疫篇

第十二章　感染免疫

学习目标

1. **掌握**　宿主对病原体的免疫防御机制。
2. **熟悉**　病原体对宿主免疫系统的逃逸机制。
3. **了解**　针对各类病原体免疫应答的共同特征。

内容精要

一、针对病原体免疫应答的共同特征

1. 抗感染免疫基于固有免疫和适应性免疫的协同作用。
2. 清除不同类型病原体需要诱导不同类型的抗感染免疫应答。
3. 抗感染免疫效应决定了病原体在宿主的存活和致病性。
4. 抗感染免疫应答可能导致免疫病理损伤。

二、抗胞外病原体免疫

（一）抗胞外菌免疫

胞外菌是不进入宿主细胞内，而在宿主细胞外，如血液循环、结缔组织、消化道、呼吸道、泌尿生殖道等增殖的细菌。抗胞外菌免疫应答可分为抗胞外菌固有免疫应答和抗胞外菌适应性免疫应答。

1. **抗胞外菌固有免疫应答**　抗胞外菌的固有免疫应答主要基于补体活化、吞噬作用和炎症反应。

2. **抗胞外菌适应性免疫应答**　体液免疫是宿主对抗胞外菌感染的主要保护性免疫机制，通过体液免疫可清除病原体或中和毒素。

（二）抗胞外寄生虫免疫

寄生虫包括单细胞的原生动物和多细胞的蠕虫。不同的寄生虫引发不同的免疫应答类型，取决于寄生虫的大小和细胞构成以及其生活周期。蠕虫通常为胞外寄生，抗蠕虫免疫应以 Th2 细胞应答为主。Th2 细胞应答是防御蠕虫的关键，与其他类型病原体不同的是，抗蠕虫 Th2 细胞应答涉及 IgE、肥大细胞和嗜酸性粒细胞。

三、抗胞内病原体免疫

(一) 抗胞内菌免疫

胞内菌通过损伤的皮肤、黏膜或媒介的叮咬进入宿主体内,在宿主细胞内繁殖,以逃避吞噬细胞、补体及抗体的攻击。宿主抗胞内菌免疫机制与抗胞外菌最大不同是:抗胞外菌免疫主要依赖体液免疫,而抗胞内菌免疫主要依赖细胞免疫。

1. 抗胞内菌固有免疫应答　包括中性粒细胞和巨噬细胞的作用、NK 细胞和 $\gamma\delta T$ 细胞的作用。

2. 抗胞内菌适应性免疫应答　包括 CD8$^+$T 细胞应答、CD4$^+$T 细胞应答、抗体应答。

3. 肉芽肿的形成　当宿主抗胞内菌免疫与病原体的博弈相持不下转为慢性感染时,就会在宿主感染局部形成一种称为肉芽肿的结构以局限化感染。肉芽肿的内层包含巨噬细胞和 CD4$^+$T 细胞,而外层是 CD8$^+$T 细胞。

(二) 抗病毒免疫

病毒属于胞内病原体,但与胞内菌相比,病毒是一种没有"外衣"的胞内病原体。与胞内菌类似,抗病毒免疫主要依赖于细胞免疫。

1. 抗病毒固有免疫应答　包括干扰素、NK 细胞、巨噬细胞的作用。

2. 抗病毒适应性免疫应答　包括病毒特异性 CD4$^+$T 细胞应答、病毒特异性 CD8$^+$T 细胞应答、病毒特异性抗体应答。

(三) 抗胞内寄生虫免疫

单细胞的原生动物为寄生虫的主要类别之一。原生动物寄生虫多数为胞内寄生,趋向于诱导 Th1 细胞应答。抗原生动物免疫应答包括:①Th1 细胞应答,巨噬细胞高度活化和 IFN-γ;②CTL 和 $\gamma\delta T$ 细胞。

四、病原体的免疫逃逸机制

(一) 胞外菌的免疫逃逸机制

1. 逃避特异性抗体的作用。

2. 逃避吞噬细胞的吞噬作用。

3. 逃避补体系统介导的杀伤作用。

(二) 蠕虫的免疫逃逸机制

1. 逃避抗体攻击。

2. 逃避补体攻击。

3. 干预 T 细胞攻击。

(三) 胞内菌的免疫逃逸机制

1. 逃避吞噬杀伤。

2. 逃避抗体的中和作用。

3. 阻止淋巴细胞活化。

(四) 病毒的免疫逃逸机制

1. 潜伏。

2. 干扰抗体效应。

3. 干扰 DC 功能和抗原提呈。

4. "愚弄" NK 细胞。

5. 逃避补体杀伤。

6. 消除抗病毒状态。

7. 调控宿主细胞的凋亡。

8. 干扰宿主细胞因子。

(五) 原生动物的免疫逃逸机制

1. 逃避抗体攻击。

2. 逃避吞噬溶酶体。

3. 逃避补体攻击。

4. 干预 T 细胞攻击。

习题

一、名词解释

1. 抗原漂移

2. 肉芽肿

二、填空题

1. 免疫系统通过_____和_____应答产生多种不同的机制发挥抗感染作用,前者提供早期防御,而后者提供后期更持久及更强的免疫保护。

2. IFN 被认为是抗病毒免疫应答中最重要的免疫分子,其中 I 型干扰素包括_____和_____,而 II 型干扰素为_____。

3. 病毒特异性 CTL 应答是抗病毒免疫的关键,它可通过以下三种机制杀死靶细胞:_____介导的细胞毒作用、_____介导的细胞凋亡、分泌细胞因子_____和/或_____。

4. 抗胞内菌免疫转为慢性感染时会形成肉芽肿,肉芽肿内层包含巨噬细胞和_____细胞,而外层是_____细胞。

5. 硕大利什曼原虫表达可结合巨噬细胞表面 CR3 和 FcγRs 的分子,抑制巨噬细胞产生 IL-12,抑制_____应答。

三、选择题

【A1 型题】

1. 机体抗胞外菌免疫主要依赖于

　　A. CTL 的细胞毒作用

　　B. 抗体介导的体液免疫

　　C. Th1 细胞应答

　　D. Th17 细胞应答

　　E. NK 细胞的杀伤作用

2. 胞外菌感染后,其所含蛋白质抗原作为典型的 TD 抗原可激活 CD4⁺T 细胞,诱导以下列哪种细胞反应为主的免疫应答,从而辅助 B 细胞产生抗体

　　A. Th1 细胞

　　B. Th2 细胞

　　C. Th17 细胞

　　D. Tfh 细胞

　　E. Th9 细胞

3. 在巨噬细胞高度活化并最终导致肉芽肿形成的过程中发挥关键作用的细胞因子是

    A. IL-2

    B. IL-5

    C. IL-10

    D. IL-17

    E. IFN-γ

4. 接种 HPV 疫苗可有效预防

    A. 乳腺癌

    B. 宫颈癌

    C. 肾癌

    D. 前列腺癌

    E. 肝癌

5. 机体抗胞内菌主要依赖于

    A. 细胞免疫

    B. 抗体的中和作用

    C. 调理作用

    D. ADCC

    E. 补体的活化作用

6. 在抗胞内菌免疫中,活化的 NK 细胞促进巨噬细胞活化并间接促进 Th1 细胞分化是通过分泌

    A. IFN-γ

    B. IL-2

    C. IL-4

    D. IL-10

    E. TNF-α

7. 在机体抗病毒免疫中发挥关键作用的细胞因子是

    A. CSF

    B. TNF

    C. IFN

    D. IL

    E. GF

8. 机体抗病毒免疫的主力是

    A. 体液免疫

    B. 细胞免疫

    C. ADCC

    D. 补体

    E. 抗体

9. 机体抗原生动物寄生虫免疫的关键 Th 细胞类型是

    A. Th1 细胞

    B. 调节性 T 细胞

C. Tfh 细胞

D. Th2 细胞

E. Th17 细胞

10. 机体抗蠕虫感染的免疫应答中,驱动 B 细胞分化为浆细胞后产生 IgE 的主要细胞因子是

    A. IL-1

    B. IL-4

    C. IL-12

    D. IL-17

    E. IL-23

11. **不能**促进宿主吞噬细胞高效吞噬细菌的相关膜表面受体是

    A. 甘露糖受体

    B. Toll 样受体

    C. Fc 受体

    D. 补体受体

    E. BCR

12. 抗病毒 ADCC 中重要的效应细胞是

    A. NK 细胞

    B. 调节性 T 细胞

    C. Th1 细胞

    D. B2 细胞

    E. B1 细胞

13. 引起人类结核病的病原体是一种

    A. 胞外菌

    B. 病毒

    C. 胞内菌

    D. 原生动物寄生虫

    E. 蠕虫

14. 机体抗蠕虫免疫的关键 Th 细胞类型是

    A. Th1 细胞

    B. 调节性 T 细胞

    C. Tfh 细胞

    D. Th2 细胞

    E. Th17 细胞

15. 机体抗蠕虫应答涉及的主要抗体类别是

    A. IgA

    B. IgD

    C. IgE

    D. IgG

    E. IgM

16. 机体抗真菌感染主要依赖于
    A. 细胞免疫
    B. 体液免疫
    C. 固有免疫
    D. 适应性免疫
    E. 抗体

17. 内毒素性休克的主要原因是
    A. 革兰氏阴性菌导致的严重炎症反应
    B. 革兰氏阴性菌引起的 T 细胞活化
    C. 革兰氏阴性菌导致补体的活化
    D. 抗革兰氏阴性菌抗体的产生
    E. 巨噬细胞的过度活化

18. 病毒逃避补体攻击的策略是
    A. 阻断转化酶的形成
    B. 上调经典的宿主 MHC I 类分子
    C. 抗原漂移
    D. 干扰 DC 功能
    E. 阻断 IFN-γ 的分泌

19. 原生动物寄生虫逃避 T 细胞杀伤的策略是
    A. 抑制 IL-10 的产生来提高 Th1 细胞应答
    B. 减少 IL-12 与 IFN-γ 的产生来抑制 Th1 细胞应答
    C. 自我隔离
    D. 诱导补体终末复合物从其表面释放
    E. 促进 IL-4 的产生来提高 Th2 细胞应答

20. 胞外菌逃避吞噬细胞吞噬作用的策略是
    A. 表面的多聚糖"外衣"阻止细菌与吞噬细胞表面受体的结合
    B. 合成灭活补体片段的物质
    C. 分泌蛋白酶来裂解抗体
    D. 合成诱导宿主 T 细胞低应答甚至耐受的蛋白
    E. 诱导 APC 下调其表面 MHC I 和 II 类分子的表达

【A2 型题】

21. 患者,女性,20 岁。阴道接触性出血半年余。宫颈病理活检提示宫颈鳞癌。此类患者最可能的发病原因是
    A. HIV 感染
    B. 持续性的 HBV 感染
    C. EBV 感染
    D. 持续性的利什曼原虫感染
    E. 持续性的 HPV 感染

22. 患者,男性,45 岁。初诊为肺结核,进一步辅助诊断可采用的免疫学检测试验是
    A. ELISA 检测补体的水平

B. 流式细胞术检测细胞周期

C. 结核感染 T 细胞检测试验检测干扰素的释放

D. ^{3}H-TdR 掺入法检测细胞的增殖

E. TUNEL 法检测细胞的凋亡

23. 患者,男性,49 岁。尿频、尿急、尿痛 3 年余,右侧附睾破溃 4 个月余,初诊结核抗体阳性,结核感染 T 细胞检测结果阳性,应考虑

    A. 附睾结核

    B. 肾炎

    C. 肾癌

    D. 肾结石

    E. 膀胱癌

24. 患者,男性,28 岁。有吸毒史,因咳嗽、发热就诊。临床考虑为肺部感染,积极的抗生素治疗和抗结核治疗无效。行肺部穿刺活检发现肺部病变是卡波西肉瘤。应考虑

    A. CMV 感染

    B. HCV 感染

    C. HIV 感染

    D. HSV 感染

    E. MV 感染

25. 患者,男性,25 岁。确诊感染 HIV,肺部活检显示卡波西肉瘤。出现肉瘤的最可能原因是

    A. HIV 感染破坏了免疫功能

    B. HBV 感染影响了免疫功能

    C. HBV 感染影响了肝脏功能

    D. HIV 感染影响了肝脏功能

    E. HIV 感染造成了自身免疫病

26. 患者,男性,50 岁。鼻腔出血加重 5 个月,伴耳鸣、头痛。鼻咽部及颈部淋巴结肿大,肿大淋巴结穿刺活检,诊断为鼻咽癌。感染后最可能引起该病的病毒是

    A. CMV

    B. EBV

    C. HBV

    D. HSV

    E. KSHV

27. 患者,女性,16 岁。突发高热、全身肌痛和头晕,伴恶心呕吐,短暂意识丧失,初诊为中毒休克综合征。进一步辅助诊断可检测的病原体是

    A. 化脓性链球菌

    B. 破伤风梭菌

    C. 金黄色葡萄球菌

    D. 淋球菌

    E. 流感嗜血杆菌

28. 患者,女性,16 岁。突然出现发热、全身肌肉疼痛和头晕,伴恶心呕吐,体温上升到 39.8℃,短暂失去意识,手臂上出现红色皮疹,并迅速蔓延到全身。既往无酗酒和吸毒史,也没有接触过其

他患者,发病前一天来月经并使用了卫生棉条。实验室检测发现阴道培养中有大量金黄色葡萄球菌,白细胞计数升高,凝血时间稍延长,血清转氨酶水平升高。出现这种情况最可能的发病原因是

    A. 金黄色葡萄球菌感染导致的中毒休克综合征

    B. 金黄色葡萄球菌感染导致的低应答

    C. 金黄色葡萄球菌感染导致的超敏反应

    D. 金黄色葡萄球菌感染导致的自身免疫病

    E. 金黄色葡萄球菌感染导致的免疫缺陷病

29. 患者,男性,15 岁。突发严重的呼吸短促、持续咳嗽和胸痛,因呼吸衰竭入院。既往体健,在一个园艺队做暑期工,在花坛上铺树皮覆盖物。胸部影像学检查结果显示双肺存在几处大的"棉花球"样结构,其中一个病变位置的抽吸物染色时,可见大量真菌菌丝。最可能的发病原因是

    A. 曲霉菌感染

    B. 念珠菌感染

    C. 皮炎芽生菌感染

    D. 卡氏肺孢菌感染

    E. 皮肤真菌感染

30. 患者,女性,15 岁。突发咽喉肿痛、吞咽困难、发热和不适。查体显示颈部淋巴结肿大、肝脾大;血液学检查发现大量非典型淋巴细胞。初诊为传染性单核细胞增多症。最可能的发病原因是

    A. VZV 感染

    B. HIV 感染

    C. HPV 感染

    D. CMV 感染

    E. EBV 感染

【B1 型题】

(31~35 题共用备选答案)

    A. 炭疽

    B. 破伤风

    C. 白喉

    D. 消化性溃疡

    E. 感染性休克

31. 金黄色葡萄球菌感染可引起

32. 炭疽杆菌感染可引起

33. 破伤风梭菌感染可引起

34. 幽门螺杆菌感染可引起

35. 白喉棒状杆菌感染可引起

(36~37 题共用备选答案)

    A. Th1 细胞

    B. Th2 细胞

    C. Th9 细胞

    D. Th17 细胞

    E. Th22 细胞

36. 结核样型麻风病患者的优势应答细胞是

37. 破坏性麻风病患者的优势应答细胞是

四、简答题

1. 简述抗体在机体抗胞内菌感染中的作用机制。

2. 比较抗胞外菌免疫与抗胞内菌免疫的异同点。

3. 简述病毒的免疫逃逸机制。

参考答案

一、名词解释

1. 抗原漂移:病毒变异的一个通常途径是在连续世代过程中改变抗原的"斑纹"来逃避机体免疫系统的攻击,经过变异之后的病毒会以一种新的方式存在,不会被机体存在的记忆性淋巴细胞或抗体所识别。病毒抗原的这种通过随机突变进行快速修饰的过程称为抗原漂移。

2. 肉芽肿:当宿主抗胞内菌免疫与病原体的博弈相持不下而转为慢性感染时,就会在宿主感染局部形成一种内层包含巨噬细胞和CD4[+]T细胞,而外层是CD8[+]T细胞的特殊结构以局限化感染,这种特殊结构即肉芽肿。

二、填空题

1. 固有免疫　适应性免疫

2. IFN-α　IFN-β　IFN-γ

3. 颗粒　Fas　TNF　IFN

4. CD4[+]Th1　CD8[+]CTL

5. Th1 细胞

三、选择题

【A1 型题】

1. B	2. B	3. E	4. B	5. A	6. A	7. C	8. B	9. A	10. B
11. E	12. A	13. C	14. D	15. C	16. C	17. A	18. A	19. A	20. A

【A2 型题】

21. E	22. C	23. A	24. C	25. A	26. B	27. C	28. A	29. A	30. E

【B1 型题】

31. E	32. A	33. B	34. D	35. C	36. A	37. B

四、简答题

1. 简述抗体在机体抗胞内菌感染中的作用机制。

答:抗体至少对宿主防御部分的胞内菌具有重要作用。被感染的细胞死亡时释放的细菌组分可以激活 B 细胞,B 细胞激活后产生中和性抗体。这些抗体可以与刚刚进入宿主的细菌结合,或者与释放到胞外环境中但还没有感染新的宿主细胞的子代细菌结合。细菌被抗体结合后就无法进入宿主细胞,被调理吞噬作用或经典的补体介导的溶解作用所清除,从而抑制病原体传播。

2. 比较抗胞外菌免疫与抗胞内菌免疫的异同点。

答:抗胞外菌免疫应答可分为抗胞外菌固有免疫应答和抗胞外菌适应性免疫应答:①抗胞外菌固有免疫应答主要基于补体活化、吞噬作用和炎症反应;②抗胞外菌适应性免疫应答中的体液免疫是宿主对抗胞外菌感染的主要保护性免疫机制,通过体液免疫可清除病原体或中和毒素。

宿主抗胞内菌免疫机制与抗胞外菌最大的不同是:抗胞外菌免疫主要依赖体液免疫,而抗胞内菌免疫主要依赖细胞免疫。此外,二者的不同还包括:①抗胞内菌固有免疫应答包括中性粒细胞和巨噬细胞的作用以及 NK 细胞和 $\gamma\delta$T 细胞的作用;②抗胞内菌适应性免疫应答包括 CD8$^+$T 细胞应答、CD4$^+$T 细胞应答和抗体应答;③形成肉芽肿:当宿主抗胞内菌免疫与病原体的博弈相持不下而转为慢性感染时,就会在宿主感染局部形成一种称为肉芽肿的结构以局限化感染。

3. 简述病毒的免疫逃逸机制。

答:病毒的免疫逃逸机制主要有:①潜伏;②干扰抗体效应;③干扰 DC 功能和抗原提呈;④"愚弄" NK 细胞;⑤逃避补体杀伤;⑥消除抗病毒状态;⑦调控宿主细胞的凋亡;⑧干扰宿主细胞因子。

(吴玉章　许桂莲)

第十三章 | 超敏反应

学习目标

1. **掌握** 超敏反应的概念与分型；Ⅰ、Ⅱ、Ⅲ、Ⅳ型超敏反应的发生机制。
2. **熟悉** 各型超敏反应的常见疾病。
3. **了解** Ⅰ型超敏反应的临床特点及防治原则。

内容精要

一、Ⅰ型超敏反应

(一)参与Ⅰ型超敏反应的主要成分

1. 变应原 是指能诱导机体产生 IgE,引起Ⅰ型超敏反应的抗原物质。

临床常见的变应原主要有：①直接或口服摄入后入血的变应原；②经皮肤进入的变应原；③经眼结膜或鼻黏膜进入的变应原；④吸入后经下呼吸道黏膜进入的变应原；⑤口服进入的变应原。

2. IgE 及其受体 IgE 受体分为 $Fc\varepsilon RⅠ$ 和 $Fc\varepsilon RⅡ$。$Fc\varepsilon RⅠ$ 为高亲和力受体,主要表达在肥大细胞和嗜碱性粒细胞表面。$Fc\varepsilon RⅡ$ 为低亲和力受体,表达广泛。

3. 主要效应细胞 肥大细胞、嗜碱性粒细胞和嗜酸性粒细胞等。

(二)Ⅰ型超敏反应的发生机制

1. 机体致敏 变应原特异性 B 细胞产生 IgE,IgE 以其 Fc 段与肥大细胞或嗜碱性粒细胞表面的 $Fc\varepsilon RⅠ$ 结合,而使机体处于对该变应原的致敏状态。

2. IgE 受体交联诱导细胞活化 致敏状态的机体再次接触相同变应原时,变应原同时与致敏的肥大细胞或嗜碱性粒细胞表面的 2 个及以上相邻 IgE 特异性结合,使多个 $Fc\varepsilon RⅠ$ 交联,导致致敏肥大细胞或嗜碱性粒细胞脱颗粒,释放生物活性介质。

3. 生物活性介质及其介导的生物学效应

（1）生物活性介质:包括组胺、细胞因子、脂类介质[如前列腺素 D_2（PGD_2）,白三烯 C4、D4、E4,PAF 等]、酶类以及其他生物活性介质。

（2）主要生物学效应:平滑肌收缩、毛细血管扩张和黏膜腺体分泌增加等。

4. 局部或全身性Ⅰ型超敏反应发生时相 根据反应发生的快慢和持续时间的长短,可分为速发相反应和迟发相反应两种类型。

(三)影响Ⅰ型超敏反应易感性的因素

影响Ⅰ型超敏反应易感性的因素包括遗传因素和环境因素(如卫生假说)。

(四)Ⅰ型超敏反应的常见疾病

1. 全身过敏反应 如药物过敏性休克、血清过敏性休克。

2. 局部过敏反应　如呼吸道过敏反应、消化道过敏反应和皮肤过敏反应。

(五) 防治原则

1. 查明变应原,避免接触。

2. 脱敏治疗。

3. 药物防治。

4. 免疫生物疗法。

二、Ⅱ型超敏反应

(一) 诱导Ⅱ型超敏反应的抗原

诱导Ⅱ型超敏反应的抗原主要包括:①同种异型抗原;②共同抗原;③感染和理化因素所致改变的自身抗原;④结合在自身组织细胞表面的药物抗原或抗原-抗体复合物。

(二) 介导Ⅱ型超敏反应的抗体及细胞损伤机制

1. 抗体　介导Ⅱ型超敏反应的抗体主要是 IgG(IgG1、IgG2、IgG3)和 IgM。

2. 细胞损伤机制　激活补体经典途径、调理吞噬作用和 ADCC。

(三) 特殊类型Ⅱ型超敏反应的发生机制

Ⅱ型超敏反应亦可由自身抗体与细胞表面受体结合,阻断或刺激相应受体的信号转导,从而引发组织或器官功能紊乱,但不会造成靶细胞病理性损伤。

(四) Ⅱ型超敏反应的常见疾病

1. 输血反应。

2. 新生儿溶血症。

3. 自身免疫性溶血性贫血。

4. 药物过敏性血细胞减少症。

5. 肺出血-肾炎综合征。

6. 特殊类型的Ⅱ型超敏反应。

三、Ⅲ型超敏反应

(一) Ⅲ型超敏反应的发生机制

1. 参与Ⅲ型超敏反应的抗原　包括可溶性自身抗原、微生物及其代谢产物、吸入的动植物抗原、生物制剂(如抗毒素血清)以及长期应用的药物等。

2. 可溶性免疫复合物的形成与沉积　免疫复合物(IC)沉积的条件主要有:①IC 的特殊理化性质导致不易被清除;②机体清除 IC 能力降低;③血管通透性等因素。

3. IC 沉积引起的组织损伤　包括补体,中性粒细胞,血小板、肥大细胞和嗜碱性粒细胞的作用引起的组织损伤。

(二) Ⅲ型超敏反应的常见疾病

1. 局部免疫复合物病　包括 Arthus 反应和类 Arthus 反应。

2. 全身性免疫复合物病　包括血清病和链球菌感染所致的肾小球肾炎。

四、Ⅳ型超敏反应

(一) 诱导Ⅳ型超敏反应的抗原

诱导Ⅳ型超敏反应的抗原包括胞内寄生菌、某些病毒、寄生虫和化学物质等。

（二）Th 细胞介导的炎症反应和组织损伤

包括 Th1、Th17 细胞等介导的炎症反应和组织损伤。

（三）CD8⁺CTL 介导的细胞毒作用

CD8⁺CTL 介导的细胞毒作用包括：①释放穿孔素和颗粒酶，直接诱导靶细胞凋亡；②通过 FasL/Fas 途径，诱导靶细胞凋亡；③分泌 TNF-α，TNF-α 与 TNF 受体结合，诱导靶细胞凋亡。

（四）Ⅳ型超敏反应的常见疾病

Ⅳ型超敏反应的常见疾病包括结核病、接触性皮炎等。

（五）Ⅳ型超敏反应的皮试检测

通过皮试法检测机体细胞免疫对某抗原的应答强度可明确Ⅳ型超敏反应，如常见的结核菌素皮肤试验。

习题

一、名词解释

1. 超敏反应
2. 变应原
3. Arthus 反应
4. 迟发型超敏反应（DTH）

二、填空题

1. 根据超敏反应的发生机制和临床特点，可将其分成四型。Ⅰ型超敏反应又称为＿＿＿＿型超敏反应或＿＿＿＿反应，Ⅱ型超敏反应又称为＿＿＿＿型或＿＿＿＿型超敏反应，Ⅲ型超敏反应又称为＿＿＿＿型或＿＿＿＿型超敏反应，Ⅳ型超敏反应又称为＿＿＿＿型超敏反应。

2. Ⅰ型超敏反应根据反应发生的快慢和持续时间的长短，可分为＿＿＿＿反应和＿＿＿＿反应。

3. 由 IgM 或 IgG 与靶细胞表面抗原结合，在＿＿＿＿、＿＿＿＿和＿＿＿＿等参与下，引起的以＿＿＿＿或组织损伤为主的病理损伤过程，称为Ⅱ型超敏反应。

4. 血清中抗原与＿＿＿＿结合形成中等大小的可溶性免疫复合物，在一定条件下沉积在毛细血管基底膜，通过激活＿＿＿＿，在＿＿＿＿、＿＿＿＿和＿＿＿＿等细胞的参与下，引起炎症反应和组织损伤，此过程为Ⅲ型超敏反应。

5. 血清过敏性休克属于＿＿＿＿型超敏反应，血清病属于＿＿＿＿型超敏反应。

6. 青霉素引起的过敏性休克属于＿＿＿＿型超敏反应，青霉素引起的过敏性血细胞减少症属于＿＿＿＿型超敏反应。

7. 补体不参与＿＿＿＿型和＿＿＿＿型超敏反应，必须有补体参与的是＿＿＿＿型超敏反应。

8. 人体注射抗毒素血清可能引起＿＿＿＿型和＿＿＿＿型超敏反应。

三、选择题

【A1 型题】

1. 释放介导Ⅰ型超敏反应的生物活性物质的主要细胞是
    A. 巨噬细胞
    B. 单核细胞

C. 肥大细胞

D. B 细胞

E. 中性粒细胞

2. 主要参与Ⅰ型超敏反应迟发相的介质是

A. 组胺

B. PGD_2

C. LTC4

D. IL-4

E. PAF

3. 表达高亲和力受体 FcεRⅠ的细胞是

A. 单核细胞和巨噬细胞

B. 中性粒细胞和肥大细胞

C. 中性粒细胞和嗜碱性粒细胞

D. 肥大细胞和嗜碱性粒细胞

E. 嗜酸性粒细胞和肥大细胞

4. Ⅰ型超敏反应中介导血管通透性增强的介质是

A. 组胺

B. TNF-α

C. 组织蛋白酶

D. 趋化因子

E. PAF

5. 介导Ⅰ型超敏反应的抗体主要是

A. IgG

B. IgD

C. IgE

D. IgM

E. IgA

6. 主要由 T 细胞介导的超敏反应是

A. Ⅰ型超敏反应

B. Ⅱ型超敏反应

C. Ⅲ型超敏反应

D. Ⅳ型超敏反应

E. Ⅱ型和Ⅲ型超敏反应

7. 母子间 Rh 血型抗原不符引发的新生儿溶血症中,能使胎儿 Rh^+红细胞发生溶解破坏的抗体类别主要是

A. IgM

B. IgD

C. IgA

D. IgG

E. IgE

8. 与I型超敏反应的发生有关的是

    A. 补体依赖的细胞毒作用

    B. 肥大细胞脱颗粒

    C. IC 沉积激活补体

    D. CD4$^+$T 细胞介导的炎症反应

    E. 特异性免疫无应答

9. IV型超敏反应的发病机制是

    A. 以中性粒细胞浸润为主的炎症

    B. 抗原注入后 4 小时达到反应高峰

    C. 由补体参与的炎症反应

    D. 能通过血清 Ig 被动转移

    E. 以单核/巨噬细胞浸润为主要特征的炎症反应

10. 属于IV型超敏反应的是

    A. 过敏性休克

    B. 血清病

    C. 链球菌感染所致的肾小球肾炎

    D. 接触性皮炎

    E. 重症肌无力

11. 发病机制属于免疫复合物型超敏反应的是

    A. 过敏性休克

    B. 特应性皮炎

    C. 新生儿溶血症

    D. 血清病

    E. 肺出血-肾炎综合征

12. 可被动转移IV型超敏反应的成分是

    A. 巨噬细胞

    B. T 细胞

    C. 血清 Ig

    D. 血清补体

    E. 中性粒细胞

13. 可引起III型超敏反应的物质是

    A. 细胞因子

    B. 单核吞噬细胞

    C. 抗体

    D. T 细胞

    E. 免疫复合物

14. 属于I型超敏反应的疾病是

    A. Arthus 反应

    B. 狼疮性肾炎

    C. 接触性皮炎

    D. 强直性脊柱炎

    E. 青霉素过敏性休克

15. 属于Ⅱ型超敏反应的疾病是

    A. 新生儿溶血症

    B. 过敏性鼻炎

    C. 特应性皮炎

    D. 接触性皮炎

    E. 结核病

16. 属于Ⅲ型超敏反应的疾病是

    A. 接触性皮炎

    B. 哮喘

    C. 血清病

    D. 药物过敏性休克

    E. 荨麻疹

17. 属于Ⅳ型超敏反应的疾病是

    A. 输血反应

    B. 支气管哮喘

    C. 类 Arthus 反应

    D. 结核病

    E. 花粉症

18. 参与Ⅱ型超敏反应的分子包括

    A. IgG 和 IgE

    B. IgG 和 C3

    C. IgE 和 C5

    D. IgE 和 IgM

    E. IgM 和 SIgA

19. 免疫复合物沉积引起局部出血坏死的主要原因是

    A. 肥大细胞和嗜碱性粒细胞脱颗粒

    B. MAC 的形成

    C. 细胞毒性 T 细胞的作用

    D. 细胞因子的作用

    E. 中性粒细胞溶酶体酶的作用

20. Ⅱ型超敏反应的主要机制是

    A. 巨噬细胞直接吞噬靶细胞

    B. CTL 特异性杀伤靶细胞

    C. 补体依赖的细胞毒作用

    D. 中性粒细胞释放溶酶体酶

    E. 嗜酸性粒细胞介导的 ADCC

21. 诱发血清病的主要机制是

    A. 存在抗肾小球基底膜抗体

B. 大量 IgE 产生

C. 补体水平升高

D. 中等大小可溶性免疫复合物沉积

E. 巨噬细胞功能亢进

22. 引起 Arthus 反应的主要病理机制是

A. T 细胞释放的淋巴因子的作用

B. 单个核细胞浸润引起的炎症

C. 肥大细胞脱颗粒

D. IgE 大量产生

E. 免疫复合物引起的补体活化

23. 引起Ⅲ型超敏反应组织损伤的主要细胞是

A. 巨噬细胞

B. T 细胞

C. B 细胞

D. 中性粒细胞

E. NK 细胞

24. 与Ⅲ型超敏反应发生无关的因素是

A. 血管活性物质的释放

B. 免疫复合物在血管壁沉积

C. 激活补体活化产生大量 C3a 和 C5a

D. 血小板被激活

E. T 细胞浸润

25. Ⅲ型超敏反应中最主要的浸润细胞是

A. 巨噬细胞

B. 淋巴细胞

C. 嗜酸性粒细胞

D. 中性粒细胞

E. 红细胞

26. 参与Ⅱ型超敏反应的主要细胞是

A. Th1 细胞

B. CTL

C. 巨噬细胞

D. 肥大细胞

E. 嗜酸性粒细胞

27. 属于Ⅱ型超敏反应的疾病是

A. 自身免疫性溶血性贫血

B. 接触性皮炎

C. 血清病

D. 系统性红斑狼疮导致的肾病

E. Arthus 反应

28. 肺出血-肾炎综合征的病理损伤机制属于
    A. Ⅰ型超敏反应
    B. Ⅱ型超敏反应
    C. Ⅲ型超敏反应
    D. Ⅳ型超敏反应
    E. 炎症因子介导的损伤

29. 预防Ⅰ型超敏反应的最有效方法是
    A. 异种免疫血清脱敏疗法
    B. 应用药物抑制生物活性介质合成和释放
    C. 应用药物拮抗生物活性介质的作用
    D. 皮下注射肾上腺素
    E. 检出变应原并避免与之接触

30. 与接触性皮炎发生机制最相关的成分是
    A. 抗原、补体、中性粒细胞
    B. 抗原-抗体复合物、补体、巨噬细胞
    C. IgE、抗原、嗜酸性粒细胞
    D. 抗原、抗原致敏的T细胞、巨噬细胞
    E. 抗原、细胞因子、补体、嗜碱性粒细胞

【A2型题】

31. 产妇,25岁,首次妊娠,1天前产下3.5kg健康男婴。产前检查发现产妇血型为Rh^-O型血,新生儿血型为Rh^+A型血。产妇有生育二胎的打算,此时可以采取的处理方式是
    A. 用抗Rh血清给新生儿进行人工被动免疫
    B. 给胎儿输入母亲的红细胞
    C. 用过量的抗原中和母亲的抗Rh球蛋白
    D. 用免疫抑制剂抑制母体产生抗Rh抗体
    E. 分娩48小时内给产妇注射抗Rh免疫血清

32. 患者,女性,38岁。乏力伴心悸、多汗、手颤、易饥饿3个月,脾气暴躁。体重下降5.0kg。查体:甲状腺Ⅱ度肿大、质软,心率110次/分,律齐,心音有力。实验室检查:甲状腺激素T_3、T_4水平升高。提示甲状腺功能亢进,诊断为Graves病。此患者的发病机制可能为
    A. 速发型超敏反应
    B. 细胞毒型超敏反应
    C. 免疫复合物型超敏反应
    D. 迟发型超敏反应
    E. 复合型超敏反应

33. 患者,男性,32岁。因左侧眉弓处撞击木门造成皮外伤来医院就诊。注射破伤风抗毒素(TAT)后离院回家。3天后该患者再次就诊,症状为左侧腹股沟淋巴结肿大伴疼痛。查体:体温37.3℃,左侧腹股沟可触及3个肿大淋巴结,质韧,无粘连,伴压痛;注射破伤风抗毒素部位可见局部有一直径2cm的红斑,无疼痛,触之有痒感。应首先考虑的疾病是
    A. 淋巴瘤
    B. 药物过敏反应

C. 丹毒

D. 结核病

E. 血清病

34. 患者,女性,49岁。近5年来反复皮肤发痒,手搔抓后多处出现大小不等的扁平皮疹,呈微红色或与正常皮肤颜色相同,压之褪色。既往史:1~3岁时曾患湿疹。家族史:母亲患支气管哮喘。诊断为荨麻疹。发病早期服用氯雷他定等抗过敏药物皮疹可消失,但近期药物疗效逐渐下降。拟使用免疫生物疗法,最适合使用的是

A. 人源化抗IgE单克隆抗体

B. 重组IL-4

C. 重组可溶性IL-12受体

D. 重组TNF-α

E. 抗PD-1单克隆抗体

35. 患者,女性,23岁。反复鼻塞、流涕、呼吸困难3年,加重1周。3年来,患者常在春夏季出现鼻塞、流涕、流泪、咳嗽、咳痰、胸闷、气喘、呼吸困难。近1周病情加重,夜间不能正常睡眠。吸入性变应原检测:花粉(榆树/柳树/杨树)。诊断为花粉过敏性支气管哮喘。引起患者支气管平滑肌收缩的主要介质是

A. 嗜酸性粒细胞趋化因子、组胺、IL-4

B. 白三烯、组胺、前列腺素D_2

C. 组胺、IL-4、糜蛋白酶

D. 白三烯、IL-4、前列腺素D_2

E. 嗜酸性粒细胞阳离子蛋白、糜蛋白酶、白三烯

36. 患儿,男性,10小时。生后皮肤黄染伴呻吟、气促10小时入院。全身皮肤、巩膜重度黄染,口唇苍白。总胆红素408.1μmol/L,结合胆红素22.6μmol/L。ABO血型B型,Rh(+)。母亲ABO血型B型,Rh(−),G_3P_2。诊断:新生儿溶血症。此患儿发生溶血最可能的原因是

A. 变应原引起的过敏反应

B. 母亲产生的抗Rh抗体进入胎儿体内

C. 母亲产生的抗A抗体进入胎儿体内

D. 母亲的APC激活胎儿T细胞

E. 母亲产生的细胞因子进入胎儿体内

37. 患儿,男性,3岁。发热3天入院。诊断为溃疡性口炎。入院后给予克林霉素0.15g,2次/天,静脉滴注。第1次滴注克林霉素后,发现患儿无诱因牙龈出血,躯干及双下肢皮肤散在针尖至黄豆粒大小不等的出血点。急查血常规,血小板计数0,余未见异常。立即停用克林霉素,给予甲泼尼龙30mg,1次/天,静脉滴注。第4天,患儿出血症状基本消失,血小板计数$64×10^9$/L。1周后复查,血小板计数$135×10^9$/L,瘀斑消退。此患儿诊断为药物性血小板减少性紫癜,其中引起该超敏反应最可能的抗原是

A. 血小板固有抗原

B. 血型抗原

C. 共同抗原

D. 吸附在血小板上的药物抗原

E. 变异的抗原

38. 患者,男性,35 岁。以甲状腺功能亢进 1 年,双眼突出 4 个月入院治疗。1 年前发现甲状腺功能亢进,甲状腺功能控制不佳,4 个月前双眼突出伴视物模糊、畏光流泪、视力下降,1 个月前曾行 ^{131}I 治疗。诊断:Graves 眼病(活动期,极重度);甲状腺功能亢进。引起 Graves 眼病的抗原是

    A. 甲状腺球蛋白

    B. 甲状腺过氧化物酶

    C. 促甲状腺激素受体

    D. 乙酰胆碱受体

    E. 甲状腺素

39. 患者,男性,22 岁。2 周前咽部不适,轻度干咳,无发热。3 天前双眼睑水肿,晨起时明显,并感双腿发胀,同时尿量减少,尿色较红。无尿频、尿急、尿痛,无关节痛、皮疹、脱发和口腔溃疡,大便正常。查体:双肾区无叩击痛,双下肢轻度凹陷性水肿。实验室检查:尿蛋白(−),WBC 1~2 个/HP,RBC 20~30 个/HP,偶见颗粒管型,24 小时尿蛋白定量 3.5g;血 IgG、IgA、IgM 均正常,C3 0.5g/L。ASO(抗链球菌溶血素 O 抗体)效价大于 1:400。诊断:急性肾小球肾炎。此患者的发病原因可能为

    A. Ⅰ型超敏反应和Ⅱ型超敏反应

    B. Ⅰ型超敏反应和Ⅲ型超敏反应

    C. Ⅱ型超敏反应和Ⅲ型超敏反应

    D. Ⅱ型超敏反应和Ⅳ型超敏反应

    E. Ⅲ型超敏反应和Ⅳ型超敏反应

40. 患者,女性,18 岁。1 周前因右手小指外伤,局部清创,行破伤风抗毒素(TAT)皮试,结果提示阴性,遂行肌内注射 TAT(马血清制剂),留院观察 1 小时,肌内注射局部及全身无不适反应。今晨,起床后发现左侧前臂皮试部位及右侧臀部注射部位局部红斑、瘙痒,躯干及四肢出现散在的黄豆大小风团,伴右颈部淋巴结疼痛,双侧膝关节明显肿胀疼痛。既往无药物过敏史。C3 补体 0.48g/L(正常范围为 0.8~1.2g/L)。诊断:血清病。此患者血清补体 C3 下降的原因是

    A. 免疫复合物沉积后过度激活补体

    B. 肝脏合成补体减少

    C. ADCC 破坏补体

    D. 过敏反应所致

    E. 补体自发水解

41. 患者,女性,55 岁。患 2 型糖尿病 2 年,给予胰岛素早、晚餐前皮下注射治疗,血糖控制良好。6 个月前患者发现其前臂及腹部注射部位出现针尖大小的红色皮疹,伴瘙痒,持续 2~3 小时后可自行消退。2 天前发现前臂、腹部胰岛素注射部位出现皮肤凹陷,大小不一,直径 1~4cm,无红肿、破溃,边界不清,无结节,皮温正常。此患者发病原因是类 Arthus 反应,胰岛素抗体与胰岛素形成的免疫复合物属于

    A. 大分子颗粒性免疫复合物

    B. 大分子可溶性免疫复合物

    C. 中等大小颗粒性免疫复合物

    D. 中等大小可溶性免疫复合物

    E. 小分子可溶性免疫复合物

42. 患者,男性,51 岁。5 个月前,患者无明显诱因出现发热,无明显规律,伴气促、干咳,无头痛、胸痛、盗汗。入院后检查,2 次痰涂片查见抗酸杆菌(+++),PPD 皮试(+)。诊断:肺结核病。住

院期间予异烟肼、利福喷丁、乙胺丁醇及左氧氟沙星抗结核治疗,8 天后体温基本正常,出院后继续服药治疗。此患者所做的 PPD 皮试检测的免疫功能是

  A. 固有免疫细胞的杀伤功能

  B. Th1 细胞介导的炎症反应

  C. 浆细胞产生抗体的功能

  D. 补体的溶细胞作用

  E. IgE 参与的过敏反应

43. 患者,男性,52 岁。于 5 天前为果树施打农药,4 天前出现全身皮疹、阵发性瘙痒。手抓瘙痒处后出现皮肤溃破,以双手背、前臂、颈部显著,夜间瘙痒加重。无寒战、高热,无咳嗽、咳痰,无心慌、心悸,无尿频、尿急及血尿。可见周身片状红色丘疹,顶部可见水疱,有渗液及糜烂。以接触性皮炎收入院。此患者发病过程中,发挥最主要作用的细胞类型是

  A. 初始 T 细胞和初始 B 细胞

  B. 初始 T 细胞和效应 Th2 细胞

  C. 效应 Th1 细胞和效应 Th2 细胞

  D. 记忆 Th1 细胞和记忆 Th17 细胞

  E. 记忆 Th1 细胞和效应 Treg

【B1 型题】

(44~47 题共用备选答案)

  A. 补体依赖的细胞毒作用

  B. 肥大细胞脱颗粒

  C. 免疫复合物沉积激活补体

  D. T 细胞释放细胞因子

  E. 黏膜 SIgA 合成和分泌

44. 与Ⅰ型超敏反应最相关的是

45. 与Ⅱ型超敏反应最相关的是

46. 与Ⅲ型超敏反应最相关的是

47. 与Ⅳ型超敏反应最相关的是

(48~50 题共用备选答案)

  A. Arthus 反应

  B. 过敏性哮喘

  C. 血型不合引起输血反应

  D. 接触性皮炎

  E. 遗传性血管神经性水肿

48. 属于Ⅰ型超敏反应疾病的是

49. 属于Ⅱ型超敏反应疾病的是

50. 属于Ⅲ型超敏反应疾病的是

四、简答题

1. 青霉素引起的过敏性休克和吸入花粉引起的支气管哮喘属于哪一型超敏反应? 其发病机制如何? 简述其防治方法和原理。

2. 在Ⅱ型和Ⅲ型超敏反应性疾病的发生过程中,其参与因素有何异同? 请举例说明。

3. 请以结核分枝杆菌感染为例,试述Ⅳ型超敏反应的发生机制与其他三型有何不同。

4. 应用Ⅱ型超敏反应的发生机制,解释 Rh 新生儿溶血症。

参考答案

一、名词解释

1. 超敏反应:是指机体免疫系统对外来环境抗原(多数为无害抗原,如花粉、食物或药物等)或自身抗原物质发生过度或不利于机体的免疫应答引起器官功能障碍和/或组织细胞损伤,从而导致疾病的发生。

2. 变应原:是指能诱导机体产生 IgE,引起Ⅰ型超敏反应的抗原,多为蛋白质或与蛋白质结合的小分子半抗原物质,它们可通过不同途径进入机体诱发过敏反应。

3. Arthus 反应:属于局部Ⅲ型超敏反应。用马血清经皮下免疫家兔数周后,再次多次重复注射同样血清后在注射局部出现红肿,以及缺血性坏死等剧烈反应,反应可自行消退或痊愈,此为 Arthus 反应。

4. 迟发型超敏反应(DTH):即Ⅳ型超敏反应。是由效应 T 细胞介导的以招募单核/巨噬细胞浸润为主要特征,通常在接触相同抗原后 24~72 小时开始发病的炎症性免疫反应。

二、填空题

1. 速发　过敏　细胞毒　细胞溶解　免疫复合物　血管炎　迟发

2. 速发相　迟发相

3. 补体　吞噬细胞　NK 细胞　细胞溶解

4. 抗体　补体　中性粒细胞　血小板　嗜碱性粒细胞

5. Ⅰ　Ⅲ

6. Ⅰ　Ⅱ

7. Ⅰ　Ⅳ　Ⅲ

8. Ⅰ　Ⅲ

三、选择题

【A1 型题】

1. C	2. E	3. D	4. A	5. C	6. D	7. D	8. B	9. E	10. D
11. D	12. B	13. E	14. E	15. A	16. C	17. D	18. B	19. E	20. C
21. D	22. E	23. D	24. E	25. D	26. C	27. A	28. C	29. E	30. D

【A2 型题】

31. E	32. B	33. E	34. A	35. B	36. B	37. D	38. C	39. C	40. A
41. D	42. B	43. D							

【B1 型题】

44. B	45. A	46. C	47. D	48. B	49. C	50. A

四、简答题

1. 青霉素引起的过敏性休克和吸入花粉引起的支气管哮喘属于哪一型超敏反应? 其发病机制如何? 简述其防治方法和原理。

答:(1)青霉素引起的过敏性休克和吸入花粉引起的支气管哮喘属于Ⅰ型超敏反应。

(2)发病机制:青霉素具有抗原表位,本身无免疫原性,但其降解产物青霉噻唑醛酸或青霉烯酸,与体内组织蛋白共价结合形成完全抗原后,可刺激机体产生特异性IgE,使肥大细胞和嗜碱性粒细胞致敏。当机体再次接触青霉素时,青霉噻唑醛酸或青霉烯酸可通过交联结合肥大细胞和嗜碱性粒细胞表面特异性IgE而触发过敏反应,重者可发生过敏性休克甚至死亡。

吸入花粉引起的支气管哮喘也属于该类型,机体再次接触花粉后,可引起肥大细胞和嗜碱性粒细胞释放生物活性物质,支气管平滑肌痉挛,气道黏液分泌增加,使吸入的空气滞留在肺部而引起呼吸困难。

（3）防治方法和原理

1）查明变应原,避免与之接触:是预防Ⅰ型超敏反应最有效的办法。临床利用多种变应原检测试剂盒,根据抗原与抗体特异性结合的原理,检测患者血清中是否存在已知变应原特异性IgE,如检测结果为阳性,则该患者对相应变应原存在过敏反应。

2）脱敏疗法:包括异种免疫血清脱敏疗法和特异性变应原脱敏疗法。抗毒素皮肤试验阳性而又必须使用者,可采用小剂量、短间隔(20~30分钟)多次注射抗毒素血清的方法进行脱敏治疗。其机制是小剂量多次注射抗毒素血清可使体内致敏靶细胞分期分批脱敏,以至最终全部解除致敏状态。再次大剂量注射抗毒素血清就不会发生过敏反应。但此种脱敏是暂时的,经一定时间后机体又可重新被致敏。

对于已查明而难以避免接触的变应原,如花粉等,可按照变应原剂量由小到大,浓度由低到高,采用皮下注射或舌下含服等方法逐渐诱导患者对该变应原耐受。其机制主要是:①通过改变抗原进入途径,诱导机体产生特异性IgG或IgA,降低IgE应答;②通过使IgG类封闭抗体与相应变应原结合,阻断变应原与致敏靶细胞上的IgE结合;③诱导特异性Treg产生免疫耐受;④诱导Th2型应答转向Th1型应答,减少IgE的产生。

2. 在Ⅱ型和Ⅲ型超敏反应性疾病的发生过程中,其参与因素有何异同? 请举例说明。

答:(1)Ⅱ型和Ⅲ型超敏反应性疾病的参与因素的异同点如下。

1）相同点:都有IgG或IgM的参与,IgG或IgM与相应抗原结合后引起一系列的免疫反应;都有补体参与。

2）不同点:在Ⅱ型超敏反应中,IgG或IgM与靶细胞膜表面相应抗原结合后,通过激活补体引起靶细胞的溶解破坏;或其Fc段与吞噬细胞及NK细胞表面的Fc段受体结合后,通过调理吞噬作用或ADCC溶解、破坏靶细胞;补体在该型疾病中的作用主要是破坏靶细胞。

而在Ⅲ型超敏反应中,IgG或IgM与血液循环中的可溶性抗原结合后,形成可溶性抗原-抗体复合物,沉积于毛细血管基底膜引起机体组织损伤。产生的补体活性片段C3a和C5a与肥大细胞或嗜碱性粒细胞上的C3a和C5a受体结合,促使肥大细胞或嗜碱性粒细胞释放组胺等炎性介质,使毛细血管通透性增高,渗出增多,出现水肿;C3a和C5a同时又可趋化中性粒细胞到沉积部位,参与炎症反应。

（2）举例说明:Ⅱ型超敏反应性疾病如肺出血-肾炎综合征,该病产生针对基底膜抗原的自身IgG。肺泡基底膜和肾小球基底膜间有共同抗原,该抗体可与两种组织的基底膜结合,通过激活补体或调理作用,导致肺出血和肾炎。

Ⅲ型超敏反应性疾病如链球菌感染后肾小球肾炎,链球菌感染后产生抗体,该抗体与链球菌可溶性抗原结合形成循环免疫复合物,沉积于肾小球基底膜,引起免疫复合物型肾炎。

3. 请以结核分枝杆菌感染为例,试述Ⅳ型超敏反应的发生机制与其他三型有何不同。

答:结核分枝杆菌感染属于Ⅳ型超敏反应性疾病,是迟发型超敏反应。与其他三型相比,其最大的不同点是:前三型超敏反应都有抗体与补体参与发生机制,而Ⅳ型超敏反应与抗体和补体无关,是抗原诱导的细胞性免疫应答。效应 T 细胞与特异性抗原结合后,引起以单核/巨噬细胞浸润为主要特征的炎症性免疫反应。另外,Ⅳ型超敏反应发生较慢,通常在接触相同抗原后 24~72 小时出现炎症反应。

4. 应用Ⅱ型超敏反应的发生机制,解释 Rh 新生儿溶血症。

答:血型为 Rh 阴性的母亲由于输血、流产或分娩等,接受红细胞表面 Rh 抗原刺激后,可产生抗 Rh 抗体,此类抗体为 IgG,可通过胎盘。当体内产生抗 Rh 抗体的母亲妊娠或再次妊娠,且胎儿血型为 Rh 阳性时,母体内的抗 Rh 抗体便可通过胎盘进入胎儿体内,与其红细胞结合使之溶解破坏,引起流产或新生儿溶血症。

(孙 逊)

第十四章 自身免疫病

学习目标

1. **掌握** 自身免疫病的概念及其病理损伤机制。
2. **熟悉** 自身免疫病的诱发因素。
3. **了解** 自身免疫病的分类和基本特征;自身免疫病的防治原则。

内容精要

一、自身免疫及自身免疫病

1. 自身免疫 免疫细胞对自身抗原的耐受是相对的,外周免疫系统仍然存在低水平的自身抗体和自身反应性 T 细胞,这种现象被称为自身免疫(autoimmunity)。

2. 自身免疫病 当机体出现过量的自身抗体或/和自身反应性 T 细胞,对自身组织器官造成免疫病理损伤或生理功能异常,并出现相应的临床症状,导致自身免疫病(autoimmune disease)。

二、自身免疫病的诱发因素

(一)自身抗原的因素

1. 免疫隔离部位抗原的释放 免疫隔离部位的自身抗原成分被称为隐蔽抗原或隔离抗原。在手术、外伤或感染等情况下,隔离抗原可释放入血液和淋巴液,与免疫系统直接接触,激活自身反应性淋巴细胞。

2. 自身抗原的改变 生物、物理、化学(如药物)等因素可引起一些自身细胞或组织器官上的蛋白质发生改变,使免疫系统不再视其为"自己"。

3. 外源性物质模拟自身抗原 某些病原微生物中的成分与人体存在共同抗原表位。该病原体感染人体后所产生的免疫效应物也能与人体自身成分发生交叉反应,这种现象被称为分子模拟(molecular mimicry)。

4. 自身抗原的表位扩展 抗原分子可存在优势表位和隐蔽表位。一般情况下,优势表位是首先激发免疫应答的表位,而隐蔽表位并不引起免疫应答。在异常情况下,免疫系统针对一个优势表位发生免疫应答后,可能对隐蔽表位相继产生免疫应答,此种现象称为表位扩展。

(二)遗传因素

1. 阴性选择异常 阴性选择异常是指 T/B 细胞在中枢免疫器官的发育过程中,由于遗传基因的缺陷,自身反应性 T 细胞和 B 细胞分别在胸腺和骨髓中经历阴性选择却不能被克隆清除。

2. 活化诱导的细胞死亡障碍 活化诱导的细胞死亡(activation induced cell death, AICD)对清除自身反应性淋巴细胞发挥着重要的作用。在 Fas/FasL 基因突变的个体,AICD 机制受阻,效应 T

细胞和/或 B 细胞出现异常增殖,可发生系统性自身免疫综合征。

3. 调节性 T 细胞功能异常　Foxp3 基因缺陷可引起 Treg 的数量降低或 Treg 免疫负调节功能降低。

4. 人类白细胞抗原基因多态性与自身免疫病相关　HLA 在人群中存在高度多态性,某些 HLA 等位基因已被证明与某些自身免疫病存在相关性。

(三) 环境因素

1. 病原体感染打破免疫忽视。

2. 感染造成淋巴细胞的多克隆激活。

3. 肠道菌群失调。

4. 紫外线照射可诱发自身免疫病。

(四) 性别和年龄因素

1. 性别因素　一些自身免疫病的易感性和性别相关。

2. 年龄因素　自身免疫病多发生于老年人,儿童发病非常少见。

三、自身免疫病的免疫损伤机制

自身免疫病的主要组织损伤机制包括Ⅱ、Ⅲ、Ⅳ型超敏反应。可通过一种或多种方式共同作用导致组织损伤或功能异常。

(一) 自身抗体介导的组织细胞损伤或功能紊乱

1. 自身抗体介导细胞损伤(Ⅱ型超敏反应)　机制包括:①激活补体系统,溶解靶细胞;②调理吞噬作用;③抗体依赖细胞介导的细胞毒作用(ADCC);④补体活化炎症介质,招募中性粒细胞引起炎症损伤。

2. 自身抗体介导组织细胞功能异常(Ⅱ型超敏反应)

(1) 激活受体效应:如甲状腺功能亢进。

(2) 阻断受体效应:如重症肌无力。

3. 免疫复合物介导组织细胞损伤(Ⅲ型超敏反应)　该机制常见于系统性红斑狼疮、类风湿关节炎及其合并的慢性肾小球肾炎等。

(二) 自身反应性 T 细胞介导的组织细胞损伤(Ⅳ型超敏反应)

该机制常见于 1 型糖尿病。

四、自身免疫病的分类和基本特征

(一) 分类

自身免疫病分为系统性和器官特异性自身免疫病。

(二) 基本特征

1. 存在高效价的自身抗体和/或自身反应性 T 细胞。

2. 患者病变组织表现为慢性炎症。

3. 免疫抑制性试验治疗有效。

4. 与家系遗传和性别有关。

五、自身免疫病的防治原则

(一) 去除引起免疫耐受异常的因素

1. 预防和控制微生物感染。

2. 谨慎使用药物。

(二) 免疫抑制疗法

1. 应用免疫抑制剂。

2. 应用抗细胞因子制剂。

3. 清除 B 细胞。

4. 细胞治疗。

(三) 重建免疫耐受

1. 异基因骨髓/造血干细胞移植。

2. 通过口服自身抗原诱导免疫耐受。

3. 通过模拟胸腺阴性选择诱导免疫耐受。

(四) 其他

其他治疗包括脾脏切除、补充维生素 B_{12} 等。

习题

一、名词解释

1. 自身免疫

2. 自身免疫病

3. 分子模拟

二、填空题

1. 自身免疫病的发生有如下两个特点：＿＿＿＿＿＿＿、＿＿＿＿＿＿＿。

2. 类风湿因子是变性的＿＿＿＿＿＿＿＿刺激机体产生的一类自身＿＿＿＿＿＿＿抗体。

3. 诱发自身免疫病的因素有：＿＿＿＿＿＿＿＿、＿＿＿＿＿＿＿、＿＿＿＿＿＿＿、
＿＿＿＿＿＿＿。

4. 自身免疫病的基本特征为＿＿＿＿＿＿＿、＿＿＿＿＿＿＿、＿＿＿＿＿＿＿、
＿＿＿＿＿＿＿。

5. 自身免疫病治疗的总原则是＿＿＿＿＿＿＿和＿＿＿＿＿＿＿。

三、选择题

【A1 型题】

1. 关于自身免疫病描述**错误**的是

   A. 属于原发性免疫性疾病

   B. 存在自身抗体或自身反应性 T 细胞

   C. 自身免疫耐受性增强

   D. 与病原体感染存在交叉免疫反应

   E. 自身隐蔽抗原释放

2. 与自身免疫病有关的免疫功能异常是

    A. 抗原提呈

    B. 免疫防御

    C. 免疫监视

    D. 免疫耐受

    E. 受体活化

3. 关于自身免疫病的诱发因素,描述**错误**的是

    A. 外伤不会引发自身免疫病

    B. 自身免疫病具有遗传倾向

    C. 性别和年龄与自身免疫病相关

    D. 某些药物可引起自身免疫病的发生

    E. 病原体感染可诱发自身免疫病

4. 眼球穿通伤所致交感性眼炎的发病原因是

    A. 免疫隔离部位抗原的释放

    B. 自身抗原的改变

    C. 分子模拟

    D. MHC Ⅱ类分子的异常表达

    E. 免疫忽视的打破

5. **不属于**免疫豁免隔离部位抗原的是

    A. 精子

    B. 红细胞血型抗原

    C. 脑组织

    D. 睾丸

    E. 眼晶状体

6. 诱发自身免疫病的主要因素**不包括**

    A. 性别

    B. 年龄

    C. 遗传

    D. 环境

    E. 体重

7. 药物引起的自身免疫性溶血性贫血的主要发生机制是

    A. 药物直接溶解破坏红细胞

    B. 药物吸附在红细胞表面,使红细胞膜表面抗原改变而成为靶细胞

    C. 药物与红细胞存在相同的抗原表位

    D. 药物可多克隆激活 B 细胞

    E. 药物抑制 Treg 活性

8. 刺激机体产生类风湿因子的抗原是

    A. 变性 IgA

    B. 变性 IgD

    C. 变性 IgE

D. 变性 IgG

E. 变性 IgM

9. 类风湿因子主要是

    A. 细菌表面抗原诱导产生的 IgM

    B. 变性的胶原蛋白诱导产生的 IgG

    C. 自身变性 IgG 诱导产生的 IgM

    D. dsDNA 诱导产生的自身 IgG

    E. 热休克蛋白诱导产生的 IgG

10. 乙型溶血性链球菌感染后引起肾小球肾炎的主要机制是

    A. 促进肾小球的隐蔽抗原释放

    B. 感染导致免疫缺陷

    C. 链球菌改变了肾小球的自身抗原

    D. 感染导致 Treg 功能异常

    E. 链球菌与肾小球基底膜存在交叉抗原

11. 风湿性心脏病的主要免疫学机制是

    A. 免疫隔离部位抗原的释放

    B. 分子模拟

    C. 表位扩展

    D. 免疫忽视的打破

    E. 自身抗原的改变

12. 自身免疫病的基本特征是

    A. 补体活性无改变

    B. 多数为急性发作

    C. 病灶出现炎症病理变化

    D. 与性别和年龄无关

    E. 免疫抑制治疗不一定有效

13. 若外周组织或器官的特异性抗原（TSA）不能异位表达在胸腺髓质区上皮细胞,将影响 T 细胞的阴性选择,从而导致 T 细胞中枢免疫耐受异常。导致这种疾病的主要缺陷基因是

    A. ADA

    B. AIRE

    C. MHC

    D. TAP

    E. WAS

14. 抗 HIV 药物阿巴卡韦引起的个体不良反应已经被证实与 HLA 基因多态性有关。临床使用阿巴卡韦之前,建议对患者进行 HLA 基因分型检测,禁用阿巴卡韦的个体具有的特征是

    A. HLA-B27 阳性

    B. HLA-DR5 阳性

    C. HLA-B*15:03 阳性

    D. HLA-B*57:01 阳性

    E. HLA-DQ3 阳性

15. HLA 基因多态性与许多自身免疫病存在相关性,临床对疑似强直性脊柱炎的患者进行辅助诊断时的检测项目是

    A. HLA-DR4

    B. HLA-B27

    C. HLA-DQ3

    D. HLA-B57

    E. HLA-DR2

16. 主要由Ⅱ型超敏反应引起的自身免疫病是

    A. 自身免疫性溶血性贫血

    B. 多发性硬化症

    C. 类风湿关节炎

    D. 狼疮性肾炎

    E. 1 型糖尿病

17. 主要由Ⅲ型超敏反应引起的自身免疫病是

    A. 自身免疫性溶血性贫血

    B. 毒性弥漫性甲状腺肿

    C. 重症肌无力

    D. 狼疮性肾炎

    E. 2 型糖尿病

18. 自身免疫病的组织损伤机制包括

    A. Ⅰ、Ⅱ、Ⅲ型超敏反应

    B. Ⅱ、Ⅲ、Ⅳ型超敏反应

    C. Ⅲ、Ⅳ型超敏反应

    D. Ⅰ、Ⅱ、Ⅳ型超敏反应

    E. Ⅱ、Ⅲ型超敏反应

19. 在自身免疫病中自身抗体的免疫病理作用**不包括**

    A. 激活补体系统形成攻膜复合物,溶解靶细胞

    B. 与激素受体结合,引起生理功能紊乱

    C. 通过 ADCC 杀伤组织细胞

    D. 形成中等大小的免疫复合物,沉积于血管基底膜,激活补体,引起炎症损伤

    E. 直接溶解破坏自身组织细胞

20. 引起重症肌无力的主要自身抗体是

    A. 抗变性 IgG 抗体

    B. 抗红细胞表面抗原抗体

    C. 抗乙酰胆碱受体的抗体

    D. 抗 dsDNA 和抗 Sm 抗体

    E. 抗肾小球基底膜胶原抗体

21. 病毒感染诱发自身免疫病的免疫学机制**不包括**

    A. 激活多克隆 B 细胞

    B. 增强 MHC 分子的表达

C. 使宿主细胞膜抗原发生改变

D. 抑制免疫系统的功能

E. 损伤免疫系统,引起免疫调节功能紊乱

22. 免疫抑制疗法不能用于治疗

A. 自身免疫病

B. 过敏反应性疾病

C. 肿瘤

D. 器官移植抗免疫排异

E. 免疫不孕症

23. **不属于**自身免疫病主要特点的是

A. 患者体内一般可检测到自身抗体

B. 患者体内一般存在自身反应性淋巴细胞

C. 病情的转归与自身免疫反应强度密切相关

D. 易反复发作,出现慢性炎症症状

E. 通常伴有免疫系统先天发育不全

24. 引起重症肌无力的自身靶抗原是

A. 平滑肌

B. 乙酰胆碱受体

C. 胰岛素受体

D. 细胞核

E. 血小板

25. 属于器官特异性自身免疫病的是

A. 系统性红斑狼疮

B. 类风湿关节炎

C. 重症肌无力

D. 系统性硬化症

E. 1 型糖尿病

26. 属于系统性特异性自身免疫病的是

A. IgA 肾病

B. 类风湿关节炎

C. 重症肌无力

D. 胆囊炎

E. 风湿性心脏病

27. 引起自身免疫病的抗原因素**不包括**

A. 隐蔽抗原的释放

B. 表位扩展

C. 分子模拟

D. 自身抗原改变

E. 抗原大小

28. 属于自身免疫病的是

    A. 艾滋病

    B. 白血病

    C. 多发性骨髓瘤

    D. 流行性乙型脑炎

    E. 1 型糖尿病

29. 服用免疫抑制药物的副作用**不包括**

    A. 药物性贫血

    B. 慢性感染

    C. 脱发

    D. 肝肾毒副作用

    E. 加重炎症反应

30. 人源化抗 CD20 单克隆抗体用于治疗自身抗体介导的自身免疫病的免疫学原理是

    A. 刺激 B 细胞的抗体类别转换

    B. 结合 B 细胞表面的 CD20 靶抗原,通过激活补体的细胞毒作用清除 B 细胞

    C. 导致 B 细胞的活化

    D. 阻断 B 细胞分化为浆细胞

    E. 启动 B 细胞凋亡分子通路

【A2 型题】

31. 患者,女性,50 岁。近期出现发热、疲劳无力,指间关节、双手掌指关节疼痛,晨起时感觉关节僵硬。入院检查发现关节肿胀,关节腔有积液并伴有关节畸形。检测显示类风湿因子(RF)呈阳性,白细胞、C 反应蛋白、胆固醇和乳酸脱氢酶水平均增高。诊断为类风湿关节炎急性发作。**错误**的治疗措施是使用

    A. 非甾体抗炎药

    B. 糖皮质激素

    C. 抗 CD20 单抗

    D. IL-2

    E. 抗 TNF-α 单抗

32. 患儿,男性,出生 26 小时,第 2 胎,足月顺产。因全身皮肤黄染 8 小时并加重入院。查体全身黄染。实验室检查:Hb 84g/L,血型 O,Rh(+)。其母亲血型为 A,Rh(−)。该患儿出现溶血最可能的原因是

    A. 其母体内有抗 A 的 IgG

    B. 与其母 ABO 血型不符

    C. 其母体内有抗 Rh 的 IgM

    D. 其母体内有抗 Rh 的 IgG

    E. 其母体内有抗 B 的 IgG

33. 患者,女性,18 岁。发热 1 个月,近 1 周来两面颊出现对称性红斑、手指关节红肿。实验室检查:红细胞沉降率 40mm/h,血红蛋白 90g/L,白细胞 3.0×10^9/L,尿蛋白(+++),抗 dsDNA 抗体阳性。应首先考虑的诊断为

    A. 缺铁性贫血

B. 慢性肾炎

C. 类风湿关节炎

D. 系统性红斑狼疮

E. 风湿热

34. 患者,女性,25 岁。鼻翼两侧出现对称性蝶形红斑,主诉乏力、消瘦、关节肿痛,双手中、小关节呈对称性非畸形性的关节肿胀、压痛,持续低热近 2 个月,抗生素及抗病毒治疗无效。血常规检查白细胞数 3.1×10^9/L,尿常规检查蛋白(+),若考虑诊断为 SLE,则最有助于确诊的自身抗体是

A. 抗 CCP 抗体和抗 dsDNA 抗体

B. 抗磷脂抗体和抗核抗体

C. 抗 Sm 抗体和抗 dsDNA 抗体

D. RF 和抗 Sm 抗体

E. 抗组蛋白抗体和抗 ssDNA 抗体

35. 患者,女性,45 岁。双手和膝关节肿痛伴晨僵1年。查体:肘部可及皮下结节,质硬,无触痛。类风湿因子(RF)水平高,抗链球菌溶血素 O 抗体(ASO)正常,预测最有可能受损的实体器官是

A. 心脏

B. 肝

C. 肺

D. 胰腺

E. 肾

36. 患者,女性,19 岁。弛张热 7 天,两颊部出现对称性、水肿性红斑,指端及甲周有红斑。实验室检查:Hb 90g/L,血 WBC 3.4×10^9/L,尿蛋白(++),管型 0~2 个/HP,ANA(+)。确诊为 SLE。首选治疗是

A. 抗炎药物

B. 糖皮质激素

C. 氯喹

D. 免疫抑制剂如环磷酰胺

E. 血浆置换

37. 患儿,女性,12 岁。因咽痛、眼睑水肿、头痛、腰酸痛 2 天急诊入院。查体:急性病容;体温 38.5℃,脉搏 110 次/分,血压 160/90mmHg;眼睑及面部水肿,双侧腭扁桃体充血、Ⅲ度肥大。血常规:红细胞 3.5×10^{12}/L,白细胞 10×10^9/L。红细胞沉降率:40mm/h。ASO:800 单位。尿常规检查:肉眼观呈咖啡色,混浊,蛋白定性(+++)。镜下:红细胞(+++);白细胞(+),上皮细胞少许;透明管型(+)。咽拭子细菌培养:分离出乙型溶血性链球菌。考虑为链球菌感染后引起的肾小球肾炎。该病的发病机制主要是

A. Ⅰ型超敏反应

B. Ⅱ型超敏反应

C. Ⅲ型超敏反应

D. Ⅳ型超敏反应

E. Ⅱ型+Ⅲ型超敏反应

38. 患者,58 岁。入院检查:口渴、多饮、多尿、多食以及乏力消瘦,体重急剧下降等症状十分明显,酮症酸中毒。空腹血糖 9.8mmol/L。检查示糖耐量受损明显,抗胰岛 β 细胞自身抗体滴度高。

该病的免疫学机制最可能是

    A. 胰腺发育不全

    B. 过量食用糖类物质

    C. 胰岛素抵抗

    D. 胰岛素相对不足

    E. 胰岛 β 细胞受损

39. 患者,女性,19 岁。视物成双 3 个月余。查体:双眼睑略下垂,瞳孔等大,对光反射存在,右眼不能向上和外展运动,左眼不能内收和下视运动。眼轮匝肌低频重复电刺激示电位衰减 25%。抗乙酰胆碱受体抗体(+)。其最可能的诊断为

    A. 面神经炎

    B. 重症肌无力

    C. 周期性瘫痪

    D. 肺出血-肾炎综合征

    E. 吉兰-巴雷综合征

40. 患者,男性,32 岁。左眼眼球穿通伤。入院检查:眼压 4mmHg(1mmHg=0.133kPa),房水闪光(++),浮游体(++),瞳孔区机化膜,晶状体缺如,视网膜全脱离伴广泛固定皱褶。2 周后,右眼视力出现下降,检测右眼有炎性分泌物,眼底大致正常。诊断:右眼交感性眼炎。与该病最相关的免疫机制是

    A. 表位扩展

    B. 自身抗原的改变

    C. 隐蔽抗原的释放

    D. 分子模拟

    E. 抗原基因突变

41. 患者,男性,50 岁。无明显诱因出现右眼睑下垂、视物模糊等症状,1 个月后出现咀嚼无力及吞咽困难,且夜间有憋气感觉。患者自身抗体检查抗 AChR 抗体阳性,诊断为重症肌无力。其病理损伤的主要机制是

    A. Ⅰ型超敏反应

    B. Ⅱ型超敏反应

    C. Ⅲ型超敏反应

    D. Ⅳ型超敏反应

    E. Ⅰ型+Ⅲ型超敏反应

42. 患者,女性,34 岁。不规则发热半年,伴关节疼痛,双颧部出现高出皮面的固定红斑 3 个月余,抗 dsDNA 抗体和抗 Sm 抗体阳性,拟诊为 SLE。SLE 活动期患者的补体水平

    A. 升高

    B. 降低

    C. 不变

    D. 先升高后降低

    E. 不确定

43. 患者,女性,20 岁。反复发热、关节痛半个月余,掌指、指及指间关节肿胀。RF 880U/ml,抗环状瓜氨酸肽(抗 CCP 抗体)阳性。诊断为类风湿关节炎。抗 CCP 抗体属于的抗体类别是

A. IgA

B. IgM

C. IgG

D. IgD

E. IgE

44. 患者,女性,36岁。服用化学药物2周后出现面色苍白,持续半个月余,伴乏力、心慌、气短。查体:脾大,巩膜轻度黄染。实验室检查结果为溶血性黄疸。诊断为药物引起的自身免疫性溶血性贫血。其病理损伤的主要机制是

A. Ⅰ型超敏反应

B. Ⅱ型超敏反应

C. Ⅲ型超敏反应

D. Ⅳ型超敏反应

E. Ⅰ型+Ⅲ型超敏反应

【B1型题】

(45~48题共用备选答案)

A. 乙酰胆碱受体

B. 红细胞膜蛋白

C. 核蛋白

D. IgG

E. IgA-纤维粘连蛋白免疫复合物

45. 系统性红斑狼疮的自身抗原是

46. 类风湿关节炎的自身抗原是

47. 重症肌无力的自身抗原是

48. 自身免疫性溶血性贫血的自身抗原是

(49~52题共用备选答案)

A. Ⅰ型超敏反应

B. Ⅱ型超敏反应

C. Ⅲ型超敏反应

D. Ⅳ型超敏反应

E. Ⅰ型+Ⅲ型超敏反应

49. 1型糖尿病的病理损伤的主要机制是

50. 重症肌无力的主要致病机制是

51. 类风湿关节炎的主要致病机制是

52. Graves病的病理损伤的主要机制是

四、简答题

1. 自身免疫病的诱发因素有哪些?

2. 自身免疫病的基本特征是什么?

3. 简述自身免疫病的治疗原则。

参考答案

一、名词解释

1. 自身免疫:正常情况下,外周免疫系统仍然存在低水平的自身抗体和自身反应性T细胞,对自身组织和细胞的自身抗原不发生应答或仅存在微弱应答,这种现象被称为自身免疫。

2. 自身免疫病:在某些内因和外因诱发下,自身抗原发生了改变或自身免疫耐受状态被打破,产生的自身抗体或/和自身反应性T细胞对自身组织器官造成慢性病理损伤或功能异常,导致自身免疫病。

3. 分子模拟:某些病原微生物中的成分与人体细胞或细胞外成分有相同或类似的抗原表位,在感染人体后诱导针对微生物抗原的免疫效应物质,造成对自身组织细胞的免疫应答或损伤,这种现象被称为分子模拟。

二、填空题

1. 自身抗原改变　自身耐受异常

2. 自身 IgG 的 Fc　IgM

3. 抗原因素　遗传因素　环境因素　年龄和性别因素

4. 存在自身抗体和/或自身反应性T细胞　患者病变组织表现为慢性炎症　免疫抑制性试验治疗有效　与家系遗传和性别有关

5. 降低或抑制自身免疫应答反应　不影响抗感染和抗肿瘤的功能

三、选择题

【A1 型题】

1. C	2. D	3. A	4. A	5. B	6. E	7. B	8. D	9. C	10. E
11. B	12. C	13. B	14. D	15. B	16. A	17. D	18. B	19. E	20. C
21. D	22. C	23. E	24. B	25. C	26. B	27. E	28. E	29. E	30. B

【A2 型题】

| 31. D | 32. D | 33. D | 34. C | 35. E | 36. B | 37. E | 38. E | 39. B | 40. C |
| 41. B | 42. B | 43. C | 44. B | | | | | | |

【B1 型题】

| 45. C | 46. D | 47. A | 48. B | 49. D | 50. B | 51. C | 52. B |

四、简答题

1. 自身免疫病的诱发因素有哪些?

答:(1)自身抗原的因素:①免疫隔离部位抗原的释放;②自身抗原的改变;③外源性物质模拟自身抗原;④自身抗原的表位扩展。

(2)遗传因素:①阴性选择异常;②活化诱导的细胞死亡障碍;③调节性T细胞功能异常;④人类白细胞抗原(HLA)基因多态性与自身免疫病相关。

(3)环境因素:①病原体感染打破免疫忽视;②感染造成淋巴细胞的多克隆激活;③肠道菌群失调;④紫外线照射诱发自身免疫病。

(4)性别和年龄因素。

2. 自身免疫病的基本特征是什么?

答:自身免疫病的基本特征包括:①存在高效价的自身抗体和/或自身反应性T细胞;②患者病

变组织表现为慢性炎症;③免疫抑制性试验治疗有效;④与家系遗传和性别有关。

3. 简述自身免疫病的治疗原则。

答:(1) 去除引起免疫耐受异常的因素:①预防和控制微生物感染;②谨慎使用药物。

(2) 免疫抑制疗法:①应用免疫抑制剂;②应用抗细胞因子制剂;③清除 B 细胞;④细胞治疗。

(3) 重建免疫耐受:①异基因骨髓/造血干细胞移植;②通过口服自身抗原诱导免疫耐受;③通过模拟胸腺阴性选择诱导免疫耐受。

(4) 其他:①脾脏切除;②补充维生素 B_{12}。

(邹义洲　余　平)

第十五章 | 肿瘤免疫

学习目标

1. **掌握** 肿瘤免疫原性产生的机制;肿瘤抗原的分类及产生机制;机体抗肿瘤免疫应答的特点;肿瘤免疫逃逸的机制。
2. **熟悉** 机体抗肿瘤的免疫效应机制;肿瘤免疫治疗的意义及主要方式。
3. **了解** 巨噬细胞及抗体在肿瘤免疫中的双重作用;肿瘤来源 DAMP 的产生途径和作用;发现和鉴定肿瘤抗原的意义;认识肿瘤来源 DAMP 及其作用的意义。

内容精要

一、肿瘤的免疫原性

肿瘤的免疫原性是指肿瘤组织成分刺激机体免疫系统产生免疫应答的能力。

(一)肿瘤抗原的分类

肿瘤抗原是指细胞癌变过程中出现的新生抗原(neoantigen)或肿瘤细胞过度表达的抗原物质。

1. 根据肿瘤抗原的特异性分类 可将肿瘤抗原分为两类,一是表达于某种或某几种肿瘤细胞而不存在于正常细胞的肿瘤特异性抗原(tumor specific antigen,TSA),二是存在于正常组织或细胞但在肿瘤细胞过量表达的肿瘤相关抗原(tumor associated antigen,TAA)。

2. 根据产生的机制分类 肿瘤抗原可大致分为四类:①致瘤病毒的表达产物。②突变基因编码的新抗原。③基因异常表达的抗原。此类抗原包括肿瘤胚胎抗原(oncofetal antigen)、异常表达的癌-睾丸抗原、分化抗原及异常表达的其他抗原。④修饰异常的抗原。

(二)肿瘤来源 DAMP 及其作用的意义

认识肿瘤来源 DAMP 及其作用,不仅有助于深入理解机体的抗肿瘤固有免疫应答机制,具有理论意义,而且有助于建立更有效的肿瘤联合治疗策略,具有应用价值。

二、抗肿瘤免疫效应机制

(一)机体抗肿瘤免疫应答的特点

1. 机体抗肿瘤免疫应答的产生及其强度不仅取决于肿瘤的免疫原性,还受到宿主免疫功能和其他因素的影响。

2. 尽管肿瘤细胞可表达肿瘤抗原及 DAMP,但肿瘤患者产生的抗肿瘤免疫应答常不能有效清除肿瘤细胞。

3. 肿瘤细胞起源和发生机制各异导致其免疫原性的强弱有很大差别,故诱导的抗肿瘤免疫应答的类型和强度也有很大差异,肿瘤的恶性程度也因此而高低不一。

4. 机体针对肿瘤抗原可诱导抗肿瘤固有免疫应答和适应性免疫应答,其中固有免疫在肿瘤发生发展中具有双向作用。

(二)机体抗肿瘤的主要免疫效应机制

1. 免疫效应细胞的抗肿瘤作用

(1)T 细胞介导的特异性抗肿瘤免疫:包括 CD8+CTL、CD4+Th 细胞的抗肿瘤作用。

(2)固有免疫细胞的抗肿瘤效应:包括 NK 细胞及巨噬细胞的抗肿瘤作用。

2. 免疫效应分子的抗肿瘤作用 免疫细胞产生的免疫分子包括抗体以及一些酶类分子等,也参与了机体的抗肿瘤作用。

三、肿瘤的免疫逃逸机制

"肿瘤免疫编辑"学说根据肿瘤的发展将其分为三个阶段:清除期(elimination phase)、平衡期(equilibrium phase)、免疫逃逸期(escape phase)。肿瘤的免疫逃逸机制十分复杂,涉及:①肿瘤细胞所具有的逃避免疫监视的能力;②肿瘤微环境的作用;③宿主免疫功能的影响。

四、肿瘤免疫诊断和免疫防治

(一)肿瘤的免疫诊断

通过生化和免疫学技术检测肿瘤抗原、抗肿瘤抗体或其他肿瘤标志物,有助于肿瘤的辅助诊断及肿瘤状态的评估。检测肿瘤抗原是最常用的肿瘤免疫诊断方法。

(二)肿瘤的免疫治疗

1. 肿瘤免疫治疗的意义 肿瘤的免疫治疗是激发和增强机体的免疫功能,以达到控制和杀伤肿瘤细胞的目的。免疫疗法主要清除少量的或已播散的肿瘤细胞,对于晚期负荷较大的实体肿瘤的疗效有限。故常将其作为一种辅助疗法与手术、放化疗等常规疗法联合应用。

2. 肿瘤免疫治疗的策略和分类 肿瘤免疫治疗的基本策略是解除患者的免疫抑制状态,增强其特异性或非特异性抗肿瘤免疫功能。根据机体抗肿瘤免疫效应机制,肿瘤免疫治疗主要分为主动免疫治疗和被动免疫治疗两大类。

3. 常用肿瘤免疫疗法 主要有:①单克隆抗体或抗体样分子的被动免疫治疗;②过继免疫细胞治疗:免疫效应细胞包括淋巴因子激活的杀伤细胞(lymphokine activated killer cell,LAK)、肿瘤浸润淋巴细胞(tumor infiltrating lymphocyte,TIL)、细胞因子诱导的杀伤细胞(cytokine induced killer cell,CIK)、肿瘤抗原特异性 CTL、活化的单核/巨噬细胞、NK 细胞等;③免疫检查点治疗:包括抗 CTLA-4 和 PD-1/PD-L1 等;④肿瘤疫苗。

4. 对病原体所致肿瘤的预防 多种病原体感染与肿瘤发生密切有关,如 HBV 或 HCV 感染与原发性肝癌、HPV 感染与宫颈癌、EBV 感染与鼻咽癌、HTLV-1 感染与成人 T 细胞白血病等。制备相关的病原体疫苗或探索新的干预方式将可能降低这些肿瘤的发生率。

习题

一、名词解释

1. 肿瘤抗原

2. 肿瘤特异性抗原

3. 肿瘤相关抗原

二、填空题

1. 根据肿瘤抗原特异性可以将肿瘤抗原分为如下两类：_____、_____。

2. 肿瘤抗原可有如下四种产生机制：_____、_____、_____、_____。

3. CTL 主要通过如下两条途径对突变细胞或肿瘤细胞进行特异性杀伤：_____、_____。

4. 根据肿瘤免疫编辑学说,肿瘤的发生发展分为如下三个阶段：_____、_____、_____。

5. 肿瘤微环境内已知的主要的抑制性免疫细胞有如下三类：_____、_____、_____。

三、选择题

【A1 型题】

1. 肿瘤的免疫原性来自

    A. 肿瘤抗原和肿瘤来源的 DAMP

    B. 肿瘤产生的免疫抑制因子

    C. 肿瘤微环境内的抑制性免疫细胞

    D. 肿瘤微环境内的免疫效应细胞

    E. 肿瘤微环境内的基质细胞

2. 甲胎蛋白（AFP）和癌胚抗原（CEA）属于

    A. 致癌病毒产物

    B. 基因突变产物

    C. 正常组织中的隐蔽抗原

    D. 胚胎抗原

    E. 分化抗原

3. 致癌病毒诱生的肿瘤抗原多属于

    A. 肿瘤特异性抗原

    B. 肿瘤相关抗原

    C. 癌-睾丸抗原

    D. 胚胎抗原

    E. 分化抗原

4. HPV 诱发人宫颈癌的 E6 和 E7 抗原属于

    A. 突变的抑癌基因所表达的蛋白抗原

    B. 病毒相关的肿瘤抗原

    C. 正常组织中的隐蔽抗原

    D. 胚胎抗原

    E. 分化抗原

5. CD20 属于

    A. 致癌病毒产物

    B. 肿瘤特异性抗原

    C. 正常组织中的隐蔽抗原

D. 胚胎抗原

E. 分化抗原

6. 甲胎蛋白（AFP）主要用于诊断

   A. 宫颈癌

   B. 乳腺癌

   C. 黑色素瘤

   D. 肝癌

   E. 前列腺癌

7. 胚胎抗原是

   A. 肿瘤特异性抗原

   B. 肿瘤相关抗原

   C. 化学因素诱发的肿瘤抗原

   D. 物理因素诱发的肿瘤抗原

   E. 病毒诱发的肿瘤抗原

8. 接种 HBV 疫苗可有效预防

   A. 宫颈癌

   B. 乳腺癌

   C. 黑色素瘤

   D. 肝癌

   E. 前列腺癌

9. 免疫系统对于自身体内产生的 AFP 和 CEA

   A. 能够产生强烈的免疫应答

   B. 能够产生中等程度的免疫应答

   C. 能够产生比较弱的免疫应答

   D. 具有免疫耐受性，一般不会产生免疫应答

   E. 免疫系统不会接触到这些抗原，因而不会产生免疫应答

10. 机体抗肿瘤免疫的主力是

   A. 体液免疫

   B. 细胞免疫

   C. 皮肤的屏障作用

   D. 肠道微生物菌群的作用

   E. 肿瘤坏死因子的杀瘤作用

11. 在肿瘤细胞特异性 CTL 增殖和分化中发挥最关键作用的细胞因子是

   A. IL-1

   B. IL-2

   C. IL-3

   D. IL-4

   E. IFN-γ

12. CTL 内所含的具有杀伤肿瘤细胞作用的酶是

   A. 颗粒酶

    B. 溶菌酶

    C. 胰蛋白酶

    D. 淀粉酶

    E. 乙醛脱氢酶

13. 参与特异性抗肿瘤作用的细胞是

    A. CTL

    B. NK 细胞

    C. 中性粒细胞

    D. 嗜酸性粒细胞

    E. 巨噬细胞

14. 在免疫系统发挥抗肿瘤免疫过程中,巨噬细胞

    A. 不具有抗肿瘤作用

    B. 只作为专职性 APC 提呈肿瘤抗原,激活抗肿瘤免疫

    C. 只起到免疫抑制作用,帮助肿瘤生长

    D. 具有抗肿瘤和促进肿瘤生长的双向作用

    E. 具有特异性杀伤肿瘤细胞的作用

15. 在免疫系统发挥抗肿瘤免疫过程中,肿瘤患者体内自然产生的抗体

    A. 不具有抗肿瘤作用

    B. 只起到免疫抑制作用,帮助肿瘤细胞生长

    C. 只起到帮助肿瘤细胞转移的作用

    D. 具有抗肿瘤和促进肿瘤生长的双向作用

    E. 具有很强的特异性杀伤肿瘤细胞的作用

16. 肿瘤发生的主要免疫学机制是

    A. 免疫防御功能的障碍

    B. 免疫监视功能的障碍

    C. 免疫自稳功能的障碍

    D. 免疫调节功能的增强

    E. 免疫功能亢进

17. 肿瘤细胞产生的主要免疫抑制性分子有

    A. IL-4

    B. IL-12

    C. Fas

    D. EGF

    E. TGF-β、IL-10

18. 长期服用免疫抑制剂的结果是

    A. 不影响机体的抗肿瘤免疫功能

    B. 会导致机体抗肿瘤免疫功能低下而可能诱发肿瘤

    C. 会增强机体的抗肿瘤免疫功能

    D. 可以直接杀伤肿瘤细胞

    E. 可以改善肿瘤微环境,有助于治疗肿瘤

19. 靶向抗原为人类表皮生长因子受体-2（Her-2）的基因工程抗体主要用于治疗
    A. 宫颈癌
    B. 乳腺癌
    C. 黑色素瘤
    D. 肝癌
    E. 前列腺癌

20. 靶向抗原为 CD20 的基因工程抗体主要用于治疗
    A. 宫颈癌
    B. 乳腺癌
    C. B 细胞淋巴瘤
    D. 肝癌
    E. 前列腺癌

21. 属于主动免疫的肿瘤疗法为
    A. 细胞因子诱导的杀伤细胞（CIK）
    B. 肿瘤浸润淋巴细胞（TIL）
    C. 肿瘤抗原特异性 CTL
    D. 活化的单核/巨噬细胞
    E. 抗原致敏的树突状细胞

22. 卡介苗的抗肿瘤功能在于
    A. 增强非特异抗肿瘤免疫功能
    B. 通过抗结核而发挥抗肿瘤作用
    C. 增强特异性细胞免疫效应
    D. 增强特异性体液免疫效应
    E. 不具有抗肿瘤免疫作用

23. 免疫检查点分子是
    A. 一类免疫效应分子
    B. 一类免疫抑制性分子
    C. 免疫系统检查免疫功能的位置
    D. 一类细胞因子
    E. 一类细胞内信号分子

24. 肿瘤治疗性疫苗属于
    A. 主动免疫疗法
    B. 过继免疫疗法
    C. 细胞因子疗法
    D. 抗体靶向疗法
    E. 非特异免疫疗法

【A2 型题】

25. 患者,男性,55 岁。慢性乙型肝炎病史 20 年,体检显示 AFP 值大于 1 000μg/L。最可能的诊断是
    A. 肺癌
    B. 结肠癌

C. 肝癌

D. 胃癌

E. 白血病

26. 患者,女性,18岁。患有急性淋巴细胞白血病,本人和家人愿意加入免疫细胞疗法的临床试验研究,最优选择是

A. CAR-T

B. TIL

C. LAK

D. DC-CIK

E. 抗体靶向治疗

27. 患者,女性,30岁。患非霍奇金淋巴瘤,最合适的抗体治疗靶标是

A. CD4

B. CD40

C. CD20

D. CD8

E. CD80

28. 患者,男性,60岁。无痛便血2个月,直肠指诊显示占位,癌胚抗原(CEA)24.20μg/L。最可能的诊断是

A. 肺癌

B. 直肠癌

C. 肝癌

D. 胃癌

E. 白血病

29. 患者,男性,48岁。持续性右侧耳鸣、耳闷伴进行性右侧听力下降3个月,偶有回吸性涕血。查体:右侧鼓膜呈淡黄色,透过鼓膜可见液平面;颈部未触及明显肿大淋巴结。鼻咽镜检查示:鼻咽顶后壁右侧可见菜花样新生物,表面粗糙,触之易出血。病理活检提示:低分化鳞状细胞癌。该疾病发生的最可能的相关因素是

A. CMV感染

B. HBV感染

C. HPV感染

D. EBV感染

E. SV40感染

30. 患者,女性,50岁。因"发现左乳肿块10天"就诊。查CT示:左侧乳腺外侧腺体致密,建议结合乳腺专项检查;两肺CT平扫未见明显异常;肝内低密度灶,建议结合腹部检查。后行"左侧乳腺癌改良根治术",病理检查:左侧乳腺浸润性导管癌(大小约2cm×1.8cm×1.5cm),左腋下14/20淋巴结转移。IHC示:ER(−),PR(−),Her-2(+++),Ki-67(+,45%),TOPOⅡ(+),P53(−)。最合适的抗体治疗靶标是

A. AFP

B. CD20

C. Her-2

D. CEA

E. CD19

31. 患者,男性,56岁。体检 B 超检查发现肝脏有一 6cm 结节,AFP 大于 1 000μg/L,确诊为肝癌。**错误**的治疗方式是

A. 手术治疗

B. 化疗

C. 卡介苗

D. IFN-γ

E. 糖皮质激素

32. 患者,女性,22岁。阴道接触性出血半年。宫颈病理活检提示宫颈鳞癌。与该类型肿瘤最可能有关的感染是

A. CMV 感染

B. HBV 感染

C. HPV 感染

D. EBV 感染

E. SV40 感染

33. 患者,男性,35岁。初诊成人 T 细胞白血病。最有助于确诊的病毒检测是

A. HTLV-1

B. HBV

C. HIV

D. EBV

E. CMV

34. 患者,男性,64岁。排尿困难、夜尿增多 1 个月余。直肠指诊前列腺增生Ⅱ度,质偏硬,以左后叶明显,有轻度压痛,未扪及结节,中央沟变浅。CT 示前列腺增大,前缘呈结节状突入膀胱内,密度小。增强 CT 显示前列腺后部存在大小大约为 2.9cm×2.0cm 的低密度影,其余前列腺实质明显强化。最有助于确诊的肿瘤抗原检测是

A. AFP

B. CD20

C. Her-2

D. CEA

E. PSA

35. 患者,男性,70岁。肺癌伴锁骨上淋巴结转移。根据肿瘤免疫编辑学说,此患者处于

A. 原位癌期

B. 清除期

C. 平衡期

D. 免疫逃逸期

E. 终末期

【B1 型题】

(36~39 题共用备选答案)

A. 检测 AFP

B. 检测 CEA 和 CA19-9

C. 检测 PSA

D. 检测膀胱肿瘤抗原（BTA）

E. 检测人绒毛膜促性腺激素

36. 辅助诊断膀胱癌的是

37. 辅助诊断结肠癌的是

38. 辅助诊断原发性肝细胞癌的是

39. 辅助诊断前列腺癌的是

（40~43 题共用备选答案）

A. EBV

B. HTLV-1

C. HPV

D. HCV 和 HBV

E. HIV

40. 与宫颈癌发病有关的病原是

41. 与鼻咽癌发病有关的病原是

42. 与原发性肝癌发病有关的病原是

43. 与成人 T 细胞白血病发病有关的病原是

四、简答题

1. 试述肿瘤抗原的分类及各类肿瘤抗原的主要特点。

2. 简述机体抗肿瘤免疫的效应机制。

3. 试述肿瘤细胞免疫逃逸的方式和机制。

参考答案

一、名词解释

1. 肿瘤抗原:指细胞癌变过程中出现的新抗原或肿瘤细胞过度表达的抗原物质。

2. 肿瘤特异性抗原:表达于某种或某几种肿瘤细胞而不存在于正常细胞的抗原。

3. 肿瘤相关抗原:是存在于正常组织或细胞但在肿瘤细胞过量表达的抗原。此类抗原只表现出量的变化而无严格的肿瘤特异性。

二、填空题

1. 肿瘤特异性抗原 肿瘤相关抗原

2. 致瘤病毒的表达产物 突变基因编码的新生抗原 基因异常表达的抗原 修饰异常的抗原

3. 穿孔素/颗粒酶途径 死亡受体途径

4. 清除期 平衡期 免疫逃逸期

5. Treg TAM MDSC

三、选择题

【A1 型题】

1. A　2. D　3. A　4. B　5. E　6. D　7. B　8. D　9. D　10. B

11. B　12. A　13. A　14. D　15. D　16. B　17. E　18. B　19. B　20. C

21. E   22. A   23. B   24. A

【A2 型题】

25. C   26. A   27. C   28. B   29. D   30. C   31. E   32. C   33. A   34. E

35. D

【B1 型题】

36. D   37. B   38. A   39. C   40. C   41. A   42. D   43. B

四、简答题

1. 试述肿瘤抗原的分类及各类肿瘤抗原的主要特点。

答：（1）根据肿瘤抗原的特异性分类：可将肿瘤抗原分为两类，一是表达于某种或某几种肿瘤细胞而不存在于正常细胞的肿瘤特异性抗原（tumor specific antigen,TSA），二是存在于正常组织或细胞但在肿瘤细胞过量表达的肿瘤相关抗原（tumor associated antigen,TAA）。临床实践中更关注的是肿瘤抗原作为肿瘤标志物在肿瘤诊断和预后判断中的意义以及作为靶标在肿瘤治疗中的价值。

（2）根据产生的机制分类：肿瘤抗原可大致分为四类，包括致瘤病毒的表达产物、突变基因编码的新生抗原、基因异常表达的抗原和修饰异常的抗原。

1）致瘤病毒的表达产物：指病毒感染后的病毒基因表达产物，特异性较强，可通过疫苗预防这些病毒的感染以降低肿瘤的发生率。

2）突变基因编码的新生抗原：指 DNA 突变后的表达产物。这类肿瘤抗原是细胞癌变过程中新合成的蛋白质分子，机体对其未形成自身耐受，可诱导机体产生一定程度的肿瘤抗原特异性免疫应答，有可能成为肿瘤治疗的潜在靶点。

3）基因异常表达的抗原：指 RNA 水平发生改变后的产物，常常作为血清标志物或者肿瘤治疗的靶标。

4）修饰异常的抗原：指蛋白质等修饰后的产物。此类肿瘤抗原既可用作肿瘤诊断的标志物，也可用作肿瘤免疫治疗的靶分子。

2. 简述机体抗肿瘤免疫的效应机制。

答：（1）T 细胞介导的特异性抗肿瘤免疫：CTL 主要通过两条途径对突变细胞或肿瘤细胞进行特异性杀伤，一是穿孔素/颗粒酶途径，二是 Fas/FasL 和 TNF/TNFR 途径（或称死亡受体途径）。CD4$^+$Th 细胞不仅在 CD8$^+$CTL 激活中起重要的辅助作用，本身也能产生细胞因子间接参与抗肿瘤免疫效应。

（2）固有免疫细胞的抗肿瘤效应：固有免疫细胞也是抗肿瘤的重要效应细胞，这些细胞包括 NK 细胞、巨噬细胞、γδT 细胞以及 NKT 细胞等。其中，巨噬细胞在肿瘤免疫中具有双向作用。

（3）免疫效应分子等的抗肿瘤作用：抗体在抗肿瘤免疫中具有双向作用。干扰素、肿瘤坏死因子等细胞因子，以及补体分子、多种酶类也具有非特异性的抑制或杀伤肿瘤细胞的作用。

3. 试述肿瘤细胞免疫逃逸的方式和机制。

答：（1）肿瘤细胞所具有的逃避免疫监视的能力：肿瘤细胞的抗原调变及抗原覆盖；肿瘤细胞 MHC I 类分子缺陷或表达低下；肿瘤细胞表达或分泌某些免疫分子抑制机体的抗肿瘤免疫功能；肿瘤细胞主动诱导免疫抑制性细胞的产生；肿瘤细胞的抗凋亡作用。

（2）肿瘤微环境的作用：功能缺陷的 DC 诱导产生了肿瘤耐受性 T 细胞；通过微环境内的免疫抑制细胞、免疫抑制分子以及代谢紊乱等抑制免疫细胞的功能；在肿瘤周围形成物理屏障阻止淋巴细胞浸润。

（3）宿主免疫功能的影响：宿主免疫功能低下状态有助于肿瘤逃避宿主免疫系统的攻击。

（于益芝）

第十六章 | 移植免疫

学习目标

1. **掌握** 移植免疫的基本概念;移植排斥反应的免疫机制,特别是 T 细胞识别同种异型抗原的机制;移植排斥反应的类型。
2. **熟悉** 移植排斥的防治原则。

内容精要

一、移植

(一) 基本概念
移植是应用正常细胞、组织、器官置换病变的或功能缺损的细胞、组织、器官,以维持和重建机体生理功能的方法。

(二) 分类
根据移植物的来源及其遗传背景不同,移植可分为自体移植、同系移植、同种异型移植、异种移植。

二、同种异型移植排斥反应的发生机制

(一) 引起同种异型移植排斥反应的抗原
1. 主要组织相容性抗原 是能引起快速、强烈排斥反应的移植抗原。是由 MHC 编码的分子,在人类即 HLA 分子。
2. 次要组织相容性抗原 主要包括两类:①性别相关的次要组织相容性抗原;②常染色体编码的次要组织相容性抗原。
3. 其他抗原 包括人类 ABO 血型抗原、组织特异性抗原。

(二) 移植排斥反应的免疫机制
1. 固有免疫应答 移植物组织损伤诱导应激产物与 DAMP 形成,促发局部巨噬细胞、中性粒细胞、树突状细胞聚集活化;同时 NK 细胞活化杀伤,导致移植物组织细胞发生炎症、损伤和死亡;DC 进行抗原提呈。
2. 适应性免疫应答
(1) T 细胞介导的细胞免疫:同种反应性 T 细胞是参与同种异型移植排斥反应的关键效应细胞。
1) 抗原识别:包括直接识别和间接识别。①直接识别:受者 T 细胞可直接识别移植物中供者 APC 表面的抗原肽-同种异型 MHC 分子复合物,直接识别在移植初期引发快速排斥反应。直接识

别所致排斥反应的特点是应答速度快、反应强度大,主要在急性排斥的早期发挥作用。②间接识别:受者 T 细胞识别受者 APC 提呈的同种异型抗原肽-受者 MHC 分子复合物,常引起较迟发生的排斥反应。主要在急性排斥的晚期与慢性排斥中发挥作用。

2)T 细胞活化:TCR 识别 APC 的抗原肽-MHC 分子复合物传递第一信号;T 细胞协同分子受体与 APC 的协同分子结合提供第二信号。IL-2 发挥重要活化刺激作用。

3)效应功能:包括 CD8$^+$CTL 和 CD4$^+$T 细胞的效应功能。①CD8$^+$CTL:与一般抗原特异性 CTL 相似。②CD4$^+$T 细胞:Th1 细胞分泌炎性细胞因子,聚集炎性细胞,导致迟发型超敏反应性炎症损伤;Th17 细胞释放 IL-17,招募中性粒细胞,促进炎症因子、趋化因子及基质金属蛋白酶产生,介导炎性细胞浸润和组织破坏。

(2)B 细胞介导的体液免疫:预存抗体与新生抗体,通过调理作用、ADCC、激活补体等作用,损伤靶细胞,释放的补体片段造成移植物局部炎症反应加重。主要在超急性排斥反应与急性排斥反应中发挥作用。

三、移植排斥反应的临床类型

(一)宿主抗移植物反应

1. 超急性排斥反应　是指移植器官与受者血管接通后数分钟至 24 小时内发生的排斥反应。该反应的发生原因是受者体内预先存在抗供者组织抗原的抗体。

2. 急性排斥反应　一般在移植术后数天至 2 周左右出现,CD4$^+$Th1 细胞介导的迟发型超敏反应是主要的损伤机制,最为常见。

3. 慢性排斥反应　发生于移植后数月甚至数年,免疫因素与非免疫因素共同作用,细胞免疫与体液免疫均参与,是影响移植器官能否长期存活的主要因素。

(二)移植物抗宿主反应

常见于骨髓移植,严重者可引起移植物抗宿主病(GVHD)。

1. 急性 GVHD　指移植后数天或 2 个月内发生的 GVHD。主要是 Th1 细胞和 Th17 细胞介导炎症反应和 CTL 杀伤。

2. 慢性 GVHD　指以纤维化为主的血管病,细胞免疫与体液免疫均参与。

四、移植排斥反应的防治原则

(一)选择合适的供者

器官移植成败主要取决于供受者间的组织相容性。

1. 供者　ABO、Rh 血型抗原须与受者相同,或至少符合输血原则。

2. 受者血清中预存抗体的检测　交叉细胞毒试验可检出受者血清中是否含有针对供者淋巴细胞的预存细胞毒抗体,以防止超急性排斥反应发生。

3. HLA 基因配型　HLA 型别匹配程度是决定供受者间组织相容性的关键因素。

4. HLA 交叉配型　对骨髓移植尤为重要。

(二)移植物和受者的预处理

同种骨髓移植中可预先清除骨髓移植物中的 T 细胞。术前给受者输注供者特异性血小板;受者进行脾切除,予以免疫抑制疗法等。对预存抗体阳性的受者,移植前可进行血浆置换。

(三)移植后排斥反应的监测

移植后排斥反应的监测包括体液免疫和细胞免疫的检测。

(四) 免疫抑制剂的应用

1. T 细胞抑制　包括 T 细胞活化抑制剂、T 细胞代谢抑制剂(阻断淋巴细胞合成代谢的关键成分鸟嘌呤核苷酸)和 T 细胞清除剂。

2. 抗炎药物　包括激素类药物以及一些中医药。

(五) 免疫耐受的诱导

包括中枢耐受和外周耐受的诱导。

习题

一、名词解释

1. 移植

2. 直接识别

3. 移植物抗宿主反应

4. 同种异型抗原

二、填空题

1. 直接识别导致的排斥反应有以下两个特点:①因为_____,所以速度快,在急性移植排斥反应的早期起重要作用;②因为_____,所以反应强度大。

2. 移植物抗宿主反应指移植物中免疫细胞对受者组织器官产生的排斥反应,主要见于_____移植。

3. _____的发生原因是受者体内预先存在抗供者组织抗原的抗体,包括抗供者 ABO 血型抗原、血小板抗原、HLA 及血管内皮细胞抗原的抗体。

4. 长期使用免疫抑制剂治疗移植排斥反应容易引发免疫系统出现_____。

5. 移植配型时,临床上常规检测 DR、A、B 基因座位上的_____个等位基因。

三、选择题

【A1 型题】

1. 引起人类同种异型移植排斥反应的主要抗原是

    A. 独特型抗原

    B. HLA

    C. 自身抗原

    D. 异嗜性抗原

    E. 超抗原

2. 移植排斥反应损伤机制中能激活 CTL 和 NK 细胞杀伤移植物的关键细胞因子是

    A. TNF-α

    B. IFN-α

    C. IL-2

    D. IL-4

    E. IL-17

3. 将 A 系小鼠皮片移植给 B 系小鼠,7~10 天后移植的皮肤被排斥;第 15 天时再次在前述 B 系小鼠身上进行同样的移植实验,2 天后皮片被排斥,最有可能的机制是

    A. 直接识别

B. 间接识别

C. 免疫缺陷

D. 再次应答

E. 自身免疫

4. 与移植物排斥应答**无关**的细胞是

　　A. CTL

　　B. B 细胞

　　C. Th1 细胞

　　D. 肥大细胞

　　E. Th17 细胞

5. 同一近交系 C57 小鼠的不同个体之间进行移植实验,没有发生排斥,原因是

　　A. 小鼠的不同个体之间体重几乎相同

　　B. 小鼠的不同个体之间体型几乎相同

　　C. 小鼠的不同个体之间基因几乎相同

　　D. 小鼠的不同个体之间年龄几乎相同

　　E. 小鼠的不同个体之间血型相同

6. **不会**引起同种异型排斥反应的抗原是

　　A. 肝细胞癌抗原

　　B. 主要组织相容性抗原

　　C. 次要组织相容性抗原

　　D. 血型抗原

　　E. 组织特异性抗原

7. 参与同种异型移植急性排斥反应的主要效应细胞是

　　A. 树突状细胞

　　B. 巨噬细胞

　　C. B 细胞

　　D. T 细胞

　　E. 红细胞

8. 超急性排斥反应的主要发生机制是

　　A. 体液免疫

　　B. 细胞免疫

　　C. 固有免疫

　　D. 免疫豁免

　　E. 免疫缺陷

9. 在移植免疫中,"过路白细胞"是指

　　A. 受者的 APC

　　B. 移植物供者的 DC 和淋巴细胞

　　C. 受者的 DC 和淋巴细胞

　　D. 受者的 $CD4^+T$ 细胞

　　E. 受者的单核细胞

10. 在移植排斥反应中,中性粒细胞的作用特点是

    A. 是主要的效应细胞,可介导溶血

    B. 可介导急性排斥

    C. 是主要的效应细胞,可介导慢性炎症和纤维化

    D. 分泌 IL-17 而介导免疫偏离,可减轻移植反应

    E. 释放大量氧自由基和蛋白溶解酶等效应分子,可造成移植物组织损伤

11. 关于移植反应中的间接识别,描述正确的是

    A. 主要激活 CTL

    B. 诱导排斥反应的 APC 为供者的 APC

    C. 主要引起超急性排斥反应

    D. T 细胞识别的是经处理的同种异型抗原肽-MHC 分子复合物

    E. 一般情况下不会发生

12. 移植排斥的效应机制**不包括**

    A. Ⅳ型超敏反应

    B. CTL 杀伤

    C. CDC

    D. 急性血管炎

    E. 免疫缺陷病

13. HLA 配型最重要的位点是

    A. HLA-A

    B. HLA-DR

    C. HLA-DQ

    D. HLA-DP

    E. HLA-B

14. 关于同种肾移植中的配型,描述正确的是

    A. HLA Ⅱ类基因型别相符对防止慢性排斥反应尤为重要

    B. HLA-B 错配是影响再次移植后移植物存活期的重要因素

    C. 位点匹配不足 60% 时,无法进行手术

    D. 目前的 HLA 分型技术已经非常成熟,可以检出所有同种抗原的差异

    E. 移植物最好来自 70 岁以上老年供者

15. 以下说法**错误**的是

    A. 尽可能清除移植物中的过路细胞有助于减少或防止 GVHD 的发生

    B. 供受者间 ABO 血型抗原不符可能导致强的移植排斥反应

    C. 为预防可能出现的 GVHD,可对骨髓移植物进行预处理,其原理是清除骨髓移植物中的干细胞

    D. 在 HLA 尽量相近的前提下,应适当考虑次要组织相容性抗原

    E. 同性别供受者间移植排斥反应一般较轻

16. GVHR 的最主要效应细胞是

    A. T 细胞

    B. B 细胞

    C. 巨噬细胞

    D. 中性粒细胞

    E. 树突状细胞

17. 关于超急性排斥反应,正确的叙述是

    A. 超急性排斥反应发生时,用药物控制效果良好

    B. 超急性排斥反应可能是一种迟发型超敏反应

    C. 不可能发生 CTL 直接杀伤

    D. 后果很轻微,不影响移植物存活

    E. 大部分患者可以不经干预自行痊愈

18. 超急性排斥反应的主要效应成分是

    A. CTL

    B. 树突状细胞

    C. 巨噬细胞

    D. 预存抗体

    E. 肥大细胞

19. 与超急性排斥反应关联最大的是

    A. ABO 血型不相符

    B. HLA-DR 型别不相符

    C. HLA-A 型别不相符

    D. HLA-B 型别不相符

    E. 病毒感染

20. 因供受者 HLA 配型不佳而出现的肾移植排斥反应,大多出现在移植后

    A. 1~3 天

    B. 5~8 天

    C. 1 周至 3 个月之间

    D. 3 个月后

    E. 数年后

21. 通过激活补体参与超急性排斥反应的抗体主要是

    A. IgG

    B. IgE

    C. IgD

    D. IgM

    E. SIgA

22. 关于混合淋巴细胞反应(MLR),叙述错误的是

    A. 为单、双向

    B. 是由 HLA-D 抗原不相同所导致的反应

    C. 属于同种异型抗原反应

    D. 由 B 细胞介导

    E. 已经成为移植手术前的常规检测项目

23. 关于 GVHR 叙述**错误**的是
    A. 供者细胞有免疫功能
    B. MHC 不相符
    C. 往往输入了免疫干细胞
    D. 受者细胞免疫功能强
    E. 骨髓移植时发生较多

24. 预测移植排斥反应的最佳方案是
    A. HLA 配型
    B. 双向 MLR
    C. 供者细胞与丝裂霉素 C 处理受者细胞间单向 MLR
    D. 受者细胞与丝裂霉素 C 处理供者细胞间单向 MLR
    E. 家系分析

25. **无助于**防治移植排斥反应的是
    A. HLA 配型
    B. 使用免疫抑制剂
    C. 诱导受者对移植抗原耐受
    D. 诱导受者免疫抑制
    E. 增强受者免疫功能

26. 诱导对移植抗原的特异性耐受的措施是
    A. 输入供者 MHC 的多态性氨基酸残基
    B. 大量输入供者可溶性 MHC
    C. 受者建立与供者相同的食谱
    D. 大量输入供者血液
    E. 大量服用免疫抑制剂

27. 下列器官移植术中**无须**进行 HLA 配型的是
    A. 皮肤移植
    B. 肺移植
    C. 角膜移植
    D. 肾脏移植
    E. 骨髓移植

28. 与防治移植排斥措施**无关**的是
    A. HLA 配型
    B. 使用免疫抑制剂
    C. 诱导受者对移植抗原耐受
    D. 去除移植物中的过路白细胞
    E. 使用大剂量抗生素

29. 在同种异型急性排斥反应中,主要的效应细胞是
    A. CD4$^+$Th2 细胞
    B. CD4$^+$Th1 细胞
    C. CD8$^+$Th1 细胞

D. CD8$^+$Th2 细胞

E. CTL

30. 关于直接识别,叙述**不正确**的是
    A. 受者 T 细胞可直接识别移植物中供者 APC 表面的抗原肽-同种异型 MHC 分子复合物
    B. 移植初期引发快速排斥反应
    C. 直接识别所致排斥反应的特点是应答速度快、反应强度大
    D. 主要在急性排斥的早期发挥作用
    E. 受者同种反应性 T 细胞活化不需要求双信号

31. 参与同种排斥反应的固有免疫效应细胞**不包括**
    A. 巨噬细胞
    B. NK 细胞
    C. 树突状细胞
    D. 中性粒细胞
    E. 神经元

32. 环孢素提高同种器官移植存活率的机制主要是
    A. 抑制 B 细胞产生抗体
    B. 抑制 T 细胞活化增殖
    C. 抑制巨噬细胞产生炎症因子
    D. 抑制 NK 细胞杀伤
    E. 抑制 DC 抗原提呈

【A2 型题】

33. 患者,男性,34 岁。25 天前行肾移植手术,现出现发热,肾功能降低,少尿,尿中白细胞增多。这种移植排斥反应的类型是
    A. 超急性排斥反应
    B. 急性排斥反应
    C. 慢性排斥反应
    D. 迟发型超敏反应
    E. GVHR

34. 患者,女性,48 岁。短期内多次输血,导致体内 IgM 水平偏高。如该患者需要做肾移植手术,则应警惕
    A. 超急性排斥反应
    B. 慢性排斥反应
    C. 急性 GVHD
    D. 过敏性紫癜
    E. 冠心病

35. 患者,男性,46 岁。因白血病进行骨髓移植,术后第 20 天出现严重皮疹、黄疸、腹泻症状,首先应怀疑
    A. 手术中感染了金黄色葡萄球菌
    B. 慢性 GVHD
    C. 急性 GVHD

D. 白血病复发

E. 再生障碍性贫血

36. 患者,女性,62岁。因慢性肾衰竭出现尿毒症,接受肾移植手术,接受多次输血和血液透析。手术顺利,但在血管吻合后开放血供30分钟时,移植肾开始呈现花斑状坏死,肾脏呈紫色,尿量减少,最可能的原因是

A. 急性排斥反应

B. 慢性排斥反应

C. Ⅰ型超敏反应

D. 超急性排斥反应

E. 移植物抗宿主反应

37. 患者,女性,58岁。接受肾移植手术后进行免疫抑制疗法,服药2年后,多次出现肺部感染与皮肤溃疡,必须调整用药方案,此时不应停用的药物是

A. 硫唑嘌呤

B. 吗替麦考酚酯

C. 环孢素

D. 西罗莫司

E. 氯霉素

38. 患者,男性,63岁。因尿毒症长期卧床进行血液透析,4年前曾接受肾移植手术,但1年前再次出现肾衰竭并发尿毒症。现又觅得捐献者提供肾源一个,欲进行第二次肾移植。该患者应该注意警惕

A. 慢性 GVHD

B. 急性 GVHD

C. 慢性排斥反应

D. 超急性排斥反应

E. 低血糖

39. 患儿,男性,12岁。因白血病欲接受骨髓移植手术,在进行术前准备时,其中**不合理**的是

A. 检测受者与供者血型是否一致

B. 检测受者与供者血压是否一致

C. 检测受者与供者 HLA 基因配型是否匹配良好

D. 取供者淋巴细胞和受者血清进行交叉细胞毒试验

E. 使供者和受者淋巴细胞互为反应细胞,即做两组单向混合淋巴细胞培养

40. 患者,男性,19岁。因白血病急需接受骨髓移植,但无合适供体。为了减轻移植排斥反应,应使用

A. 抗 CD3 单克隆抗体

B. 抗 CD4 单克隆抗体

C. 抗 CD8 单克隆抗体

D. 抗 CD28 单克隆抗体

E. 抗 CD80 单克隆抗体

41. 患者,女性,62岁。因肾衰竭并发尿毒症需要进行肾移植,但最近2年多次进行输血。在术前检查中发现受者存在大量针对供者 ABO 血型抗原、HLA 及血管内皮细胞抗原的抗体,移植前应进行

A. 血浆置换

B. 血液透析

C. 大剂量糖皮质激素冲击

D. 大剂量维生素 C 治疗

E. 大剂量维生素 E 治疗

42. 患者,男性,57 岁。因严重肾衰竭并发尿毒症,急需进行肾移植手术,但因配型不合,不得不等待肾源。在此期间应进行

A. 血浆置换

B. 血液透析

C. 大剂量糖皮质激素冲击

D. 大剂量维生素 C 治疗

E. 大剂量维生素 E 治疗

43. 患者,男性,63 岁。进行肾移植术后,拟对该患者进行以下排斥反应监测项目,其中**不合理**的是

A. 血型抗体监测

B. HLA 抗体监测

C. 供体组织细胞抗体监测

D. 血管内皮细胞抗体监测

E. 抗核抗体监测

44. 患者,男性,42 岁。因慢性肾衰竭行同种异型肾移植术,术后采用他克莫司+吗替麦考酚酯+泼尼松三联免疫抑制方案,为进一步抑制受者 T 细胞对移植物的免疫排斥反应,还可以给予

A. 环孢素治疗

B. 克林霉素治疗

C. 林可霉素治疗

D. 庆大霉素治疗

E. 阿奇霉素治疗

45. 患者,男性,28 岁。确诊为高危急性髓系白血病(AML-M$_2$型),经诱导化疗后达到完全缓解。患者无严重基础疾病,心肺功能及肝肾功能正常,拟行造血干细胞移植。在对受者和供者进行 HLA 基因配型时,检测的基因位点一般**不包括**

A. A 座位

B. B 座位

C. MICA 座位

D. DRB1 座位

E. DQB1 座位

46. 患者,女性,59 岁。肾移植 5 年后肾功能逐渐衰竭,血浆中炎症因子、补体与抗体的水平持续较高。关于所述症状的发生机制,叙述**错误**的是

A. 属于慢性排斥反应

B. 由免疫因素与非免疫因素共同组成

C. 细胞免疫与体液免疫均参与

D. 固有免疫未参与

E. 属于宿主抗移植物反应

187

47. 患者,女性,67 岁。肾移植术后长年服用免疫抑制剂以抑制移植排斥反应。该患者定期体检时除监测肾脏相关指标外,还应重点注意监测是否存在

    A. 外伤

    B. 精神健康疾病

    C. 内分泌异常

    D. 肿瘤

    E. 自身免疫病

【B1 型题】

（48~52 题共用备选答案）

    A. NK 细胞

    B. 巨噬细胞

    C. Treg

    D. 中性粒细胞

    E. B 细胞

48. 移植排斥反应中,能诱导移植耐受,并维持免疫豁免器官的免疫耐受的是

49. 移植排斥反应中,能释放大量氧自由基和蛋白溶解酶等分子造成移植物损伤的是

50. 急性排斥反应中,通过诱导炎症而加重组织损伤的是

51. 移植早期发生缺血再灌注时,通过快速上调炎症反应导致移植物二次损伤的是

52. 慢性排斥反应中,作为主要的效应细胞,可介导慢性炎症的是

（53~56 题共用备选答案）

    A. 移植后 24 小时内发生

    B. 移植后数天至数月内发生

    C. 移植后数月至数年发生

    D. 宿主处于免疫无能或免疫功能严重缺损状态

    E. 单卵双生者之间的排斥反应

53. 符合超急性排斥反应的是

54. 移植物抗宿主反应发生在

55. 符合急性排斥反应的是

56. 符合慢性排斥反应的是

（57~59 题共用备选答案）

    A. 环孢素

    B. CTLA-4/Ig

    C. 吗替麦考酚酯

    D. 抗 CD3 单抗

    E. 糖皮质激素

57. 具有 T 细胞 IL-2 通路活化抑制作用的是

58. 具有 T 细胞代谢抑制作用的是

59. 具有 T 细胞清除作用的是

四、简答题

1. 简述直接识别和间接识别的机制。

2. 简述 T 细胞免疫在移植排斥反应效应机制中发挥的作用。

参考答案

一、名词解释

1. 移植:是应用正常细胞、组织、器官置换病变的或功能缺损的细胞、组织、器官,以维持和重建机体生理功能的方法。

2. 直接识别:是指受者 T 细胞可直接识别移植物中供者 APC 表面的抗原肽-同种异型 MHC 分子复合物。

3. 移植物抗宿主反应:指移植物中免疫细胞对受者组织、器官产生的排斥反应,主要见于免疫组织或器官的移植,如同种异型骨髓移植、造血干细胞移植和胸腺移植等。

4. 同种异型抗原:是指同一种属不同个体间,由于等位基因差异而形成的多态性产物,包括主要组织相容性抗原、次要组织相容性抗原、血型抗原和组织特异性抗原。

二、填空题

1. 不需要经历抗原摄取和加工处理　具有同种抗原反应性的 T 细胞克隆约占 T 细胞库总数的 1%~10%

2. 造血干细胞

3. 超急性排斥反应

4. 免疫功能低下甚至缺陷

5. 6

三、选择题

【A1 型题】

1. B	2. C	3. D	4. D	5. C	6. A	7. D	8. A	9. B	10. E
11. D	12. E	13. B	14. A	15. C	16. A	17. A	18. D	19. A	20. C
21. D	22. D	23. D	24. A	25. E	26. C	27. C	28. E	29. E	30. E
31. E	32. B								

【A2 型题】

33. B	34. A	35. C	36. D	37. E	38. D	39. B	40. A	41. A	42. B
43. E	44. A	45. C	46. D	47. D					

【B1 型题】

48. C	49. D	50. B	51. B	52. E	53. A	54. D	55. B	56. C	57. A
58. C	59. D								

四、简答题

1. 简述直接识别和间接识别的机制。

答:(1) 直接识别的机制:直接识别是受者 T 细胞可直接识别移植物中供者 APC 表面的抗原肽-同种异型 MHC 分子复合物,在急性排斥反应中发挥重要作用。关于直接识别的确切机制目前尚不清楚。按照经典的 MHC 限制性理论,若同种移植供者的 APC 与受者 T 细胞的 MHC 型别不同,则不能发生相互作用,故不能用经典理论解释直接识别的机制。比较公认的观点认为 TCR 交叉识别可能是直接识别的分子基础。TCR 识别抗原肽和 MHC 分子的复合物,三者的结合界面由 TCR 互补决定区、MHC 分子抗原结合槽的 α 螺旋及抗原肽共同组成。TCR 识别靶分子并非绝对专一,而是具有一定的简并性与包容性。在同种异型移植中,受者同种异型反应性 T 细胞不仅识别"外源肽-受者 MHC 分子复合物",也能识别结构上与"外源肽-受者 MHC 分子复合物"结构相似的"供者肽-供者 MHC 分子复合物"。T 细胞在胸腺发育成熟过程中经历了阳性选择、阴性选择。阳性选择时,识别自身 MHC 的 T 细胞克隆存活,其中包括可识别同种异型 MHC 分子的克隆。阴性选择时,由于自身胸腺中没有同种异型 MHC 分子的表达,故不能被清除,而发育成熟为同种异型反应性 T 细胞,输出到外周免疫器官。

（2）间接识别的机制:间接识别是受者 T 细胞识别受者 APC 提呈的同种异型抗原肽-受者 MHC 分子复合物。供者 MHC 分子是同种异型抗原的主要来源,常引起较迟发生的排斥反应。移植术后,移植物细胞脱落的同种异型 MHC 分子,主要通过受者 APC 的 MHC Ⅱ 类分子途径提呈给受者 $CD4^+T$ 细胞,诱导 Th 细胞形成。部分移植物 MHC 分子可被受者 APC 通过交叉抗原提呈活化 $CD8^+T$ 细胞。在数量上,间接识别 T 细胞仅为直接识别 T 细胞的 1%。尽管间接识别诱导免疫应答的强度较直接识别低,但仍可以破坏移植物。供者与受者 MHC 分子间差异越大,则免疫原性越强,由此导致的同种异型免疫应答亦越强烈。

2. 简述 T 细胞免疫在移植排斥反应效应机制中发挥的作用。

答:同种异型急性排斥反应中,$CD4^+Th1$ 细胞是主要的效应细胞,其机制为受者 $CD4^+Th$ 细胞直接或间接识别移植抗原并被激活。在移植物局部所产生的趋化因子等的作用下,出现以单个核细胞(主要是 Th1 细胞和巨噬细胞)为主的细胞浸润。活化的 Th1 细胞等释放多种炎性细胞因子(如 IFN-γ、IL-2 等),导致迟发型超敏反应性炎症,造成移植物组织损伤。此外,$CD8^+CTL$ 在移植物的损伤机制中也发挥重要作用。

近年发现一类新的 T 细胞功能亚群,即 Th17 细胞,其通过产生 IL-17 而发挥效应。已报道,Th17 细胞在急性排斥反应中发挥重要作用,且其作用时相早于 Th1 细胞。

（吴 砂）

第十七章 免疫缺陷病

学习目标

1. **掌握** 免疫缺陷病的概念、分类和临床特点。
2. **熟悉** 主要的原发性免疫缺陷病及其发病机制;获得性免疫缺陷病的诱因;AIDS 的发病机制和免疫学异常。
3. **了解** 原发性免疫缺陷病和 AIDS 的防治原则。

内容精要

免疫缺陷病(immunodeficiency disease,IDD)按病因不同分为原发性免疫缺陷病(primary immunodeficiency disease,PID)和获得性免疫缺陷病(acquired immunodeficiency disease,AID)两大类。

一、原发性免疫缺陷病

(一) 固有免疫应答缺陷

1. 吞噬细胞功能缺陷 ①模式识别受体信号转导缺陷;②吞噬细胞 NADPH 氧化酶缺陷;③吞噬细胞溶酶体转运缺陷;④吞噬细胞黏附分子缺陷;⑤吞噬细胞炎症小体异常活化。

2. NK 细胞缺陷 ①编码 DNA 解旋酶成分的 MCM4 基因突变导致 NK 细胞缺失;②DOCK8 突变导致 NK 细胞功能缺陷;③MAGT1 缺陷导致 NKG2D 表达缺失。

3. 补体系统缺陷 ①补体系统固有成分缺乏;②补体调控蛋白缺陷。

4. 细胞因子和细胞因子受体缺陷 临床上最具代表性的是孟德尔遗传分枝杆菌易感病。

(二) 适应性免疫应答缺陷

1. 原发性 B 细胞缺乏症 常见的疾病包括:①无丙种球蛋白血症;②普通变异型免疫缺陷病(CVID);③抗体类别缺陷。

2. 原发性 T 细胞缺陷 包括:①胸腺发育缺陷;②胸腺上皮细胞 MHC 分子表达缺陷;③TCR-CD3 复合体相关基因突变导致 T 细胞活化缺陷;④细胞因子受体缺陷导致 T 细胞发育缺陷;⑤T 细胞 CD40L 基因突变导致高 IgM 综合征。

3. T/B 细胞联合缺失导致的严重 T/B 联合免疫缺陷(T⁻B⁻SCID) 包括:①腺苷脱氨酶(adenosine deaminase,ADA)缺陷;②嘌呤核苷磷酸化酶(PNP)缺陷;③TCR 及 BCR 基因重排机制缺陷。

4. 淋巴细胞发育障碍导致 T/B/NK 联合缺陷(T⁻B⁻NK⁻SCID) ADA、γc 及 JAK-3 是 T 细胞、B 细胞及 NK 细胞早期发育所必需的,其中任一基因突变或缺失都会导致所有淋巴细胞发育缺陷。

(三) 单基因或多基因突变导致固有免疫与适应性免疫联合缺陷

单基因或多基因突变导致固有免疫与适应性免疫联合缺陷包括:①造血细胞骨架相关蛋白

突变：如 Wiskott-Aldrich 综合征；②ATM 激酶基因突变或缺失；③DOCK8 基因突变（高 IgE 综合征）；④单基因骨髓衰竭综合征：如范科尼贫血（fanconi anemia，FA）、先天性角化不良（dyskeratosis congenita，DKC）。

二、获得性免疫缺陷病

（一）诱发获得性免疫缺陷病的因素

感染、恶性肿瘤、放射线和药物以及营养不良等均可致暂时或永久性免疫功能受损从而诱发获得性免疫缺陷病。

（二）获得性免疫缺陷综合征（艾滋病）

1. HIV 的致病机制

（1）HIV 感染免疫细胞的机制：HIV 通过外膜糖蛋白 gp120 与靶细胞膜表面 CD4 结合，导致病毒膜蛋白变构，暴露新位点与靶细胞膜表面的 CXCR4（T 细胞）或 CCR5（巨噬细胞或 DC）结合进而与细胞膜融合实现感染。

（2）HIV 损伤免疫细胞的机制：①HIV 直接杀伤靶细胞；②HIV 间接杀伤靶细胞，如 HIV 诱导特异性 CTL 或抗体，杀伤感染的 CD4⁺T 细胞；③HIV 直接诱导细胞凋亡。

（3）HIV 逃逸免疫攻击的机制：①表位变异；②DC 表面的 DC-SIGN 在 HIV 性传播中起着决定性的作用。

2. HIV 诱导的机体免疫应答　HIV 感染机体后诱导体液免疫应答，如诱导中和抗体等产生；也可诱导细胞免疫应答，通过 CD8⁺T 细胞应答及 CD4⁺T 细胞应答阻遏 HIV 感染。

3. 临床分期及免疫学特征

（1）急性期：感染 HIV 后约 3~6 周。

（2）潜伏期：急性期恢复后 6 个月至几年。

（3）AIDS 发病期：首先出现 AIDS 相关症候群（ARC）；进一步发展为 AIDS 的终末期，此时血液 CD4⁺T 细胞绝对数低于 200 个/μl，病毒载量急剧上升。

三、免疫缺陷病诊断与防治

1. 原发性免疫缺陷病诊断

（1）免疫球蛋白缺陷：检测抗体产生的能力和 B 细胞数量。

（2）T 细胞缺乏症：检测 T 细胞数目和功能。

（3）中性粒细胞及巨噬细胞：通过检测呼吸爆发或趋化功能了解吞噬细胞等的吞噬杀伤能力。

（4）NK 细胞活性检测：可检测细胞因子分泌能力或 NK 细胞杀伤靶细胞的能力。

（5）免疫分子水平：检测补体和细胞因子水平，或通过流式细胞术检测细胞膜分子水平。

（6）基因检测：原发性免疫缺陷均可通过基因检测来确诊。

2. 获得性免疫缺陷病诊断（主要针对 AIDS 诊断）

（1）核心抗原 p24 检测。

（2）抗 HIV 抗体检测。

（3）CD4⁺和 CD8⁺T 细胞计数。

（4）HIV 核酸定性或定量检测。

3. 免疫缺陷病治疗

（1）原发性免疫缺陷病治疗：①造血干细胞移植；②外源补充缺失的蛋白（如 ADA 酶）；③补充

Ig;④补充细胞因子;⑤基因治疗。

（2）获得性免疫缺陷病的防治:①HIV疫苗:尚无有效疫苗;②HIV治疗:鸡尾酒疗法。

习题

一、名词解释

1. X连锁无丙种球蛋白血症

2. PID

3. AID

4. 重症联合免疫缺陷

二、填空题

1. 免疫缺陷病按病因不同分为_____和_____两大类。

2. X连锁重症联合免疫缺陷病是由细胞因子受体亚单位_____链缺陷导致的。

3. 诱发获得性免疫缺陷病的因素有_____、_____、_____等。

4. AIDS的主要传播途径包括_____、_____和_____。

5. HIV感染的临床过程分为_____、_____和_____三个时期。

三、选择题

【A1型题】

1. 免疫缺陷病是

　　A. 免疫系统先天发育不全或后天受损致免疫功能缺失的一组临床综合征

　　B. 由过度而持久的自身免疫反应导致组织器官损伤的一类疾病

　　C. 机体对某些抗原所产生的非正常生理性免疫应答

　　D. 机体经某种抗原诱导后形成的特异性免疫无应答状态

　　E. 应用免疫抑制剂导致的免疫无应答状态

2. 原发性免疫缺陷病的发病原因**不包括**

　　A. 胸腺发育不全

　　B. 吞噬细胞功能缺陷

　　C. 补体功能缺陷

　　D. 骨髓造血干细胞发育缺陷

　　E. 恶性肿瘤

3. 免疫缺陷病的共同特点是

　　A. 反复发作和难以控制的感染

　　B. 常伴发自身免疫病及非可控炎症性疾病

　　C. 易发生淋巴系统恶性肿瘤

　　D. 病毒感染

　　E. 骨髓功能障碍

4. 属于固有免疫细胞缺陷病的是

　　A. 慢性肉芽肿病

　　B. 范科尼贫血

　　C. 选择性IgA缺乏症

    D. 裸淋巴细胞综合征

    E. 重症联合免疫缺陷

5. 属于获得性免疫缺陷病的是

    A. X 连锁无丙种球蛋白血症

    B. X 连锁高 IgM 综合征

    C. HIV 感染导致淋巴瘤

    D. IL-2 受体缺陷病

    E. 重症联合免疫缺陷

6. 以抗体缺陷为主的免疫缺陷病中,发病率最高的是

    A. X 连锁无丙种球蛋白血症

    B. 普通变异型免疫缺陷病

    C. 腺苷脱氨酶缺陷病

    D. 选择性 IgA 缺乏症

    E. T^-B^+SCID

7. 关于 T^-B^+SCID 最确切的说法是

    A. 患者外周血中 T 细胞数目显著较少

    B. 为常染色体遗传

    C. 患者外周血中 NK 细胞数目升高

    D. 患者外周血中 T 细胞数目正常

    E. 患者外周血中 B 细胞功能正常

8. 属于补体缺陷病的是

    A. 阵发性睡眠性血红蛋白尿症

    B. 共济失调毛细血管扩张症

    C. DiGeorge 综合征

    D. Chediak-Higashi 综合征

    E. 孟德尔遗传分枝杆菌易感病

9. 关于 X 连锁无丙种球蛋白血症,描述正确的是

    A. 成熟 B 细胞数目正常

    B. 未成熟 B 细胞数目正常

    C. 成熟 T 细胞数目正常

    D. 祖 B 细胞数目正常

    E. 浆细胞数目正常

10. 遗传性血管神经性水肿的缺陷基因是

    A. C1INH

    B. PI3K

    C. WSAP

    D. CD40L

    E. RAG1

11. 关于免疫缺陷病描述正确的是

    A. B 细胞缺陷导致 T 细胞与 B 细胞功能联合缺陷

B. T 细胞缺陷导致 B 细胞功能低下

C. B 细胞缺陷不影响 NK 细胞及巨噬细胞的 ADCC 效应

D. NK 细胞缺陷导致抗体产生能力低下

E. 巨噬细胞缺陷导致抗体产生能力低下

12. 发生缺陷后可导致慢性肉芽肿病的细胞是

A. NK 细胞

B. 树突状细胞

C. B 细胞

D. 中性粒细胞

E. T 细胞

13. 关于孟德尔遗传分枝杆菌易感病的描述正确的是

A. 由 IL-2 基因突变导致

B. 由 INF-γ 受体基因突变导致

C. 由 IL-4 受体基因突变导致

D. 由 IL-6 基因突变导致

E. 由 IL-6 受体基因突变导致

14. 导致阵发性睡眠性血红蛋白尿症的缺陷基因或分子是

A. 攻膜复合物的抑制分子 CD59 基因

B. B 因子

C. 补体 C3

D. C1q

E. C1 抑制物

15. 可导致 NK 细胞功能缺陷的突变基因是

A. NADPH

B. PNP

C. RAG2

D. RAG1

E. NKG2D

16. 关于先天性白细胞颗粒异常综合征,描述错误的是

A. 由吞噬体与溶酶体融合异常引起

B. 被称为 Chediak-Higashi 综合征

C. 导致金黄色葡萄球菌严重感染

D. 是常染色体隐性遗传病

E. 存在 NADPH 氧化酶缺陷

17. 关于裸淋巴细胞综合征,描述正确的是

A. 由 MHC II 类分子基因表达缺陷引起

B. 由 MHC I 类分子基因表达缺陷引起

C. 由 TCR 基因表达缺陷引起

D. T 细胞功能正常

E. 树突状细胞功能正常

18. 关于编码共同 γ(γc)链的 IL2RG 基因突变,描述最准确的是

    A. 导致 T 细胞发育完全停滞

    B. 导致巨噬细胞数目减少

    C. 导致 T 细胞、B 细胞及 NK 细胞联合免疫缺陷

    D. 导致 Treg 发育缺陷

    E. 导致 B 细胞数目减少

19. 导致高 IgM 综合征的突变基因是

    A. CD20

    B. CD40L

    C. MHC I 类分子

    D. IgM

    E. CD80

20. 关于联合免疫缺陷病,描述正确的是

    A. 只有 T 细胞功能缺陷不能导致 T 细胞与 B 细胞联合免疫缺陷

    B. 编码共同 γ(γc)链的 IL2RG 基因突变导致严重联合免疫缺陷

    C. RAG1 基因和 RAG2 基因双缺陷才导致严重联合免疫缺陷

    D. 腺苷脱氨酶(ADA)基因缺陷不导致严重联合免疫缺陷

    E. 免疫球蛋白基因突变或缺失导致严重联合免疫缺陷

21. 最常见的获得性免疫缺陷病是

    A. 由 EB 病毒感染导致的淋巴瘤

    B. 由结核分枝杆菌感染导致的肺结核

    C. 由疱疹病毒所致的潜伏感染

    D. 由麻风杆菌感染导致的非干酪性肉芽肿

    E. 由 HIV 感染导致的 AIDS

22. 由 IL2RG 基因缺陷引起的疾病是

    A. X 连锁无丙种球蛋白血症

    B. X 连锁重症联合免疫缺陷病

    C. 先天性胸腺发育不全

    D. 遗传性血管神经性水肿

    E. 慢性肉芽肿病

23. DiGeorge 综合征属于

    A. 选择性 IgA 缺乏症

    B. 淋巴细胞缺陷病

    C. 补体缺陷病

    D. 吞噬细胞缺陷病

    E. T 细胞缺陷病

24. 治疗 X 连锁无丙种球蛋白血症的常用方法是

    A. 基因导入疗法

    B. 骨髓移植疗法

    C. 输入正常人丙种球蛋白

  D. 细胞因子疗法

  E. 输血疗法

25. 适合过继 T 细胞治疗的疾病是

  A. X 连锁无丙种球蛋白血症

  B. DiGeorge 综合征

  C. 慢性肉芽肿病

  D. SCID

  E. Wiskott-Aldrich 综合征

26. 白细胞黏附缺陷属于

  A. B 细胞缺陷病

  B. T 细胞缺陷病

  C. 补体缺陷病

  D. 联合免疫缺陷病

  E. 吞噬细胞缺陷病

27. AIDS 的主要传播途径是

  A. 性接触、注射途径、消化道传播

  B. 性接触、呼吸道传播、垂直传播

  C. 性接触、垂直传播、消化道传播

  D. 性接触、呼吸道传播、注射途径

  E. 性接触、血液传播、垂直传播

28. HIV 逃逸免疫杀伤的主要机制是

  A. 感染 T 细胞

  B. 感染 B 细胞

  C. 感染巨噬细胞

  D. 感染 NK 细胞

  E. 感染造血细胞

29. DOCK8 基因突变易导致的疾病是

  A. X 连锁高 IgM 综合征

  B. 选择性 IgA 缺乏症

  C. 高 IgE 血症

  D. 普通变异型免疫缺陷病

  E. 无丙种球蛋白血症

30. HIV 感染 CD4$^+$T 细胞所需的受体是

  A. 只有 CD4 分子

  B. CD4 分子及 CXCR4 分子

  C. CD4 分子及 CCR7 分子

  D. CD4 分子及 CCR2 分子

  E. CD4 分子及 CCR10 分子

【A2 型题】

31. 患儿,男性,1 岁。出生后一直无感染性疾病发生,而接种卡介苗后出现弥散性、致死性感染,其发病时主要的缺陷细胞或基因可能是

A. B 细胞

B. NK 细胞

C. T、B 细胞

D. IFN-γ 受体

E. 补体

32. 患儿,男性,6 个月。自出生后反复发生严重感染,检测其血清发现各类抗体水平极低,胸腺内未见到淋巴样细胞。最可能的诊断是

A. T 细胞免疫缺陷病

B. 体液免疫缺陷病

C. 重症联合免疫缺陷病

D. 树突状细胞功能缺陷

E. 白细胞黏附缺陷病

33. 患儿,男性,2 岁。反复发生化脓性细菌感染,外周血 IgG 及 IgM 水平正常,但血中及呼吸道等黏膜的 IgA 水平极低。该患儿所患疾病可能是

A. 选择性 IgA 缺乏症

B. X 连锁无丙种球蛋白血症

C. 补体调节分子缺陷

D. 吞噬细胞缺陷

E. 补体系统缺陷

34. 患儿,男性,1 岁。出生时多器官发育不全,外周血无 T 细胞,B 细胞数量正常,但病毒感染后产生的特异性抗体滴度很低。对于该病最佳的治疗方法是

A. 输入丙种球蛋白

B. 注射重组 IL-2

C. 注射重组 IL-4

D. 血浆置换去除有害抗体

E. 移植胸腺补充 T 细胞

35. 患者,女性,20 岁。因反复感染就诊,检查发现其外周血 IgA 水平极低,据此推断该患者最容易发生

A. 呼吸道感染

B. 败血症

C. 肝炎

D. 类风湿关节炎

E. 流行性乙型脑炎

36. 患儿,男性,6 个月。出生后发生反复细菌感染,同时伴有血小板减少和湿疹。最可能的诊断为

A. MHC 分子缺陷

B. 遗传性血管神经性水肿

C. Wiskott-Aldrich 综合征

D. 联合免疫缺陷病

E. 先天性胸腺发育不全

37. 患者,男性,16 岁。反复出现化脓性感染,外周血丙种球蛋白水平升高,在淋巴结、肝、脾等器官发现色素性类脂组织细胞浸润与包绕的化脓性肉芽肿。最可能的诊断是

  A. X 连锁高 IgM 综合征

  B. 选择性 IgA 缺乏症

  C. 结核分枝杆菌感染

  D. 慢性肉芽肿病

  E. 固有免疫缺陷

38. 患者,女性,15 岁。自述皮肤黏膜反复红肿并伴有水疱,其家庭成员也有相同病史,拟诊为遗传性血管神经性水肿。其最可能的缺陷基因是

  A. C1INH

  B. C1

  C. C2a

  D. C2b

  E. C3 转化酶

39. 患儿,男性,9 个月。易发生细菌与病毒感染,伴有先天性畸形和智力发育障碍,血常规检查发现患儿全血细胞减少。最可能的诊断为

  A. T$^-$B$^+$SCID

  B. T$^-$B$^-$SCID

  C. X 连锁无丙种球蛋白血症

  D. 范科尼贫血

  E. 普通变异型免疫缺陷病

40. 患儿,男性,10 个月。血清中检测不到免疫球蛋白,最先考虑的可能疾病是

  A. 病毒感染

  B. 恶性肿瘤

  C. 免疫缺陷病

  D. 免疫增殖病

  E. 自身免疫病

41. 患儿,男性,5 个月。反复出现化脓性细菌感染,注射丙种球蛋白可控制感染。实验室检查:血液循环和淋巴组织中成熟 B 细胞和浆细胞缺乏,而 T 细胞数量及功能正常;血中各类 Ig 缺乏,但骨髓中祖 B 细胞及其他造血细胞数量正常。最可能的诊断是

  A. 急性淋巴细胞白血病

  B. X 连锁无丙种球蛋白血症

  C. 先天性胸腺发育不良

  D. 缺铁性贫血

  E. 淋巴细胞嘌呤核苷磷酸化酶缺陷症

42. 患者,男性,24 岁。6 个月前有戒毒所戒毒史,曾经感觉乏力,伴发热、流鼻涕等类似感冒症状,不久后症状消失。最近患者自觉乏力,时有低热,来医院检查。实验室检查:外周血中性粒细胞比例为 70%,B 细胞及 CD8$^+$T 细胞数目正常,CD4$^+$T 细胞数目为 200 个/μl。最可能的诊断是

  A. SCID

  B. DiGeorge 综合征

    C. AIDS

    D. 共济失调毛细血管扩张症

    E. 普通变异型免疫缺陷病

43. 患者,男性,29 岁。因工伤输血后出现流感样症状,治疗后未见好转,考虑 HIV 感染。支持这一诊断的最有力的外周血数据是

    A. T 细胞功能下降

    B. 抗体数量降低

    C. 补体功能下降

    D. 存在较多 IL-4、IL-10

    E. HIV 抗体(+)

44. 患者,女性,20 岁。反复患有中耳炎、咽炎、气管炎等链球菌或葡萄球菌感染性疾病。患者外周血 T 细胞、B 细胞及单核细胞数目均正常,但血中各类 Ig 水平都很低。该患者最可能的诊断是

    A. 普通变异型免疫缺陷病

    B. Ig 类别缺陷

    C. X 连锁无丙种球蛋白血症

    D. Ig 基因缺陷

    E. CD40 基因缺陷

45. 患儿,男性,10 岁。反复出现感染,外周血粒细胞数为 0.6×10^9/L,诊断为粒细胞减少症。该患者最可能并发

    A. 细菌性脑膜炎

    B. 病毒性脑膜炎

    C. 乙型肝炎

    D. 轮状病毒腹泻

    E. 流行性感冒

【B1 型题】

(46~49 题共用备选答案)

    A. X 连锁无丙种球蛋白血症

    B. X 连锁高 IgM 综合征

    C. 选择性 IgA 缺乏症

    D. X 连锁重症联合免疫缺陷病

    E. X 连锁慢性肉芽肿病

46. 患者体内细胞免疫功能正常,常出现呼吸道、消化道、泌尿道反复感染,最可能的疾病为

47. 患者反复发生呼吸道感染,检测发现体内高水平 IgM,但 IgG 与 IgA 几乎检测不到,外周血中 T 细胞与 B 细胞数目正常,最可能的疾病为

48. 患儿,6 个月。反复发生感染,基因检测发现其体内 IL2RG 基因突变。最可能的疾病是

49. 患者反复发生化脓性感染,外周血无成熟 B 细胞,血清中各类抗体检测不到,最可能的疾病为

(50~52 题共用备选答案)

    A. 急性期

    B. 潜伏期

  C. 症状期

  D. AIDS 发病期

  E. 缓解期

50. AIDS 患者经治疗后,目前无明显症状与体征,已长达 5 年,目前所处的病程时期为

51. 患者血浆病毒滴度高,几乎检测不到 CD4⁺T 细胞,并伴发恶性肿瘤等,目前所处的病程时期为

52. 患者血清病毒滴度高,出现流鼻涕、发热等流感样症状,且具有传染性,CD4⁺T 细胞减少,目前所处的病程时期为

（53~56 题共用备选答案）

  A. 抗生素治疗

  B. 输注丙种球蛋白

  C. 输注重组人源化 IFN-γ

  D. 骨髓移植

  E. 胸腺移植

53. 大多数慢性肉芽肿病治疗可采用的手段是

54. 治疗 X 连锁无丙种球蛋白血症的有效手段是

55. 治疗 DiGeorge 综合征的有效手段是

56. 治疗 SCID 的有效手段是

四、简答题

1. 简述可导致重症联合免疫缺陷病的基因缺陷及其机制。

2. 哪些基因缺陷可导致高 IgM 综合征? 简述其发病机制。

3. 常见的 T 细胞缺陷病有哪些? 简述其发病机制。

4. 简述 HIV 感染损伤 CD4⁺T 细胞的机制。

参考答案

一、名词解释

1. X 连锁无丙种球蛋白血症:是由 X 染色体上 Bruton 酪氨酸激酶（BTK）基因突变导致 B 细胞发育停滞在 pro B 阶段,从而引起的选择性体液免疫缺陷病,患者淋巴结中几乎没有 B 淋巴滤泡或浆细胞。

2. PID:即原发性免疫缺陷病,由任何一个参与或控制免疫应答的基因发生破坏性突变或缺失引起,缺陷基因分别涉及免疫细胞的发育、功能或两者兼而有之。PID 的临床特征多样,常见于儿童,常反复感染相同或相似的病原体,甚至对在正常人中不致病的"机会病原体"易感。

3. AID:即获得性免疫缺陷病,是由感染、肿瘤、理化等因素导致的暂时或永久性免疫功能受损,人群发病率较高,各年龄组人群均可发病。

4. 重症联合免疫缺陷:由于淋巴样干细胞先天性分化异常,婴儿出生后缺乏 T 细胞和 B 细胞,故使体液免疫和细胞免疫均发生缺陷。

二、填空题

1. 原发性免疫缺陷病 获得性免疫缺陷病

2. γc

3. 恶性肿瘤　射线　药物及营养不良

4. 性接触传播　血液传播　垂直传播

5. 急性期　潜伏期　AIDS 发病期

三、选择题

【A1 型题】

1. A　2. E　3. A　4. A　5. C　6. D　7. A　8. A　9. C　10. A

11. B　12. D　13. B　14. A　15. E　16. E　17. A　18. C　19. B　20. B

21. E　22. B　23. A　24. C　25. B　26. E　27. E　28. A　29. C　30. B

【A2 型题】

31. D　32. C　33. A　34. E　35. A　36. C　37. D　38. A　39. D　40. C

41. B　42. C　43. E　44. A　45. A

【B1 型题】

46. C　47. B　48. D　49. A　50. E　51. D　52. A　53. A　54. B　55. E

56. D

四、简答题

1. 简述可导致重症联合免疫缺陷病的基因缺陷及其机制。

答：（1）腺苷脱氨酶（ADA）缺陷：ADA 可催化腺苷酸和脱氧腺苷酸的脱氨基作用，ADA 缺乏可导致细胞中腺苷酸、脱氧腺苷酸、脱氧腺苷三磷酸（dATP）以及 S-腺苷同型半胱氨酸浓度的增加和 ATP 的耗尽。ADA 缺陷导致成熟 T、B 细胞的严重不足，从而引发 SCID。

（2）嘌呤核苷磷酸化酶（PNP）缺陷：PNP 催化肌苷和鸟苷分别转化为次黄嘌呤和鸟嘌呤，PNP 缺乏会导致有毒前体在 T 细胞中积累，对发育中的 T 细胞的影响比 B 细胞更严重，也是 SCID 的一种罕见形式。

（3）TCR 及 BCR 基因重排机制缺陷

1）重组活化基因（RAG1/RAG2）突变：重组酶 RAG1 和 RAG2 特异性介导 TCR 及 BCR 基因重排，重组酶突变不能催化 TCR 及 BCR 基因双链断裂，导致 TCR 及 BCR 基因座不能发生重排，不能产生成熟 T 细胞及 B 细胞。临床上 Omenn 综合征就是由重组酶基因突变导致部分 V（D）J 重排过程异常引起的。

2）非同源末端连接（NHEJ）相关的基因突变：V（D）J 重排过程需要通过非同源末端连接（NHEJ）途径进行连接，NHEJ 途径至少涉及 7 个主要成员的协同作用，如 DNA-PKcs、KU70/KU80、Artemis、XRCC4、DNA 连接酶Ⅳ、XLF 等。NHEJ 蛋白的任一成员缺陷或失活均表现为 DNA 双链断裂（DSBs）修复缺陷，导致染色体缺失、变异，最终发生细胞死亡。

2. 哪些基因缺陷可导致高 IgM 综合征？简述其发病机制。

答：（1）B 细胞缺失 CD40 或 T 细胞 CD40L 缺陷。初始 B 细胞自发表达 IgM。B 细胞接触抗原后获得第一活化信号，并作为抗原提呈细胞将抗原肽提呈给 T 细胞，T 细胞得到第一活化信号后表达 CD40L，CD40L 与 B 细胞表面的 CD40 结合使 B 细胞获得第二活化信号。B 细胞发生类别转换，由原来表达 IgM 转换为表达 IgG、IgA 或 IgE。CD40 或 CD40L 基因缺陷都可导致类别转换缺陷，从而出现高 IgM 综合征。

（2）活化诱导的胞苷脱氨酶（AID）是介导类别转换的关键酶，AID 基因突变也可导致高 IgM 综合征。

3. 常见的 T 细胞缺陷病有哪些？简述其发病机制。

答:(1)胸腺发育缺陷:DiGeorge 综合征是临床上典型的由胸腺发育异常引起的免疫缺陷病,TBX1 是参与胚胎发育和胸腺发育的重要转录因子,编码 TBX1 基因位于 22 号染色体长臂 11.2 区域。DiGeorge 综合征是由 22 号染色体长臂 11.2 区域缺失、胸腺未能从第三和第四咽弓正常发育导致的。

(2)胸腺上皮细胞 MHC 分子表达缺陷:MHC 分子是 T 细胞识别抗原及获得第一活化信号所必需的,MHC 分子缺陷同样会导致 T 细胞功能缺陷。临床上有一类被称为"裸淋巴细胞综合征"的疾病,就是由于控制 MHCⅡ类基因表达的转录因子突变,导致 $CD4^+T$ 细胞的阳性选择受阻。

(3)TCR-CD3 复合体相关基因突变导致 T 细胞活化缺陷:现已发现,CD3 复合体中 CD3δ、CD3ε 或 CD3ζ 链突变的个体存在前 TCR(pre TCR)信号转导障碍,T 细胞不能分化为双阳性阶段胸腺细胞。CD3 复合物 γ 链突变也是一类罕见的 T 细胞功能缺陷病,患者循环 T 细胞水平正常,但细胞表面 TCR 表达减少,患者对病毒感染的抵抗能力低下。

(4)细胞因子受体缺陷导致 T 细胞发育缺陷:细胞因子受体缺陷也会导致 T 细胞发育和功能缺陷。其中编码白细胞介素 IL-2、IL-4、IL-7、IL-9、IL-15 和 IL-21 受体的共同 γ(γc)链的 IL2RG 基因发生突变导致的 T 细胞发育完全停滞,引起严重的细胞与体液免疫严重缺陷(T^-B^+SCID),这类缺陷大约占 SCID 的 40%。

4. 简述 HIV 感染损伤 $CD4^+T$ 细胞的机制。

答:HIV 可通过直接或间接途径损伤免疫细胞。$CD4^+T$ 细胞是 HIV 在体内感染的主要靶细胞。HIV 通过以下三种机制感染并损伤 $CD4^+T$ 细胞。

(1)HIV 直接杀伤靶细胞:①病毒颗粒以出芽方式从细胞释放,引起细胞膜损伤;②抑制细胞膜磷脂合成,影响细胞膜功能;③HIV 感染导致 $CD4^+T$ 细胞融合形成多核巨细胞,加速细胞死亡。

(2)HIV 间接杀伤靶细胞:①HIV 诱导感染细胞产生细胞毒性细胞因子(旁观者效应),损伤 $CD4^+T$ 细胞;②HIV 诱生特异性 CTL 或抗体,通过细胞毒作用或 ADCC 效应杀伤感染的 $CD4^+T$ 细胞。

(3)HIV 直接诱导细胞凋亡:①HIV 感染 DC 表面的 gp120 可与 T 细胞表面 CD4 分子交联,导致胞内 Ca^{2+} 升高,引起细胞凋亡;②gp120 与 CD4 分子交联,促使靶细胞表达 Fas,通过 Fas/FasL 途径诱导凋亡。

(邱晓彦)

第三篇 免疫学应用篇

第十八章 | 免疫学检测和诊断技术

学习目标

1. **掌握** 沉淀反应和凝集反应原理及应用;免疫标记技术的作用原理;免疫细胞增殖和死亡检测方法。
2. **熟悉** 现代生物学技术在免疫学检测及诊断中的应用;适应性免疫和固有免疫检测方法与评估标准。
3. **了解** 免疫组库分析、单细胞测序、时空组学的技术原理;免疫相关疾病的诊断流程;免疫缺陷病、肿瘤、自身免疫病等免疫相关疾病动物模型的建立与应用。

内容精要

一、经典的抗原抗体检测技术

抗原与抗体以非共价方式(如氢键、静电引力、范德瓦耳斯力和疏水键等)结合,易受抗体亲和力及外部环境因素(如温度、酸碱度和离子强度)的影响。抗原与抗体的浓度和比例适当时形成肉眼可见的抗原-抗体复合物。

(一)沉淀反应

沉淀反应是指可溶性抗原与相应抗体结合后出现肉眼可见的沉淀物的现象,可分为液态内沉淀反应、凝胶内沉淀反应及免疫电泳技术。

1. **免疫比浊法** 属于液态内沉淀反应,包括透射比浊和散射比浊,可自动化检测。主要用于血液及其他体液中蛋白质的测定。

2. **免疫固定电泳** 用琼脂凝胶蛋白电泳分离蛋白,再进行免疫沉淀显色分析。用于检测免疫球蛋白、血清中 M 蛋白、尿液中本周蛋白、脑脊液中寡克隆蛋白的鉴定与分型。

(二)凝集反应

凝集反应是指颗粒性抗原(如细菌、细胞及吸附或包被在颗粒性载体上的可溶性抗原)与抗体结合出现肉眼可见的凝集团块的现象。

1. **直接凝集反应** 抗原和抗体直接结合形成大型沉淀物的反应。

2. **间接凝集反应** 是指将可溶性抗原或抗体先吸附在某些颗粒载体上,形成致敏颗粒,再与相应抗体或抗原进行反应出现凝集的现象。

二、免疫标记技术

免疫标记技术是将已知的抗体或抗原标记上示踪物质,以检测抗原-抗体复合物的存在。其灵敏性和特异性高,可用于观察抗原、抗体或抗原-抗体复合物在组织细胞内的分布和定位。

(一)酶免疫测定

酶免疫测定(EIA)利用酶对底物的催化作用,并结合抗原-抗体反应的特异性测定酶催化产生的有色物质的量。

1. 酶联免疫吸附试验(ELISA) 分为双抗体夹心法、直接法和间接法等。
2. 酶免疫组化技术 可在组织中定位、定性和半定量地检测特定抗原。
3. 免疫印迹法 电泳分离蛋白质后,再将蛋白质转移至固体载体,然后用抗体进行定量分析。
4. 酶联免疫斑点试验(ELISPOT 试验) 用于检测单个细胞分泌物,评估细胞功能。

(二)免疫荧光技术

免疫荧光技术是利用荧光素标记的抗体或抗原来检测特定抗原或抗体的方法。

1. 流式细胞术 通过激光扫描检测悬浮细胞中的荧光信号,可同时测量数千个细胞的表面标志物或内部分子。
2. 液相抗体芯片技术 是高通量蛋白质定量检测方法。

(三)发光免疫分析

发光免疫分析结合发光技术和免疫分析技术,具有高灵敏度、高特异性、自动化分析等优点。

(四)免疫胶体金技术

免疫胶体金技术利用胶体金颗粒标记抗体或抗原,用于检测未知抗原或抗体。

三、免疫细胞增殖的检测

常用 CCK8 比色检测法检测细胞活力。还可用流式细胞术检测细胞增殖:①使用细胞示踪剂追踪细胞在体内或体外的增殖情况;②荧光标记胸腺嘧啶核苷类似物 5-乙炔基-2′-脱氧尿苷(EdU)测定新 DNA 合成,分析单个细胞或细胞群细胞增殖情况。

四、免疫细胞凋亡的检测

(一)TUNEL 法

细胞凋亡时基因组 DNA 发生断裂,暴露的 3′-OH 可以在末端脱氧核苷酸转移酶(TdT)的催化下掺入荧光素(FITC)标记的 dUTP,可通过荧光显微镜或流式细胞仪进行检测。

(二)流式细胞术

细胞凋亡时细胞膜脂质分子层内侧磷脂酰丝氨酸(PS)翻向外侧。膜联蛋白V(annexin V)为早期细胞凋亡标志物,与 PS 有高度亲和性。碘化丙啶(PI)和 7-氨基放线菌素 D(7-AAD)为中晚期凋亡的标志物,可与 DNA 结合,与 annexin V 联合使用可区分早期和晚期凋亡细胞。

五、组学分析

组学分析包括免疫组库分析、单细胞测序、时空组学技术等。

六、免疫功能评价方法

(一)固有免疫细胞功能检测与评估

固有免疫细胞功能检测与评估包括:①检测固有免疫细胞的数目、比例、表型与功能;②中性粒细胞黏附试验;③趋化功能检测;④吞噬和杀菌功能测定;⑤NETosis检测。

(二)适应性免疫水平检测与评估

适应性免疫水平检测与评估包括:①血清Ig水平测定;②免疫细胞数目、亚群和功能检测;③趋化作用检测;④靶细胞杀伤试验(包括 ^{51}Cr 释放法、乳酸脱氢酶释放法、活细胞代谢指示剂荧光测定法、流式细胞术等)。

习题

一、名词解释

1. 沉淀反应
2. 直接凝集反应
3. 酶联免疫吸附试验
4. 流式细胞术

二、填空题

1. 沉淀反应是指_____与抗体在比例适当时形成可见的白色_____。

2. 直接凝集反应是_____与_____直接结合所出现的凝集现象。直接凝集反应可分为_____法和_____法。

3. 间接凝集反应常见载体有_____、_____和_____等。

4. 免疫标记技术是指用_____、_____或_____等示踪物质标记抗体或抗原进行的_____。因反应的灵敏度被极大地提高,可以对微量物质进行定性、定量或定位检测。

5. 同位素标记技术是把放射性同位素分析的_____和抗原-抗体反应的_____结合起来的检测技术。

6. ADCC试验用于检测_____、_____及_____的细胞毒作用。

三、选择题

【A1型题】

1. 用免疫荧光技术间接法检测组织中的抗原,应将荧光素标记

    A. 酶

    B. 抗原

    C. 相应抗体

    D. 抗原-抗体复合物

    E. 抗免疫球蛋白抗体

2. 用ELISA双抗体夹心法检测血清中的甲胎蛋白(AFP),应选择的固相包被物是

    A. AFP

    B. 待检血清

    C. 抗AFP抗体

    D. 酶标记的AFP

    E. 酶标记的抗AFP抗体

3. **不属于**酶免疫测定的方法是

   A. ELISPOT 试验

   B. ELISA

   C. 免疫印迹法

   D. 流式细胞术

   E. 酶免疫组化技术

4. 属于间接凝集反应的是

   A. 检测 Rh 抗原

   B. 检测 ABO 抗原

   C. 检测血清 M 蛋白

   D. 检测包被在红细胞表面的抗原

   E. 检测血清免疫球蛋白

5. 抗原-抗体反应的特异性主要依赖于

   A. 抗原的分子量

   B. 抗体的电荷

   C. 免疫球蛋白的类别

   D. 抗原和抗体的构象

   E. 抗原和抗体的浓度

6. ELISA 间接法的原理是

   A. 已知抗原—待测抗体—酶标记抗球蛋白—酶底物

   B. 待测抗原—已知抗体—酶标记抗球蛋白—酶底物

   C. 待测抗体—已知抗原—酶标记抗球蛋白—酶底物

   D. 已知抗体—待测抗原—酶标记抗球蛋白—酶底物

   E. 已知抗原—酶标记抗体—待测抗体—酶底物

7. 在皮肤试验中,将一定量结核分枝杆菌的纯化蛋白衍生物(PPD)注入皮内,经 48~96 小时观察,发现大多数受试者局部皮肤出现红肿、硬结,直径一般大于 0.5cm,少数受试者反应微弱或无此现象,这部分受试者出现阴性结果的可能原因是

   A. 细胞免疫功能低下

   B. 细胞免疫功能正常

   C. 细胞免疫功能亢进

   D. 不能确定,尚需用其他变应原加试

   E. 试验观察时间不够,结果尚未出现

8. 多用于检测细胞增殖的方法是

   A. 乳酸脱氢酶释放法

   B. CCK8 法

   C. ADCC 试验

   D. CDC 试验

   E. ELISPOT 试验

9. 关于免疫荧光法,描述**错误**的是

   A. 直接荧光法中使用的荧光标记抗体直接与目标抗原结合

B. 间接荧光法的灵敏度高于直接荧光法,因为使用了两种抗体

C. 免疫荧光法只能用于细胞内蛋白质的检测,不能用于细胞表面抗原的鉴定

D. 免疫荧光法通常要求使用荧光显微镜来观察荧光信号

E. 间接荧光法可以放大信号,因为多个二抗可以结合到一个一抗上

10. 可用于在组织细胞水平上检测各种抗原,并可以定位、定性和半定量分析这些抗原的技术是

A. 免疫印迹法

B. 免疫比浊法

C. 免疫组化技术

D. ELISPOT 试验

E. 流式细胞术

11. 液相抗体芯片技术的特点是

A. 仅可检测单一蛋白

B. 需要大量样本

C. 可同时检测多达 100 种分析物

D. 无法进行定量分析

E. 只用于细胞成像

12. 在流式细胞术中,使用 5-乙炔基-2′-脱氧尿苷(EdU)进行细胞增殖检测的原理是

A. EdU 标记活细胞的总蛋白

B. EdU 与细胞膜蛋白结合

C. EdU 取代胸腺嘧啶掺入正在复制的 DNA

D. EdU 直接测量细胞内钙离子浓度

E. EdU 增强脱氢酶活性

13. 细胞早期凋亡时,由细胞膜脂质分子层的内侧翻转到外侧的分子是

A. 糖蛋白

B. 胆固醇

C. 磷脂酰丝氨酸

D. 鞘磷脂

E. 转膜蛋白

14. 单细胞转录组测序(单细胞 RNA-seq)主要用于检测

A. 单细胞的基因组 DNA

B. 单细胞的甲基化模式

C. 单细胞的蛋白表达量

D. 单细胞信使 RNA(mRNA)

E. 单细胞膜上的脂质分子

15. 空间转录组学技术可用于获取

A. 胞内蛋白互作信息

B. 确定蛋白质的空间结构

C. 测量脱氧核糖核酸酶活性

D. 单个细胞的转录组信息保留空间坐标

E. 分析全基因组的复制时序

16. 通过分析细胞标志物来评估不同免疫细胞亚群比例的常用检测手段是

    A. 血常规检查

    B. 流式细胞术

    C. HE 染色

    D. 免疫印迹法

    E. 原位杂交

17. 评估中性粒细胞趋化功能的常用方法是

    A. Boyden 小室法

    B. ELISA 法

    C. 液相抗体芯片技术

    D. 原位杂交

    E. PCR 法

18. 评估中性粒细胞吞噬杀菌功能的常用方法是

    A. TUNEL 法

    B. 荧光微球分析技术

    C. 溶菌法

    D. 氯化钠溶液温育试验

    E. 原位杂交

19. 可用来实现 NETosis 检测的物质是

    A. 瓜氨酸化组蛋白（CitH3）

    B. 血小板生长因子（PDGF）

    C. 水通道蛋白（aquaporin）

    D. 腺苷脱氨酶（ADA）

    E. 丙种球蛋白（IgA）

20. 检测细胞毒性活性的方法不包括

    A. ^{51}Cr 释放法

    B. 乳酸脱氢酶释放法

    C. 阿拉玛蓝（Alamar Blue）荧光测定法

    D. 流式细胞术检测靶细胞的凋亡

    E. Boyden 小室法

【A2 型题】

21. 患者,男性,45 岁。车祸外伤致胸腹部疼痛 1 小时。1 小时前受货车碰撞导致胸、腹疼痛不适,无呕吐,无抽搐,面色苍白、精神淡漠、四肢冰冷,急诊入院。既往体健。查体:体温 36℃,脉搏 115 次/分,呼吸 22 次/分,血压 85/52mmHg;腹肌稍紧,压痛、反跳痛明显。入院胸腹部 CT 显示肝脏破裂,腹部盆腔积血。诊断为失血性休克,手术治疗时需备血。检测患者 ABO 血型的方法通常采用

    A. 酶联免疫吸附试验

    B. 凝集吸收试验

    C. 间接血凝试验

    D. 协同凝集试验

    E. 直接凝集试验

22. 患者,男性,45 岁。主诉最近几个月出现双下肢水肿、乏力和夜尿增多。患者有 20 年的高血压病史,服用降压药物控制血压,最近血压波动较大。患者无糖尿病。拟使用检测蛋白尿试纸进行初步筛查。蛋白尿试纸检测原理是

    A. 免疫印迹技术

    B. ELISA 法

    C. PCR 法

    D. 免疫荧光技术

    E. 免疫胶体金技术

23. 患者,女性,30 岁。皮疹、发热、乏力 4 年,再发 10 余天。患者 4 年前无明显诱因下出现耳缘及双手皮疹,伴明显乏力,后皮疹延及颜面,皮疹出现 1 个月后开始出现发热,最高体温 39.0℃,症状反复出现。为了进一步明确诊断,需进行抗核抗体测定。检测抗核抗体的常用方法是

    A. ELISA 法

    B. 免疫印迹法

    C. 免疫沉淀法

    D. 免疫荧光法

    E. PCR 法

24. 患者,男性,40 岁。3 年前双手指关节肿胀疼痛,晨起时疼痛的指关节僵硬 1~2 小时,两侧腕关节也逐渐开始肿胀疼痛。近 1 年来病情逐渐加重,指关节、腕关节变形。医生怀疑患者患有类风湿关节炎,需检测风湿因子(RF)水平来进一步明确诊断。以下最常用于 RF 检测的方法是

    A. 发光免疫分析

    B. 免疫印迹法

    C. ELISA 法

    D. PCR 法

    E. 免疫胶体金技术

25. 患者,男性,55 岁。3 个月前无明显诱因出现乏力、食欲减退,伴恶心呕吐,无下肢水肿。近来出现乏力、贫血和骨痛。心肺查体正常,胸骨及腰骶部压痛。实验室检查显示血红蛋白水平低下,血钙升高,肌酐升高。X 线检查显示腰椎、胸椎骨折。医生怀疑患者可能患有多发性骨髓瘤,欲评估骨髓细胞亚群及比例,最适合的检测方法是

    A. 流式细胞术

    B. ELISA

    C. 液相抗体芯片技术

    D. 发光免疫分析

    E. 免疫胶体金技术

26. 患者,女性,50 岁。被诊断为自身免疫性甲状腺疾病,并接受治疗。医生希望通过检测该患者血清中特定免疫因子的水平来监测治疗效果。最适于同时检测多种免疫因子的方法是

    A. 免疫组化检测

    B. ELISPOT 试验

    C. 直接凝集反应

    D. 发光免疫分析

    E. 流式细胞术

27. 患者,男性,40 岁。近期发现左颈部包块,无疼痛、乏力等症状。查体:颈部淋巴结肿大,大小为 3cm×2cm,质地硬,无压痛,无红肿。实验室检查:白细胞数量正常,淋巴细胞比例升高。医生怀疑患者可能患有淋巴瘤。有助于确诊及临床分型的检测方法是

　　A. 免疫组化

　　B. ELISA

　　C. 液相抗体芯片技术

　　D. 发光免疫分析

　　E. 免疫胶体金技术

28. 患者,男性,58 岁。出现右上腹痛、体重减轻、乏力和黄疸等症状。患者有长期肝炎病史。查体发现肝大,肝功能异常。医生怀疑患者可能患有肝细胞癌,决定进行甲胎蛋白(AFP)检查。下列最适合的检测方法是

　　A. 流式细胞术

　　B. ELISA

　　C. 液相抗体芯片技术

　　D. 发光免疫分析

　　E. 免疫胶体金技术

29. 患儿,男性,7 岁。反复咽喉肿痛伴发热 2 周,尿液颜色深,有水肿。查体发现扁桃体肿大,咽红。尿液检查显示血尿和蛋白尿。初步诊断为急性肾小球肾炎,决定用乳胶法进行抗链球菌溶血素 O 试验(简称抗 O 试验),其检测原理是

　　A. 发光免疫分析

　　B. 流式细胞术

　　C. 间接凝集试验

　　D. 液相抗体芯片技术

　　E. 直接凝集试验

30. 患者,女性,28 岁。最近出现乏力、食欲减退、体重减轻、皮肤黏膜色素沉着加深。查体:体温 36℃,脉搏 62 次/分,呼吸 16 次/分,血压 90/63mmHg;全身皮肤黏膜颜色加深,以手足关节、指甲、束腰带部位及臀部等部位和易摩擦部位为甚。医生怀疑该患者可能患有肾上腺皮质功能减退症(Addison 病),决定检测血清促肾上腺皮质激素(ACTH)以明确诊断。最适合的检测方法是

　　A. 发光免疫分析

　　B. 流式细胞术

　　C. 间接凝集试验

　　D. 液相抗体芯片技术

　　E. 直接凝集试验

【B1 型题】

(31~33 题共用备选答案)

　　A. ELISA

　　B. ELISPOT 试验

　　C. 流式细胞术

　　D. 结核菌素试验

　　E. 间接凝集抑制试验

31. 常用于检测细胞所分泌的细胞因子的方法是

32. 常用于评估体内细胞免疫功能的方法是

33. 常用的乳胶妊娠诊断试验属于

（34~37 题共用备选答案）

    A. ELISA

     B. 凝集试验

     C. 中和试验

     D. 沉淀试验

     E. 免疫印迹试验

34. HIV 感染的确诊方法是

35. HIV 感染的初筛方法是

36. ABO 血型鉴定常采用的方法是

37. 可用于鉴定样品中待检蛋白质分子量的方法是

四、简答题

1. 简述 ELISA 方法的原理及步骤。

2. 简述免疫细胞分离和类型鉴定的方法。

3. 简述 ELISPOT 的原理及应用。

参考答案

一、名词解释

1. 沉淀反应：是指可溶性抗原与相应抗体结合后出现肉眼可见的沉淀物的现象,可分为液态内沉淀反应、凝胶内沉淀反应及免疫电泳技术。

2. 直接凝集反应：是指颗粒性抗原直接与相应的抗体结合出现凝集现象。常用于临床红细胞ABO、Rh 血型鉴定及交叉配血。

3. 酶联免疫吸附试验：是利用抗原(抗体)能吸附到固相载体表面的特性,使抗原-抗体反应在固相载体表面进行的免疫酶技术。酶联免疫吸附试验是最常用的酶免疫测定方法,分为双抗体夹心法、直接法、间接法等。

4. 流式细胞术：即在流动的状态下,对悬液中单个细胞或细胞器、质点进行快速测量和自动分析的高新技术。特异性强,灵敏度高,速度快,具有可分析、可分选的特性,广泛应用于免疫学研究和临床实践。

二、填空题

1. 可溶性抗原　沉淀

2. 颗粒性抗原　相应抗体　玻片　试管

3. 红细胞　聚苯乙烯乳胶颗粒　活性炭颗粒

4. 荧光素　同位素　酶　抗原-抗体反应

5. 高度灵敏性　特异性

6. NK 细胞　巨噬细胞　中性粒细胞

三、选择题

【A1 型题】

1. E	2. C	3. D	4. D	5. D	6. A	7. A	8. B	9. C	10. C
11. C	12. C	13. C	14. D	15. D	16. B	17. A	18. C	19. A	20. E

【A2 型题】

21. E	22. E	23. D	24. C	25. A	26. D	27. A	28. C	29. C	30. A

【B1 型题】

31. B	32. D	33. E	34. E	35. A	36. B	37. E

四、简答题

1. 简述 ELISA 方法的原理及步骤。

答:ELISA 即酶联免疫吸附试验,是在酶免疫测定技术的基础上发展起来的测定液相内微量物质的方法。它是利用抗原(抗体)能吸附到固相载体表面的特性,使抗原-抗体反应在固相载体表面进行的免疫酶技术。ELISA 大致分为三个步骤:①包被:将抗原(抗体)固相化,即将抗原(抗体)吸附到反应板上;②抗原-抗体反应;③酶促反应。本法用途广泛,灵敏性高,既可检测微量抗体,也可定量测定微量抗原。

2. 简述免疫细胞分离和类型鉴定的方法。

答:分离免疫细胞的方法很多。根据细胞黏附性不同可以用黏附分离法、尼龙毛柱分离法等;根据细胞大小及比重的差异可以用葡聚糖-泛影葡胺(Ficoll)密度梯度离心法和 Percoll 不连续密度梯度离心法等分离外周血单个核细胞;利用细胞表面标志进行细胞分离,如 E 花环沉淀分离技术、免疫磁珠分离法、流式细胞术分离法、补体细胞毒分离法等。其中,外周血单个核细胞的分离、免疫磁珠分离法和流式细胞术分离法是常用的免疫细胞分离方法。可通过流式细胞术检测表面标志物进行鉴定。

3. 简述 ELISPOT 的原理及应用。

答:ELISPOT 可用于细胞因子或抗体分泌细胞的检测,是 T 细胞和 B 细胞功能检测的重要手段。其原理是将被刺激(或激活)后的细胞,沉淀在已经包被了捕获抗体的培养板上,活化 T 细胞分泌的细胞因子或者 B 细胞产生的抗体能被细胞周围的捕获抗体捕捉,除去细胞后,加入抗细胞因子酶标抗体或者针对抗体的酶标二抗,酶催化底物即可显示结合在激活细胞周围的"斑点",通过计数斑点(计算斑点数目及大小),并结合最初添加的细胞数量,计算出 T 细胞分泌特定细胞因子的频率或者分泌特定抗体的 B 细胞数量。ELISPOT 与 ELISA 的双抗体夹心法有类似之处,因其可使用 BAS 系统扩大抗原-抗体反应,比 ELISA 法具有更高的灵敏度。

(黄俊琪)

第十九章 | 疫苗与免疫预防

学习目标

1. **掌握** 疫苗的概念、种类与特性；疫苗研制与应用的基本要求；免疫预防的概念。
2. **熟悉** 人工主动免疫、人工被动免疫常用制剂；佐剂的概念及其作用机制。
3. **了解** 疫苗的应用与新发展；群体免疫的含义；国家免疫规划及其意义。

内容精要

一、疫苗

疫苗是接种后能使机体对相应疾病产生免疫保护的生物制剂的统称。

（一）疫苗的种类

1. 灭活疫苗

（1）概念：是指选用免疫原性强的病原体，经人工大量培养后，用理化方法灭活制成的疫苗，灭活过程中确保重要的保护性抗原不受破坏。

（2）特点：相对稳定、安全、易储存，制备简单快速；免疫效果有一定局限性。

2. 减毒活疫苗

（1）概念：是指用减毒或无毒力的活病原体制成的疫苗。

（2）特点：免疫效果良好、持久；不足之处是疫苗在体内存在着回复突变的危险，但罕见。

3. 类毒素

（1）概念：是指用细菌的外毒素经 0.3%~0.4% 甲醛处理致使毒性位点失活而制成的疫苗。

（2）特点：失去外毒素的毒性，接种后能诱导机体产生抗毒素。

4. 亚单位疫苗

（1）概念：是指去除病原体中与激发保护性免疫无关的成分，只保留有效免疫原成分而制成的疫苗。

（2）特点：不含活的病原体或病毒核酸，安全有效，成本低廉。

5. 重组载体疫苗

（1）概念：是指将编码病原体有效免疫原的基因插入载体（减毒的病毒或细菌）基因组中而制成的疫苗。

（2）特点：完整诱导体液免疫应答和细胞免疫应答，可用于制备多价疫苗。

6. 结合疫苗

（1）概念：是指将细菌荚膜多糖连接于其他抗原或类毒素而制备的疫苗。

（2）特点：产生针对多糖抗原的高亲和力抗体反应。

7. DNA 疫苗

（1）概念：是指用编码病原体有效免疫原的基因与细菌质粒构建成重组体而制备的疫苗。

（2）特点：诱导体液免疫应答和细胞免疫应答、维持时间长；仍处于临床试验阶段。

8. mRNA 疫苗

（1）概念：是指编码病原体有效免疫原的 mRNA，经修饰以增加稳定性后与脂质纳米颗粒结合制备而成的疫苗。

（2）特点：易于快速开发，无须大规模制造和纯化蛋白质抗原；可诱导固有免疫、适应性免疫应答。

（二）疫苗的新发展

1. 合成肽疫苗　是根据有效抗原表位的氨基酸序列，设计和合成的具有免疫原性的多肽。

2. 食用疫苗　是指将编码有效免疫原的基因导入可食用植物细胞的基因组中进行表达，通过摄食达到免疫接种目的。

3. 黏膜疫苗　是可通过黏膜途径接种的疫苗。

4. 透皮疫苗　是将抗原接种于完整皮肤表面的疫苗。

5. 治疗性疫苗　是具有治疗作用的新型疫苗，主要应用于慢性感染、肿瘤、自身免疫病、移植排斥等患者，兼具治疗和预防功能。

（三）增强疫苗免疫效应的方法

1. 佐剂　是指预先或与抗原同时注入体内，可显著增强机体对抗原的免疫应答或改变免疫应答类型的非特异性免疫增强剂。

2. 疫苗接种方式　与自然感染途径越相似，其免疫效果也就越理想。

（四）疫苗研制与应用的基本要求

1. 安全。

2. 有效。

3. 实用。

（五）疫苗的应用

1. 抗感染。

2. 抗肿瘤。

3. 其他。

二、免疫预防

免疫预防（immunoprophylaxis）是基于免疫学原理，通过人工刺激或自然感染诱导机体产生适应性免疫应答，或通过直接输入免疫效应物质，获得保护性免疫，达到疾病预防的目的。

（一）主动免疫

1. 自然主动免疫　通过机体自然暴露于感染性病原体或类似病原体后建立的适应性免疫来实现。

2. 人工主动免疫　通过疫苗接种来实现。

（二）被动免疫

1. 自然被动免疫　抗体从母体转移到胎儿或新生儿以获得免疫保护。

2. 人工被动免疫　给人体注射含特异性抗体的制剂如抗毒素等，以达到疾病治疗或紧急预防的目的。

(三) 国家免疫规划

国家免疫规划是指按照国家确定的疫苗品种、免疫程序或者接种方案,在人群中有计划地进行疫苗预防接种,以预防和控制特定传染病的发生和流行。遵循国家免疫规划疫苗儿童免疫程序(2021 年更新),我国儿童从出生时就开始接种疫苗。用于儿童免疫规划的常用疫苗有卡介苗、脊灰疫苗、百白破疫苗、麻疹疫苗和乙肝疫苗。

(四) 群体免疫

群体免疫是指人群对病原体传染的整体抵抗力。群体免疫水平高,表示群体中对病原体传染具有抵抗力的个体百分比高。

习题

一、名词解释

1. 免疫预防

2. 佐剂

3. 群体免疫

二、填空题

1. 疫苗研制与应用的基本要求是_____、_____、_____。

2. 人工被动免疫是给人体注射含特异性抗体等制剂如抗毒素,目的是疾病治疗或_____。

3. 类毒素是将外毒素处理后,使其_____,但仍保持_____的生物制品。

4. 合成肽疫苗是根据有效抗原表位的氨基酸序列,设计合成具有_____的多肽而制备的疫苗。

5. 结合疫苗是将细菌荚膜多糖连接于其他抗原或类毒素,为细菌荚膜多糖提供了_____,使其成为 TD 抗原。

三、选择题

【A1 型题】

1. 属于人工主动免疫的是

    A. 通过胎盘、初乳获得的免疫

    B. 通过隐性感染获得的免疫

    C. 通过注射类毒素获得的免疫

    D. 通过注射丙种球蛋白获得的免疫

    E. 通过患感染性疾病获得的免疫

2. 属于人工被动免疫的是

    A. 通过胎盘、初乳获得的免疫

    B. 通过患感染性疾病获得的免疫

    C. 通过注射疫苗获得的免疫

    D. 通过注射抗毒素获得的免疫

    E. 通过注射类毒素获得的免疫

3. 属于自然被动免疫的是

    A. 注射丙种球蛋白

    B. 注射抗毒素血清

C. 从母体经胎盘得到的抗体

D. 接种类毒素产生的抗体

E. 接种疫苗产生的抗体

4. 白喉患者密切接触者的紧急预防措施是给予

A. 白喉类毒素

B. 卡介苗

C. 白喉抗毒素

D. 丙种球蛋白

E. 胎盘球蛋白

5. 隐性感染后获得的免疫属于

A. 过继免疫

B. 人工主动免疫

C. 人工被动免疫

D. 自然主动免疫

E. 自然被动免疫

6. 属于人工主动免疫的是

A. 注射丙种球蛋白预防麻疹

B. 接种卡介苗预防结核

C. 注射胸腺肽治疗恶性肿瘤

D. 静脉注射 CIK 治疗肿瘤

E. 注射破伤风抗毒素治疗破伤风

7. 根据有效免疫原的氨基酸序列,通过设计合成具有免疫原性的多肽而制备的疫苗称为

A. 合成肽疫苗

B. 结合疫苗

C. 亚单位疫苗

D. 重组载体疫苗

E. 灭活疫苗

8. 提取病原体中有效免疫原制成的疫苗称为

A. 灭活疫苗

B. 合成肽疫苗

C. 结合疫苗

D. 亚单位疫苗

E. 重组载体疫苗

9. 通过将编码病原体有效免疫原的基因与细菌质粒构建形成重组体而制备的疫苗是

A. 合成肽疫苗

B. 重组载体疫苗

C. 重组亚单位疫苗

D. DNA 疫苗

E. 结合疫苗

10. 水痘疫苗的总体预防有效率可达 95%,也有研究证明水痘疫苗接种后免疫保护时长至少为 20 年。基于以上数据,说明水痘疫苗最可能是

    A. 减毒活疫苗

    B. DNA 疫苗

    C. 灭活疫苗

    D. 结合疫苗

    E. 亚单位疫苗

11. 疫苗研制与应用的基本要求是

    A. 安全、有效、实用

    B. 有效、实用、快速

    C. 实用、安全、快速

    D. 快速、价廉、安全

    E. 安全、有效、价廉

12. 灭活疫苗的特点是

    A. 发挥作用快

    B. 不易保存

    C. 无须多次接种

    D. 主要诱导细胞免疫应答

    E. 主要诱导体液免疫应答

13. 关于抗毒素的使用,描述正确的是

    A. 注意早期、足量使用

    B. 无发生超敏反应的风险

    C. 属于可多次注射的免疫抑制剂

    D. 用于普通预防

    E. 外毒素经 0.3%~0.4% 甲醛处理获得抗毒素

14. 关于 DNA 疫苗的特点,描述正确的是

    A. 是由抗原基因转染病毒载体制备而成

    B. 能持续表达特异性抗体

    C. 在体内维持时间短

    D. 只诱导体液免疫应答

    E. 用于表达蛋白质抗原

15. 当足够多的人接种某一疫苗时,即使未接种疫苗的个人也间接获得保护,该现象称为

    A. 个体免疫

    B. 免疫耐受

    C. 交叉免疫

    D. 群体免疫

    E. 全体免疫

16. 急产时,预防新生儿发生破伤风的最佳免疫措施是

    A. 给新生儿注射破伤风抗毒素

    B. 给新生儿注射破伤风类毒素

  C. 给新生儿注射破伤风抗毒素和类毒素

  D. 分娩时给母亲注射破伤风类毒素

  E. 分娩后给母亲注射破伤风类毒素

17. 用接种牛痘的方法来预防人天花病毒感染的关键免疫机制是

  A. 抗原的特异性

  B. 抗原的交叉反应

  C. 促进巨噬细胞对病毒的捕获

  D. 固有免疫

  E. 被动免疫

18. 对于预防结核病等分枝杆菌感染疾病的疫苗,希望能诱导出的最重要的免疫反应是

  A. 高滴度抗体

  B. 活化巨噬细胞的细胞免疫应答

  C. 细胞毒性 T 细胞

  D. 肠道中的抗体

  E. 中性粒细胞活化

19. 已被批准上市应用于人类疫苗的佐剂是

  A. 弗氏完全佐剂

  B. 铝佐剂

  C. 短小棒状杆菌

  D. 脂多糖

  E. 弗氏不完全佐剂

20. 为产生针对细菌多糖的抗体,可把该多糖与蛋白质偶联而制备成的疫苗属于

  A. 亚单位疫苗

  B. DNA 疫苗

  C. 重组载体疫苗

  D. 结合疫苗

  E. 类毒素

21. 一般 mRNA 疫苗的组分包括

  A. mRNA 和 CpG

  B. mRNA 和脂质纳米颗粒

  C. RNA 和 CpG

  D. RNA 和脂质纳米颗粒

  E. mRNA

22. 二价 HPV 疫苗主要针对的 HPV 型别是

  A. HPV-6、HPV-11

  B. HPV-11、HPV-16

  C. HPV-16、HPV-18

  D. HPV-11、HPV-18

  E. HPV-6、HPV-18

23. 外毒素经处理制备成类毒素的目的是

    A. 增加外毒素的免疫原性

    B. 去除外毒素的毒性

    C. 促进与抗毒素的结合

    D. 只诱导固有免疫

    E. 促进巨噬细胞的吞噬作用

24. 佐剂的特性是

    A. 增加免疫原的大小

    B. 增强半抗原的免疫原性

    C. 增加免疫原的化学复杂性

    D. 增强免疫原诱导的免疫应答

    E. 增加免疫原的交叉反应

【A2 型题】

25. 某中学生,女性,14 岁。保健医生查看她的疫苗接种记录后,建议接种疫苗预防宫颈癌。最推荐接种的疫苗是

    A. 九价人乳头瘤病毒疫苗

    B. 四价人乳头瘤病毒疫苗

    C. 二价人乳头瘤病毒疫苗

    D. 二价人疱疹病毒疫苗

    E. 四价人疱疹病毒疫苗

26. 某建筑工人,男性,50 岁。在工地施工时不慎被生锈的铁钉扎伤脚底,伤口较深。医生在进行急诊处理时,除清创外,还应该

    A. 注射 IFN-α

    B. 注射破伤风疫苗

    C. 注射抗病毒药物

    D. 注射抗破伤风血清

    E. 服用免疫抑制剂

27. 某免疫缺陷病患者,女性,30 岁。在某流感高发季节到医院自愿接种流感疫苗,医生在详询其病史后,建议接种四价流感灭活疫苗,不建议接种三价流感减毒活疫苗。该患者不宜进行三价流感减毒活疫苗接种的主要原因是

    A. 不能产生细胞免疫

    B. 疫苗在体内增殖

    C. 不能形成免疫记忆

    D. 不能产生抗体

    E. 疫苗有回复突变的危险

28. 新生儿,男性,1 日龄。产程为顺产,妊娠期未见异常。出生时体重为 3.0kg,新生儿评分 10 分。父母和其他家族成员皆无相关遗传病史,妊娠期无特殊疾病史。遵循国家免疫规划疫苗儿童免疫程序,新生儿出生后 24 小时内接种的两种疫苗是

    A. 卡介苗和乙肝疫苗

    B. 卡介苗和脊灰灭活疫苗

  C. 卡介苗和百白破疫苗

  D. 脊灰灭活疫苗和乙肝疫苗

  E. 百白破疫苗和乙肝疫苗

29. 一位农民被毒蛇咬伤后 5 小时在急救中心静脉注射了 15ml 抗蛇毒血清。第 2 天又静脉注射了 10ml 抗蛇毒血清。2 周后,他因关节肿痛、发热、全身皮疹等不适再次入院。该患者再次入院最可能的免疫学病因是

  A. Ⅰ型超敏反应

  B. Ⅱ型超敏反应

  C. Ⅲ型超敏反应

  D. Ⅳ型超敏反应

  E. 中毒

30. 医生应用特异性抗原体外致敏 DC 制备 DC 疫苗,并过继回输治疗 35 例 B 细胞淋巴瘤患者。10 例先期治疗患者中 4 例有效,2 例完全缓解;其余 25 例患者在第一次化疗后接种 DC 疫苗,其中 15 例出现淋巴瘤特异性 T 细胞增殖和体液免疫。结合以上病例,DC 疫苗在肿瘤免疫治疗中的主要优点是

  A. 肿瘤抗原可以是未知的

  B. DC 疫苗应用不受 MHC 限制

  C. DC 疫苗可以诱导 T 细胞应答,全面调动机体的抗肿瘤免疫

  D. DC 疫苗能诱导非特异性肿瘤免疫

  E. DC 疫苗可预防肿瘤

31. 患儿,男性,8 岁。被流浪狗咬伤,右侧颌部及左小腿多发皮肤撕裂、出血,急诊科医生诊断患者为三级暴露。除了给予伤口清创处理,为防止狂犬病发生,需采用的免疫措施是

  A. 注射抗毒素

  B. 注射类毒素

  C. 注射狂犬病疫苗

  D. 注射狂犬病人免疫球蛋白

  E. 注射狂犬病疫苗及抗狂犬病血清

32. 患者,男性,53 岁。因头部被一生锈的三角铁碰破,流血不止遂来院就诊。给予清创缝合包扎处理,破伤风抗毒素皮试阴性,遂注射破伤风抗毒素。其目的是

  A. 对易感人群进行预防接种

  B. 对可疑或确诊的破伤风患者进行紧急预防或治疗

  C. 杀伤伤口中的破伤风梭菌

  D. 进行预防接种

  E. 中和与神经细胞结合的破伤风毒素

33. 患儿,男性,7月龄,有接种卡介苗史。因左腋窝、肛周肿物 3 个月余到院诊治。入院查体及辅助检查显示患儿出现肛瘘,左侧腋下淋巴结、颈部淋巴结及纵隔淋巴结肿大,肺部感染等全身结核性感染的表现。在给予患儿标准抗结核药物治疗的同时进行免疫学检查。该患儿最可能是

  A. 结核性脑膜炎患者

  B. 过敏患者

  C. 自身免疫病患者

D. 细胞免疫功能缺陷患者

E. 体液免疫功能低下患者

34. 某护士,女性,26岁。在给一位乙型肝炎病毒(HBV)携带者注射时,不慎被患者用过的针头刺伤手指。为预防 HBV 感染,最应该采取的免疫措施是

A. 注射抗生素

B. 注射丙种球蛋白

C. 注射乙型肝炎疫苗

D. 注射抗乙型肝炎病毒抗体

E. 注射 IFN-α

【B1 型题】

(35~38 题共用备选答案)

A. 减毒活疫苗

B. 灭活疫苗

C. 结合疫苗

D. 亚单位疫苗

E. 类毒素

35. 将细菌荚膜多糖水解物与白喉类毒素连接形成的疫苗属于

36. 重组乙型肝炎表面抗原疫苗属于

37. 卡介苗属于

38. 破伤风疫苗属于

(39~40 题共用备选答案)

A. 胎盘免疫球蛋白

B. 破伤风抗毒素

C. 百白破疫苗

D. 静脉注射用免疫球蛋白

E. 破伤风外毒素

39. 属于人工主动免疫制剂的是

40. 对可疑或确诊的破伤风患者进行紧急预防或治疗时推荐使用

四、简答题

1. 简述核酸疫苗的种类及其特点。

2. 简述疫苗佐剂的作用机制。

3. 试比较人工主动免疫与人工被动免疫的区别。

4. 简述国家免疫规划的概念及意义。

参考答案

一、名词解释

1. 免疫预防:是基于免疫学原理,通过人工刺激或自然感染诱导机体产生适应性免疫应答,或通过直接输入免疫效应物质,获得保护性免疫,达到疾病预防的目的。

2. 佐剂:是指预先或与抗原同时注入体内,可显著增强机体对抗原的免疫应答或改变免疫应

答类型的非特异性免疫增强剂。

3. 群体免疫:就是人群对病原体传染的整体抵抗力。群体免疫水平高,表示群体中对病原体传染具有抵抗力的个体百分比高。

二、填空题

1. 安全　有效　实用
2. 紧急预防
3. 失去外毒素毒性　免疫原性
4. 免疫原性
5. 蛋白质载体

三、选择题

【A1 型题】

1. C　2. D　3. C　4. C　5. D　6. B　7. A　8. D　9. D　10. A

11. A　12. E　13. A　14. E　15. D　16. A　17. B　18. B　19. B　20. D

21. B　22. C　23. B　24. D

【A2 型题】

25. C　26. D　27. E　28. A　29. C　30. C　31. E　32. B　33. D　34. D

【B1 型题】

35. C　36. D　37. A　38. E　39. C　40. B

四、简答题

1. 简述核酸疫苗的种类及其特点。

答:核酸疫苗属于第三代疫苗,代表为 DNA 疫苗、mRNA 疫苗。

(1) DNA 疫苗:是指通过将编码病原体有效免疫原的基因与细菌质粒构建成重组体而制备的疫苗。特点:诱导体液免疫应答和细胞免疫应答、维持时间长;仍处于临床试验阶段。

(2) mRNA 疫苗:是指编码病原体有效免疫原的 mRNA,经修饰以增加稳定性后与脂质纳米颗粒结合制备而成的疫苗。特点:易于快速开发,无须大规模造和纯化蛋白质抗原;可诱导固有免疫、适应性免疫应答。

2. 简述疫苗佐剂的作用机制。

答:疫苗佐剂的作用机制是:①改变抗原物理性状,延缓抗原降解,延长抗原在体内的滞留时间;②刺激抗原提呈细胞,增强其对抗原的加工和提呈;③刺激淋巴细胞增殖分化,增强和扩大免疫应答。

3. 试比较人工主动免疫与人工被动免疫的区别。

答:人工主动免疫与人工被动免疫的区别见下表。

人工主动免疫与人工被动免疫的区别

比较项目	人工主动免疫	人工被动免疫
免疫物质	抗原	抗体或细胞因子等
免疫力产生时间	较慢,2~4 周	快,立即
免疫力维持时间	较长,数月至数年	短,2~3 周
主要用途	预防	治疗或紧急预防
常用制剂	疫苗、类毒素	抗毒素、胎盘球蛋白、丙种球蛋白、细胞因子

4. 简述国家免疫规划的概念及意义。

答：国家免疫规划是指按照国家确定的疫苗品种、免疫程序或者接种方案，在人群中有计划地进行疫苗预防接种，以预防和控制特定传染病的发生和流行。遵循国家免疫规划疫苗儿童免疫程序，我国儿童从出生时就开始接种疫苗。国家免疫规划在减少传染病死亡方面发挥了重要作用，尤其是在儿童中；传染病的发病率也大幅度下降。

（陈玮琳）

第二十章 | 免疫治疗

学习目标

1. **掌握** 肿瘤免疫治疗的基本概念、主要手段和相关原理。
2. **熟悉** 各种细胞免疫和分子免疫治疗的优缺点和意义。
3. **了解** 免疫治疗药物的设计、制作流程和免疫治疗的研究进展。

内容精要

一、分子免疫治疗

(一)抗原为基础的免疫治疗

抗原是引起免疫应答的始动因素,以抗原为基础的免疫治疗主要是增强机体对抗原的免疫应答,治疗感染、肿瘤等疾病。

(二)抗体为基础的免疫治疗

1. **多克隆抗体** 是以抗原免疫动物后制备的血清制剂,其具有针对多个表位的抗体。

2. **单克隆抗体** 是通过杂交瘤技术,由一个 B 细胞克隆,针对单一抗原表位产生的结构均一、高度特异的抗体。

3. **基因工程抗体** 是通过 DNA 重组和蛋白质工程技术,在基因水平上对抗体分子进行切割、拼接或修饰,重新组装形成的新型的抗体分子。

4. **小分子抗体** 是仅包含完整抗体分子的某些功能片段(V 区),分子量仅为抗体分子的 1/12~1/3 的一类基因工程抗体。

5. **双功能抗体** 是指同一抗体分子的两个抗原结合部位可分别结合两种不同抗原表位的抗体。

(三)细胞因子为基础的免疫治疗

1. **细胞因子替代疗法** 通过输入外源性细胞因子或阻断内源性细胞因子,纠正体内细胞因子网络的失衡。

2. **细胞因子信号通路药物疗法** 细胞因子与其受体结合后激活下游信号通路,产生免疫反应。阻断信号通路可抑制细胞因子的信号转导,最终影响细胞因子生成。

3. **细胞因子基因疗法** 将细胞因子或其受体的基因通过不同技术导入机体内,使其在体内持续表达并发挥治疗效应。

二、细胞免疫治疗

(一)治疗性细胞疫苗

1. **肿瘤细胞疫苗** 是以肿瘤细胞为载体,荷载溶瘤病毒制备的疫苗。

2. 树突状细胞疫苗 是以树突状细胞为载体,荷载抗原肽制备的疫苗。

(二)过继免疫细胞治疗

1. 淋巴因子激活的杀伤细胞 是单个核细胞经体外 IL-2 培养后诱导产生的一类新型杀伤细胞。

2. 细胞因子诱导的杀伤细胞 是具有 CD3$^+$CD56$^+$表型的杀伤细胞。

3. 肿瘤浸润淋巴细胞 是由患者肿瘤组织分离的浸润 T 细胞,经体外 IL-2 等细胞因子诱导扩增后回输患者体内。

4. 抗原特异性淋巴细胞 将抗原荷载树突状细胞后,体外刺激 T 细胞。

5. 工程化 T 细胞受体修饰的 T 细胞(TCR-T 细胞) 通过基因工程技术,用可识别特定抗原的 TCR 修饰 T 细胞,使 T 细胞拥有识别该抗原表位的特异性。

6. 嵌合抗原受体修饰的 T 细胞(CAR-T 细胞) 直接将识别特定抗原的抗体片段基因与 T 细胞活化所需信号分子胞内段基因结合,构建成嵌合抗原受体,通过基因转导的方式导入 T 细胞。

7. 双特异性 T 细胞衔接子 T 细胞(BiTE-T 细胞) 针对特定抗原的单链抗体与针对 T 细胞表面分子的单链抗体串联起来,表达成具有双抗原特异性的抗体组分。

(三)干细胞治疗

分离干细胞,在不同组合的因子诱导刺激下,使其分化为各类免疫细胞,之后过继转输或者不经诱导刺激直接输注到患者体内。

三、免疫调节剂治疗

(一)免疫增强剂

1. 免疫因子 是具有传递免疫信号、调节免疫效应的蛋白分子。

2. 化学合成药物 可增强功能低下或受抑制免疫细胞的活性,促进 T 细胞增生,增强 NK 细胞活性,对细胞免疫低下的机体具有较好的免疫增强作用。

3. 某些微生物或其成分 可促进 APC 对抗原的摄取,上调共刺激分子水平,促进 Th 细胞和 CTL 活性,增强巨噬细胞功能。

(二)免疫抑制剂

1. 激素制剂 肾上腺糖皮质激素能有效减少外周血 T、B 细胞的数量,明显降低抗体水平,通过抑制巨噬细胞活性抑制迟发型超敏反应。糖皮质激素是治疗严重超敏反应和自身免疫病的首选药物,也用于防治移植排斥反应。

2. 化学合成药 主要有烷化剂和抗代谢类药。可抑制 DNA 复制和蛋白质合成,阻止细胞增生分裂。

3. 真菌代谢产物 用于免疫抑制的主要有环孢素和西罗莫司。

四、中医药免疫治疗

中医药可以调节免疫功能,增强免疫细胞的活性和功能。

习题

一、名词解释

1. 免疫治疗

2. 基因工程抗体

3. 细胞疫苗

二、填空题

1. _____能抑制机体的免疫功能,常用于防止移植排斥反应的发生和自身免疫病的治疗。

2. 免疫分子治疗指的是_____,以调节机体的_____。

3. 治疗性细胞疫苗主要包括_____和_____。

4. 细胞因子疗法是指通过输入_____或阻断_____,纠正体内细胞因子网络的失衡,以达到治疗疾病的目的。

5. 治疗性抗体主要包括_____、_____、_____和偶联抗体等。

三、选择题

【A1 型题】

1. 属于免疫增强剂的是
   A. 环孢素
   B. 环磷酰胺
   C. 左旋咪唑
   D. 糖皮质激素
   E. 西罗莫司

2. 人源化抗体的优势是
   A. 改变了抗体特异性
   B. 一条肽链中含两个抗体可变区片段
   C. 不含鼠源性抗体片段
   D. 降低了抗体对人体的免疫原性,可用于治疗
   E. 为双特异性抗体

3. 免疫治疗中,能够同时特异性结合 T 细胞和肿瘤细胞的抗体是
   A. 单链抗体
   B. 人源化抗体
   C. 双价抗体
   D. 嵌合抗体
   E. 双特异性抗体

4. 肿瘤的主动免疫治疗不包括
   A. 减毒或灭活的瘤苗
   B. 异构的瘤苗
   C. 基因修饰的瘤苗
   D. DC 瘤苗
   E. 抗肿瘤免疫偶联物治疗

5. 属于肿瘤非特异免疫治疗的是
   A. 用单克隆抗体靶向治疗
   B. 基因工程抗体
   C. 用 IL-2 治疗
   D. 树突状细胞疫苗
   E. 双功能抗体

6. 属于免疫抑制剂的是

　　A. 胸腺肽

　　B. 转移因子

　　C. 细胞因子

　　D. 环孢素

　　E. 卡介苗

7. 第一个获批用于临床肿瘤治疗的单克隆抗体药物是

　　A. 抗 CD20 单克隆抗体

　　B. 抗 CD25 单克隆抗体

　　C. 抗 Her-2 单克隆抗体

　　D. 抗 CD30 单克隆抗体

　　E. 抗 CD3 单克隆抗体

8. 属于主动免疫治疗的是

　　A. 注射抗毒素

　　B. 注射胸腺肽

　　C. 注射 IFN-γ

　　D. 注射肿瘤疫苗

　　E. 注射 TNF-α

9. IL-2 主要用于治疗

　　A. 移植排斥反应

　　B. 肿瘤

　　C. 超敏反应

　　D. 自身免疫病

　　E. 血小板减少症

10. 肿瘤细胞疫苗与传统疫苗的主要区别在于肿瘤细胞疫苗

　　A. 主要用于肿瘤的预防

　　B. 主要用于感染性疾病的治疗

　　C. 主要用于肿瘤的治疗

　　D. 是免疫重建疗法

　　E. 是人工被动免疫疗法

11. 小分子抗体**不包括**

　　A. Fab 片段

　　B. Fv 片段

　　C. 单链抗体

　　D. 单域抗体

　　E. 单克隆抗体

12. 免疫抑制疗法**不宜**用于

　　A. 超敏反应

　　B. 自身免疫病

　　C. 肿瘤

D. 炎症

E. 移植排斥反应

13. 肿瘤细胞分泌的对免疫细胞具有抑制作用的细胞因子是

A. IL-4

B. IL-6

C. IL-12

D. EGF

E. TGF-β

14. 无胸腺裸鼠所缺乏的、参与特异性抗肿瘤效应的细胞是

A. CTL

B. NK 细胞

C. 中性粒细胞

D. 嗜酸性粒细胞

E. 巨噬细胞

15. 属于微生物代谢产物的免疫抑制剂是

A. 环磷酰胺

B. 环孢素

C. 泼尼松

D. 硫唑嘌呤

E. 甲氨蝶呤

16. 第一个获批用于临床治疗的单克隆抗体药物是

A. 抗 CD25 单克隆抗体

B. 抗 Her-2 单克隆抗体

C. 抗 CD20 单克隆抗体

D. 抗 CD3 单克隆抗体

E. 抗 CD30 单克隆抗体

17. 由编码特异性抗原的基因与细菌质粒构建形成的重组体称为

A. 合成肽疫苗

B. 重组疫苗

C. 亚单位疫苗

D. DNA 疫苗

E. 结合疫苗

18. 通过基因工程技术获得的胞内抗体多为

A. Fab 片段

B. Fv 片段

C. 单链抗体

D. 单域抗体

E. 最小识别单位

19. 器官移植预防排斥反应时可用

A. 干扰素

B. 环孢素

C. 左旋咪唑

D. 西咪替丁

E. 异丙肌苷

20. 关于多克隆抗体,描述**错误**的是

    A. 针对多个抗原表位

    B. 针对单个抗原表位

    C. 常用的多克隆抗体有破伤风抗毒素血清、抗蛇毒血清等。

    D. 是以抗原免疫动物后制备的血清制剂

    E. 用于自身免疫病如交感性眼炎、类风湿关节炎、肾小球肾炎等。

【A2 型题】

21. 患者,女性,70 岁。近 10 年来反复出现四肢多关节疼痛,以双膝、双肘及左踝关节明显,自诉曾接受抗"类风湿"治疗,症状有所好转。最可能延缓其病情进展的治疗措施是

    A. 抗 CD3 单克隆抗体

    B. 抗 CD4 单克隆抗体

    C. 抗 CD25 单克隆抗体

    D. 抗 CD33 单克隆抗体

    E. 抗 CD8 单克隆抗体

22. 患者,男性,35 岁。发热、全身酸痛半个月,加重伴出血倾向 1 周。于医院就诊明确诊断后,予抗 CD33 单克隆抗体治疗,病情明显好转。该患者最可能的诊断是

    A. 急性髓系白血病

    B. B 细胞淋巴瘤

    C. T 细胞恶性肿瘤

    E. 系统性红斑狼疮

    D. 类风湿关节炎

23. 患者,女性,68 岁。患萎缩性胃炎及恶性贫血 10 余年,最适合治疗此患者的细胞因子是

    A. IL-2

    B. EPO

    C. IFN-γ

    D. IL-12

    E. TNF-α

24. 某患者因尿毒症欲行肾移植手术治疗,为预防移植术后的早期排斥反应,可以使用

    A. 抗 CD20 单克隆抗体

    B. 抗 CD4 单克隆抗体

    C. 抗 CD3 单克隆抗体

    D. 抗 CD8 单克隆抗体

    E. 抗 CD18 单克隆抗体

25. 患者,女性,46 岁。1 年前以"急性无黄疸型乙型肝炎"入院治疗后症状缓解,肝功能正常后出院。近期自觉不适,入院检查发现总胆红素 53.3μmol/L,结合胆红素 42.5μmol/L,ALT 830U/L,HBsAg(+),HBeAg(+),抗-HBc IgM(+),抗 HCV(+),抗 HAV IgM(-)。患者入院治疗,可考虑给予的药物是

A. IL-6

B. IL-11

C. IFN-α

D. IFN-γ

E. IFN-β

26. 患者,男性,45 岁。自幼年起反复发作咳喘,咳喘常于春季发作,发作时伴咳少量白痰,症状均于休息数日后自行缓解。动脉血气分析:pH 7.43,$PaCO_2$ 235mmHg,PaO_2 255mmHg。应给予的免疫治疗制剂是

A. 抗 IL-4 单克隆抗体

B. 抗 IL-15 单克隆抗体

C. 抗 IL-6R 单克隆抗体

D. 抗 CD8 单克隆抗体

E. 抗 CD20 单克隆抗体

27. 患者,女性,32 岁。右下腹痛、便秘 1 年,伴脓血便。查体:体温 36.5℃,脉搏 80 次/分,呼吸 16 次/分,血压 110/70mmHg;双肺呼吸音清,未闻及干湿啰音,心律齐,腹软,无压痛。结肠镜检查:回肠末端纵行溃疡呈鹅卵石征。PPD 试验阴性。此患者最有效的免疫治疗方式为

A. 抗 IL-13 单克隆抗体

B. 抗 TNF-α 单克隆抗体

C. 抗 IL-1β 单克隆抗体

D. 抗 CD4 单克隆抗体

E. 抗 CD19 单克隆抗体

【B1 型题】

（28~29 题共用备选答案）

A. 抗 CD3 单克隆抗体

B. 抗 TNF 抗体

C. IFN-β

D. IFN-α

E. EPO

28. 用于治疗肾性贫血、具有免疫增强疗效的制剂是

29. 用于治疗类风湿关节炎的是

（30~32 题共用备选答案）

A. 抗 CD20 单克隆抗体

B. 抗 CD25 单克隆抗体

C. 抗 Her-2 单克隆抗体

D. 抗 PD-1 单克隆抗体

E. 抗 CD33 单克隆抗体

30. 用于治疗非霍奇金淋巴瘤的是

31. 用于治疗转移性乳腺癌的是

32. 用于治疗急性髓系白血病的是

（33~37 题共用备选答案）

    A. 糖皮质激素

    B. 免疫核糖核酸

    C. 左旋咪唑

    D. 环孢素

    E. 细菌 CpG DNA

33. 具有传递特异性免疫信息能力,且不受种属影响的是

34. 可直接损伤吞噬细胞和淋巴细胞,下调机体免疫功能的是

35. 可通过阻断 IL-2 基因转录,抑制 T 细胞活化的是

36. 可通过激活巨噬细胞和 NK 细胞,增强机体免疫功能的是

37. 作为免疫佐剂,可增强疫苗免疫效果的是

四、简答题

1. 常用的免疫增强剂和免疫抑制剂各包括哪些种类?

2. 分子免疫治疗有哪些措施?

3. 细胞免疫治疗有哪些? 各有什么特点?

4. 抗肿瘤单克隆抗体药物所针对的肿瘤相关靶分子包括哪些?

5. 简述 PD-1 的主要作用及在肿瘤治疗中的应用。

参考答案

一、名词解释

1. 免疫治疗:是根据免疫学原理,利用多种手段人为地增强、抑制或平衡机体的免疫功能,达到治疗疾病的目的所采取的策略。

2. 基因工程抗体:又称重组抗体,是通过 DNA 重组和蛋白质工程技术,在基因水平上对抗体分子进行切割、拼接或修饰,重新组装成的新型的抗体分子。

3. 细胞疫苗:是以细胞荷载抗原,主动免疫机体激发体液或者细胞免疫效应的治疗方法。细胞疫苗已经在临床应用,但是大部分还是在临床前不同的试验阶段。

二、填空题

1. 免疫抑制剂

2. 给机体输入分子制剂　特异性免疫应答

3. 肿瘤细胞疫苗　树突状细胞疫苗

4. 外源性细胞因子　内源性细胞因子

5. 多克隆抗体　单克隆抗体　基因工程抗体

三、选择题

【A1 型题】

1. C　2. D　3. E　4. E　5. C　6. D　7. A　8. D　9. B　10. C
11. E　12. C　13. E　14. A　15. B　16. C　17. B　18. B　19. B　20. B

【A2 型题】

21. B　22. A　23. B　24. C　25. C　26. A　27. B

【B1 型题】

28. E   29. B   30. A   31. C   32. E   33. B   34. A   35. D   36. C   37. E

四、简答题

1. 常用的免疫增强剂和免疫抑制剂各包括哪些种类?

答:(1)常用的免疫增强剂包括:①免疫因子:包括转移因子、免疫核糖核酸和胸腺肽等;②化学合成药物:如左旋咪唑、西咪替丁和异丙肌苷等;③微生物制剂:如卡介苗、短小棒状杆菌;④中药制剂:香菇、灵芝的真菌多糖成分,药用植物及其有效成分或中药方剂。

(2)常用的免疫抑制剂包括:①激素制剂:肾上腺糖皮质激素是临床上应用最早的非特异性抗炎药物,也是应用最普遍的经典免疫抑制剂;②化学合成药物:烷化剂和抗代谢类药,如环磷酰胺、甲氨蝶呤等;③真菌代谢产物:环孢素、西罗莫司等。

2. 分子免疫治疗有哪些措施?

答:分子免疫治疗指给机体输入分子制剂,以调节机体的特异性免疫应答。所用措施包括使用分子疫苗、抗体、细胞因子以及微生物制剂等。

3. 细胞免疫治疗有哪些?各有什么特点?

答:细胞免疫治疗是将自体或异体的造血细胞、免疫细胞或肿瘤细胞经体外培养、诱导扩增,或负载抗原后回输机体,以激活或增强机体的免疫应答。其方法主要包括细胞疫苗、造血干细胞移植、免疫效应细胞治疗、以树突状细胞为基础的免疫治疗和基因工程 T 细胞的过继免疫治疗。

(1)细胞疫苗:包括新型溶瘤疫苗和树突状细胞疫苗,可诱导增强的细胞免疫应答,攻击体内肿瘤。

(2)造血干细胞移植:指移植自体或同种异型的造血干细胞,从而达到促进造血和增强免疫功能的目的,可用于免疫缺陷病、再生障碍性贫血及白血病等的治疗。自体骨髓移植不会发生排斥,但需要尽可能杀死残留的白血病细胞。同种异型骨髓移植必须进行 HLA 配型,以防止发生排斥反应。脐血干细胞免疫原性弱,来源方便,可部分代替同种异型骨髓移植。

(3)免疫效应细胞治疗:免疫效应细胞治疗是将经体外扩增、活化的自体或异体免疫效应细胞输入机体,增强免疫应答,直接或间接杀伤肿瘤细胞、病毒感染细胞。包括 LAK、CIK 和 TIL 等方式。

(4)以树突状细胞为基础的免疫治疗:肿瘤细胞免疫原性弱,难以激活机体免疫系统发挥抗肿瘤作用。利用抗原致敏的抗原提呈细胞可以特异性激活 T 细胞的特点,将肿瘤抗原、肿瘤抗原多肽或肿瘤提取物载荷于抗原提呈细胞,免疫肿瘤患者,达到治疗肿瘤的目的。

(5)基因工程 T 细胞的过继免疫治疗:如嵌合抗原受体(CAR)基因修饰的 T 细胞过继治疗,即将 CAR 转染 T 细胞后治疗肿瘤,CAR-T 细胞的应用克服了免疫细胞在肿瘤治疗中缺乏靶向性、在肿瘤微环境中不能完全活化的瓶颈。

4. 抗肿瘤单克隆抗体药物所针对的肿瘤相关靶分子包括哪些?

答:目前,抗肿瘤单克隆抗体药物针对的肿瘤相关靶分子可分为以下三类。

(1)肿瘤细胞表面高表达的一些与肿瘤发生发展相关的表面分子:如表皮生长因子受体(EGFR)家族成员 Her-1、Her-2、Her-3 等,B 细胞淋巴瘤表面的 CD20 分子也属于这一类。

(2)肿瘤细胞分泌到肿瘤微环境中的一些细胞因子:如许多实体瘤细胞大量分泌血管内皮生长因子(VEGF),可刺激血管生成,促进肿瘤生长。

(3)免疫细胞表面的抑制分子:如 T 细胞表面表达的 CTLA-4、PD-1 等,这些分子与配体结合后能抑制 T 细胞活化,从而抑制机体的抗肿瘤免疫反应。单克隆抗体药物阻断这些靶分子的受体-配体相互作用,能促进肿瘤细胞的清除,是肿瘤免疫治疗的一个重要手段。

5. 简述 PD-1 的主要作用及在肿瘤治疗中的应用。

答：PD-1（程序性死亡蛋白-1）是一种重要的免疫抑制分子，属于免疫球蛋白超家族。PD-1 至少有两个配体，即 PD-L1 和 PD-L2。PD-1 是免疫检查点，通过两种机制防止自身免疫。首先，它促进淋巴结中抗原特异性 T 细胞的程序性细胞死亡。其次，它减少了调节性 T 细胞的细胞凋亡。肿瘤细胞常通过上调 PD-L1 的表达，与 T 细胞表面的 PD-1 结合，抑制 T 细胞的抗肿瘤免疫应答，从而逃避免疫系统的攻击。基于这一机制，PD-1 成为肿瘤免疫治疗的重要靶点。

PD-1 抑制剂是阻断 PD-1 的一类新药，可激活免疫系统，以恢复 T 细胞的抗肿瘤能力，已成为肿瘤免疫治疗的重要策略，广泛应用于多种恶性肿瘤的治疗。

（储以微）